乳房オンコプラスティックサージャリー

― 根治性と整容性を向上させる乳がん手術 ―

編集

大阪大学形成外科　矢野健二
三重大学乳腺外科　小川朋子

克誠堂出版

執筆者一覧
(敬称略)(五十音順)

【編著者】

小川　朋子
三重大学医学部乳腺センター・乳腺外科

矢野　健二
大阪大学医学部形成外科乳房再生医学寄附講座

【執筆者】

淺野　裕子
亀田総合病院乳腺センター乳房再建外科

泉　憲
市立堺病院形成外科

岩瀬　拓士
がん研有明病院乳腺センター乳腺外科

岩平　佳子
医療法人社団ブレストサージャリークリニック

茅野　修史
国立がん研究センター中央病院形成外科

座波　久光
中頭病院乳腺外科

照屋　なつき
がん研有明病院乳腺センター乳腺外科

藤川　昌和
大阪府立急性期・総合医療センター形成外科

藤本　浩司
千葉大学臓器制御外科

矢島　和宜
がん研有明病院形成外科

はじめに

　乳がんは女性のがん罹患率第1位を占め，関心の高まりとともに官民を挙げて早期発見早期治療に邁進しています。手術治療の分野においても最近の進歩は目覚ましく，がんの根治性を追求するのみならず，乳房の整容性にも踏み込んだ治療が台頭してきました。

　乳房オンコプラスティックサージャリーはヨーロッパを中心に発展してきた概念ですが，乳がんの根治性と乳がん術後の整容性を追求する目的で生まれた手術手技です。特に乳房温存手術において乳がんの根治性と整容性は相反する概念であり，多くの乳腺外科医の悩みでもありました。しかし近年，乳房温存手術に様々な形成外科的手技を導入することにより，乳がんの根治性と整容性を両立させることが可能となってきました。わが国でも2013年4月に日本乳房オンコプラスティックサージャリー学会が発足し，9月には第1回学術集会が開かれ，活発な議論がなされました。一方，2013年7月に待望の乳房再建用インプラントとエキスパンダー挿入術が保険適用となり，2014年1月にアナトミカルタイプのインプラントも保険で使用可能となりました。これは乳がん患者にとって大きな福音となり，今後ますます人工物による再建が増加するとともに乳房オンコプラスティックサージャリーの手技が普及してくるものと思われます。

　しかし，手技を解説する洋書は数冊認めるものの和書はほとんど認められないのが現状です。そこで今回，乳房オンコプラスティックサージャリーに関する基本的手技を解説する書籍を企画しました。特に，保険適用となった乳房再建用インプラントとエキスパンダーの使用方法に関して厚労省主導で講習会が開かれていますが，本書ではその講習内容についてより詳しく解説しました。本書は読者が手にとって，実際の臨床の場ですぐに参考になるものになったと自負しています。

　本書は，それぞれの分野のエキスパートである諸先生にお願いし，最先端の知識を余すことなく執筆して頂きました。最新の内容に富んだ本書が，本分野に興味を持つ先生方の参考となり，今後の乳癌手術・乳房再建手術の飛躍に繋がれば幸いです。

2014年2月

大阪大学形成外科　矢野　健二
三重大学乳腺外科　小川　朋子

も く じ

■はじめに……v

第1章 乳癌手術の基礎知識 …1

1 乳癌手術 ……照屋 なつき・岩瀬 拓士 ……2
乳癌の発生と進展……2
乳癌の診断と生検法……4
手術（乳房，リンパ節，術中迅速診断）……5
薬物療法……7
放射線療法……9
遺伝性乳癌・卵巣癌症候群……9

2 Oncoplastic breast surgery ……12
1）Introduction & history ……小川 朋子 ……12
2）Preoperative & intra-operative planning ……小川 朋子 ……14
術前に評価すべきこと……14
術前デザイン……14
道具の工夫……14
皮膚切開の工夫……14
術中の要点……15
3）整容性評価方法 ……小川 朋子・座波 久光 ……17
評価法……17
整容性評価の問題点……18

第2章 乳房温存術とoncoplastic surgery …21

1 Volume displacement technique ……22
1）乳腺弁 ……小川 朋子 ……22
2）Round block technique ……小川 朋子 ……37
3）Lateral mammaplasty（Racquet mammaplasty）……小川 朋子・座波 久光 ……46
4）Medial mammaplasty ……小川 朋子 ……52
5）Inverted-T mammaplasty ……座波 久光 ……60
6）Inverted-T mammaplasty（乳頭乳輪合併切除）……矢野 健二 ……70
7）B-plasty ……小川 朋子 ……78

2 Volume replacement technique ― 86
- 1）Abdominal advancement flap ― 小川 朋子 ― 86
- 2）Crescent technique ― 茅野 修史 ― 92
- 3）乳房下溝線部脂肪筋膜弁 ― 小川 朋子 ― 98
- 4）広背筋皮弁 ― 矢野 健二 ― 106
- 5）有茎穿通枝皮弁 ― 藤本 浩司 ― 118
- 6）大腿内側遊離穿通枝皮弁 ― 泉 憲・藤川 昌和 ― 128
- 7）脂肪注入 ― 淺野 裕子 ― 134

3 手技の組み合わせ ― 小川 朋子 ― 142

第3章 乳房切除術と oncoplastic surgery　155

1 エキスパンダー/インプラントを用いた再建 ― 156
- 1）総　論 ― 矢島 和宜 ― 156
- 2）一次再建 ― 矢島 和宜 ― 160
- 3）二次再建 ― 岩平 佳子 ― 183
- 4）術後合併症と対策 ― 矢島 和宜 ― 197

2 自家組織による再建 ― 200
- 1）広背筋皮弁 ― 矢野 健二 ― 200
- 2）DIEP Flap ― 矢野 健二 ― 207

■索　引 ― 218

第1章 乳癌手術の基礎知識

1. 乳癌手術
2. Oncoplastic breast surgery

乳癌の発生と進展

【病態理解の基本：乳管腺葉系】

正常乳腺組織は乳管腺葉系を1単位としている。腺葉は小葉とその輸出管である終末乳管の集合体であり，終末乳管は合流して乳管となり，乳頭部に開口する。それぞれの乳管腺葉系は乳頭を中心に扇状に広がり，互いに交通することなく独立している。このことは，乳癌の病態，診断・治療を考えるうえで非常に重要である。

【乳癌の進展・転移】

❶局所での進展

乳癌の多くは終末乳管小葉単位（terminal duct-lobular unit：TDLU）の乳管上皮細胞から発生するとされ，乳管上皮層から発生した乳癌は，ある時期は乳管内に留まっており，非浸潤癌と呼ばれる。乳管内から間質組織へ浸潤した場合を浸潤癌と呼び，乳癌の多くは浸潤部とその周囲の乳管内進展とで構成される。非浸潤癌や，浸潤癌の乳管内進展は，乳管の中を連続的に広がり，乳管腺葉系に一致した分布を呈する（図1）。また，クーパー靭帯内の乳管に沿って乳管内進展が認められることがあり，皮膚側への癌の広がりを評価する際に注意が必要である（図2）。

❷周囲組織への波及

間質組織に浸潤した乳癌が皮下脂肪織やクーパー靭帯を巻き込むと皮膚や乳頭が牽引され，皮膚陥凹や乳頭陥凹などの症状が認められる。さらに皮膚への浸潤が進むと皮膚潰瘍が形成されたり，乳腺の深部に浸潤すると筋肉への浸潤によって胸筋や胸郭の固定が認められるようになる。

❸脈管侵襲，リンパ節転移，遠隔転移

乳癌が間質組織へ浸潤すると，乳腺実質内に存在する血管やリンパ管内に癌細胞は容易に侵入し，リンパ節転移や遠隔転移が形成される。乳管内癌が連続性に進展するのとは異なり，血管やリンパ管内に入り込んだ癌細胞は管内を浮遊して流れていくため，病理学的には非連続性に認められ，断端での遺残の診断には注意を要

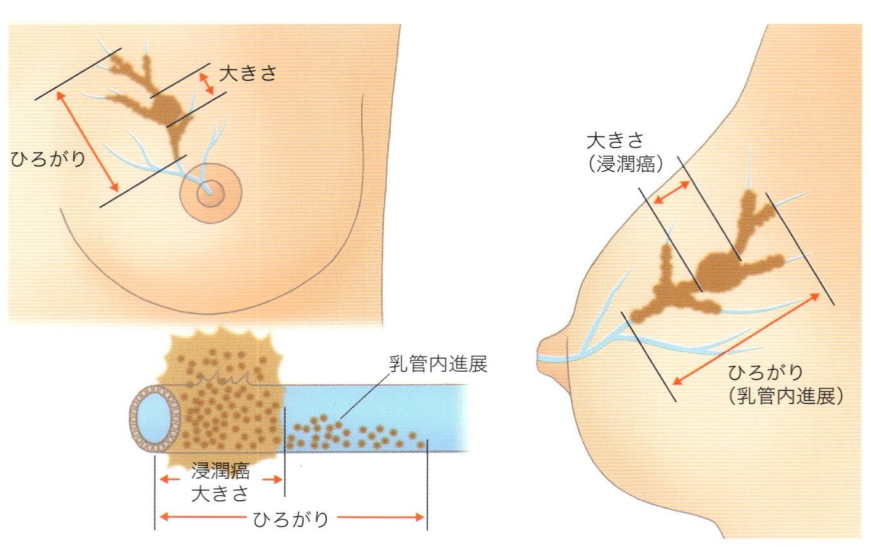

図1　乳管腺葉系，乳癌の浸潤と乳管内進展
（参考資料：がん研有明病院乳腺センター監修：乳癌の治療をこれから受ける方のために．p5, 2011）

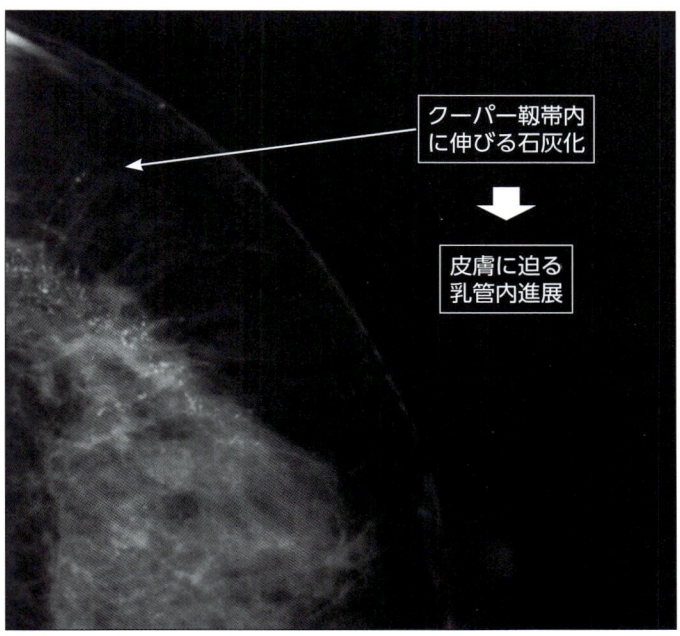

図2 クーパー靭帯内の乳管に沿った乳管内進展

する。

【乳癌の intrinsic subtype】

乳癌は生物学的特性の異なるいくつかの intrinsic subtype に分類される。サブタイプによって予後や薬物療法に対する感受性が異なることが知られており，治療を選択するうえで必要不可欠な情報である。Intrinsic subtype は本来は遺伝子プロファイルに基づく分類であるが，全症例で遺伝子発現解析を行うことは困難であり，実臨床では免疫組織化学染色法によりホルモンレセプター（ER, PgR），human epidermal growth factor receptor type2（HER2）蛋白，Ki67 の発現状況や核異型度などを評価することによって代用されている（表1）。

表1 乳癌の intrinsic subtype と代替定義

Intrinsic subtype	免疫組織化学染色法による代替定義
Luminal A	Luminal A-like ER 陽性 HER2 陰性 Ki67 低値および PgR 高値
Luminal B	Luminal B-like（HER2 陰性） ER 陽性 HER2 陰性 Ki67 高値または PgR 陰性／低値 Luminal B-like（HER2 陽性） ER 陽性 HER2 過剰発現・増幅あり Ki67, PgR 低〜高値
Erb-B2 過剰発現	HER2 陽性（non luminal） HER2 過剰発現・増幅あり ER and PgR 陰性
Basal like	Triple negative（ductal） ER and PgR 陰性 HER2 陰性

(Goldhirsch A, et al:Personalizing the treatment of women with early breast cancer : highlights of the St Gallen International Expert Consensus on the Primary Therapy of Early Breast Cancer 2013. Ann Oncol 24 : 2206-2223, 2013 より引用改変)

乳癌の診断と生検法

乳癌の診断の基本となる検査は，問診，視触診，マンモグラフィ（MMG），超音波検査（US）である。発見契機としては，乳房腫瘤，乳頭分泌，無症状検診発見などが挙げられる。下記に診断の流れを示す。

【存在診断】

有症状の症例や検診で要精査となった症例では，問診，視触診，MMG，US を用いて腫瘍性病変があるかどうかを確認する。候補となった病変を異常なしまたは良性と断定できる病変と，良悪性の鑑別を要する病変とに振り分ける。異常なしまたは良性と判定された症例では精査を終了し，その他の症例は引き続いて良悪性診断を行う。MMG での非触知石灰化病変や US での非腫瘍性病変は乳腺症に代表される良性疾患でも認められる所見であるが，乳管腺葉系（図1）に一致して病変が分布する場合や，対側乳房の対応領域との比較で明らかに左右差のある場合は拾いあげて良悪性診断へと進む。

発見契機の1つである乳頭分泌は，単孔性，血性（潜血反応陽性）の場合に病的意義がある。血性乳頭分泌が認められた場合，約10〜20％に癌が潜んでいるとする報告もあり[1]，精査を要する。また，乳頭の湿疹様変化が認められた場合は Paget 病を疑い，擦過細胞診を含めた精査を行う。

【良悪性診断】

MMG で腫瘤が認められた場合，境界や辺縁，濃度を評価する。境界不明瞭なもの，辺縁が微細分葉状であったり，スピキュラを伴うものは悪性を疑う所見である。また，石灰化病変が認められた場合は，石灰化の形態と分布により良悪性の鑑別を行う。壊死型の形態を示すものや区域性の分布をとるものでより悪性を疑う。

US で腫瘤が認められた場合は，形状，辺縁や境界の評価，縦横比（D/W 比）などを参考に良悪性の鑑別を行う。非浸潤性乳管癌（ductal carcinoma in situ：DCIS）に代表される検診発見乳癌は，US で非腫瘍性病変として観察されることが多く，乳管の拡張を主体とする病変や低エコー域として描出される[2]。病変の分布を参考に良悪性の鑑別を行う。また，カラードプラ検査法による病変周囲の血流の評価やエラストグラフィによる病変の硬さの評価を加えることが診断の一助となる。

MMG，US で良悪性の鑑別を要する病変が確認された場合，質的診断を行うために造影 MRI を含めた画像検査を追加したり，細胞診や針生検を追加して病理診断を行う（後述）。造影 MRI で非腫瘍性病変が認められた場合は，造影効果のある病変の分布と造影パターンにより良悪性の鑑別を行う。乳管腺葉系に一致した分布をとるものや，内部が不均一に造影されるもの，リング状の造影効果を認めるものはより悪性を疑う。

【広がり診断】

病理診断によって乳癌と診断された症例では，広がり診断を行う。乳房部分切除術において，乳管内やリンパ管内の癌の遺残は局所再発の最大のリスク因子となるため，術式選択には広がり診断が重要である[3]。複数のモダリティを駆使して非浸潤癌や浸潤癌の乳管内進展を正確に把握し，厳密に切除範囲を決定すべきであるが，多数のモダリティを用いることで逆に病変の広がりを過大に評価しすぎることがあるので留意する。

造影 MRI は最も感度が高く，多発病変や他のモダリティで描出されなかった病変を検出できるため，広がり診断において有用な検査である[4]。一方で，偽陽性も多いので，MRI で新たに病変が検出された場合は 2nd look US を行い，細胞診や組織診を追加して癌であるかどうかを確認したうえで治療方針を決定すべきである。

【標本の採取】

良悪性診断のための標本採取法として細胞診，針生検，外科的生検が挙げられる。

❶細胞診

最も簡便で低侵襲な検査である。乳頭分泌に対する捺印細胞診，乳頭びらんに対する擦過細胞診，乳房内病変・リンパ節に対する穿刺吸引細胞診（fine needle aspiration cytology：FNAC）がある。FNAC は，後述の針生検と比較して穿刺時の自由度が高く，乳腺の表層や皮膚直下に位置する病変の穿刺も比較的容易に行える。また，小さな病変や液体成分を含む病変に対する標本採取に適しており，繰り返しの穿刺も可能であることが利点の１つである。一方で，吸引された細胞像のみから病変全体の組織像を推定して診断を行うため，偽陽性や偽陰性の症例が少なからず存在することが欠点である。

❷針生検

針生検（core needle biopsy：CNB）はスプリングの力を利用して組織を採取する方法で，FNAC と比較して穿刺針が太く，局所麻酔を用いる必要があるが，FNAC とは異なり，組織像を観察できる。FNAC では確定診断が得られなかった症例や術前薬物療法の適応を検討すべき症例など組織診断が必要な症例で適応となる。

❸吸引式乳房組織生検

吸引を使用するため，CNB よりも多くの組織を採取できることが特徴である。現在日本で主に用いられている吸引式乳房組織生検（vacuum-assisted breast biopsy：VAB）は Mammotome（MMT）と Vacora の２種類がある。通常の CNB よりも太いため，CNB では診断が難しいと考えられる症例（診断により多くの組織量が必要となる病変など）が適応となる。MMT では一度の穿刺で連続して複数の標本を採取することが可能である。

❹外科的生検

外科的生検は，細胞診や針生検で確定診断が困難であった症例に対して行われ，一部の症例では，確定診断と治療を兼ねて行われる。他の標本採取法と比較して高侵襲であり，その後の治療の方法にも影響するため，慎重に適応や生検の方法を決定すべきである。

手術
（乳房，リンパ節，術中迅速診断）

【皮膚切開と腫瘍切除】

乳房部分切除における皮膚切開は原則として洋服や下着で隠れる部位，乳房外側縁や乳房下溝，乳輪縁を利用した切開線を設定する。また，乳腺欠損部を充填するための剥離・授動操作も考慮して皮膚切開のデザインを行う。同時にセンチネルリンパ節生検（sentinel node biopsy：SNB）を施行する場合は，乳房内病変の局在と乳腺欠損部の充填の方法に応じて SNB も同切開から行うか別に皮膚切開をおくかを決定する。

乳房切除術における皮膚切開は Stewart の横切開が最も一般的であるが，通常乳頭乳輪と腫瘍直上皮膚を含むようにデザインを行っている。

皮膚への直接浸潤が疑われる症例や皮膚側への乳管内進展が疑われる症例では，癌巣を皮膚側に残さぬよう腫瘍直上の皮膚を切除する必要がある。皮膚切除を行う場合は，手術終了後の乳頭の挙上や偏位を予防するため，縫合閉鎖の方向を工夫する必要がある[5]。

【乳房手術】

原発腫瘍に対する標準術式は，乳房温存療法（乳房部分切除術＋放射線照射）と乳房切除術である。乳房部分切除においては，癌を残さずに切除し，その後，放射線照射を加えれば乳房切除と同等の生存率が得られることが示されているが[6,7]，術前の広がり診断に基づき，慎重に適応を検討する必要がある。

❶乳房部分切除術（Bp）

広がり診断で厳密に設定された範囲を切除しても整容性が保たれる症例で適応となる。乳房部分切除術を施行した場合は温存乳房への放射線照射が必要であるため，照射が行えない症例では乳房切除術を選択する。

＜乳房部分切除術における断端検索＞

乳房部分切除術において，癌細胞の遺残は局

所再発の最大のリスク因子となるため，術前の広がり診断に基づき癌巣の完全切除を目指して切除範囲を設定する。完全切除が成し得たかどうか，遺残癌があるとすればその程度について病理で確認する。

　非浸潤癌や浸潤癌の乳管内進展は乳管内をスキップすることなく連続性に進展するため，切除断端から直近の乳管内癌巣までの距離がある程度保たれていれば，完全切除が保証できると考える。しかし，乳管は消化管や太い気管支などの1本の管とは異なり，あらゆる方向に分岐するため，実際には断端診断での完全切除の保証は容易ではない。

　腫瘍を丸くくり抜くようにして切除された場合は全周性に無数の乳管が露出することになるため，それらのすべての乳管について断端評価を行うことはさらに困難となる。それに対し，皮膚側と大胸筋側の乳腺を取りきるように，ケーキの型を抜くような乳腺の切除（「垂直切除」）を行う方法もあり，この場合は側面の断端評価のみを行えばよく，完全切除の評価はより正確となるが，切除量が多くなるという欠点を有している。

❷乳房切除術（Bt）

　乳房温存療法の適応とならない症例では乳房切除術（＋乳房再建）を行う。より整容性を意識した術式として同時再建を伴う nipple sparing mastectomy（NSM）や skin sparing mastectomy（SSM）があり，乳頭乳輪や乳房皮膚を温存しても根治性が保たれる症例では，これらの術式を選択する。

＜NSMと乳頭乳輪部の癌の遺残＞

　NSMの適応とされて手術が施行された症例のうち，乳頭乳輪部に潜在的な癌の進展が認められた頻度は0～58％と報告され[8]，ばらつきが大きい。これは，適応の違いもさることながら，標本作成切片数や非浸潤性小葉癌を癌として含めているかどうかなど病理学的な評価法の違いも原因の1つと考えられている[8]。乳頭乳輪への癌の進展を予測する因子として腫瘍径，乳頭-腫瘍間距離（nipple-tumor distance：NTD），

表2　乳房内の病変の広がりの角度（進展角）と乳頭部乳管内病変の有無

進展角	乳頭部乳管内病変あり	乳頭部乳管内病変なし
60°以下	3	25
60～90°	7	7
90～135°	4	4
135～180°	5	0
180°より大きい	10	0
計	29	36

腫瘍の局在，リンパ節転移状況，多中心性病変などが挙げられ，中でも腫瘍径，NTDが最も強力な因子ではないかとされている[8]。

　また，乳房内の癌の広がりの角度（進展角）と乳頭部の乳管内病変の有無を検討した当院での報告では，進展角が60°を超えると70.2％，90°を超えると82.6％の確率で乳頭部に乳管内病変が認められた[9]（表2）。よって画像診断から予測される癌の進展角が大きい症例では乳頭内に癌が進展している可能性が高く，術式の選択には注意を要する。

【リンパ節手術】

　臨床的リンパ節転移陰性乳癌に対してはSNBが適応となっており，病理学的に転移陰性が確認されれば腋窩郭清の省略が可能である。SNBを行うことにより，不要な腋窩郭清を避け，郭清に伴う上肢・肩関節の知覚・運動障害，リンパ浮腫などの合併症を減らすことができ，QOLの改善に寄与する。一方で，臨床的に明らかな腋窩リンパ節転移陽性乳癌に関しては，現時点では腋窩郭清を行うことが推奨されている。

❶ SNB

　センチネルリンパ節は，腫瘍から最初にリンパ流を受けるリンパ節であり，このリンパ節の転移の有無が所属リンパ節全体の転移を反映すると考えられている。センチネルリンパ節の同

定には，現在色素とラジオアイソトープ（RI）が併用で用いられることが多い。

SNBにおけるリンパ節の検索は，リンパ節の長軸に沿って割を入れ，厚さ2mm間隔に切り出し，凍結切片を作成して術中診断を行うのが一般的である。基本的にはHE（hematoxylin-eosin）染色で転移の有無を検索するが，症例によってはケラチンなどの免疫染色が追加される場合もある。その他の検査法として，リンパ節割面による捺印細胞診が行われたり，分子生物学的診断法であるOSNA（One Step Nucleic acid Amplification）法が開発され，保険収載もされて実用化されている。

❷腋窩リンパ節郭清

従来からリンパ節の手術では，進行度診断，局所制御，生存率改善を目的として腋窩リンパ節郭清（axillary lymph node dissection：ALND）が行われてきた。NSABP B-04試験ではALNDの有無によって生存率の改善は得られず[10)11)]，ALNDの治療意義に関しては議論の分かれるところである。腋窩リンパ節の転移個数から正確な進行度診断を行うことが適切な術後治療の決定に有用であること，ALNDを省略してもよいとする明確なデータがないことから，現時点では臨床的に明らかな腋窩リンパ節転移陽性乳癌に関しては，ALNDを行うことが推奨される[10)〜12)]。

郭清範囲としては，予想されるリンパ節転移個数や有害事象とのバランスによるが，レベルⅡまでが標準である。レベルⅡリンパ節に明らかに転移陽性のリンパ節が認められる場合は，局所制御目的にレベルⅢまでの腋窩郭清が勧められている。

【術中迅速病理診断】

術中に提出される乳腺組織としては，乳房部分切除術における乳腺切離断端，乳頭温存術における乳頭直下断端，術前に診断が確定されていない症例における主病変の乳腺組織などが挙げられる。一般に，術中迅速診断時に用いられる凍結切片は，簡便な手法を用いて短時間で標本作成がなされるため，ホルマリン固定，パラフィン包埋といった永久標本と比較して標本の精度がやや劣っている。また，乳管内癌巣は主病巣から離れて進展するに伴って異型が弱くなることがあり，診断そのものが難しい[13)]。これらの迅速診断における問題があり，診断の信頼度や検出率には限界があることを認識したうえで，必要に応じて標本を提出すべきである。

薬物療法

早期乳癌に対する術後薬物療法は，潜在的な微小転移を制御することによって再発率を減少させ，生存率・治癒率を向上させることを目的として行われる。薬物療法には，内分泌療法，化学療法，抗HER2療法があり，いずれも無再発生存期間と全生存期間を改善することが示されている。免疫組織化学染色法でホルモンレセプター（ER，PgR），HER2蛋白，Ki67の発現状況や核異型度などを評価し，近似的に乳癌のsubtypeを決定したうえで（表1），subtypeと再発リスクに応じて薬物療法の適応を判断する。治療法の選択にあたっては，治療効果と予測される有害事象，患者背景を考慮する。

❶内分泌療法

乳癌のホルモン依存性増殖は主にエストロゲンに依っている。エストロゲンがエストロゲン受容体（ER）に結合することにより，その標的遺伝子の発現が誘導され，さまざまな機能が発現する。内分泌療法は，エストロゲンを種々の方法で抑制して効果を発揮する。閉経前女性では，主に卵巣でエストロゲンが産生されるが，閉経後女性では，副腎皮質で作られた男性ホルモンが末梢組織（主に脂肪組織）に存在するアロマターゼによりエストロゲンに変換され，供給される。そのため，閉経状況によって使用する薬剤が異なる。

閉経前女性の標準治療としては，抗エストロゲン薬（タモキシフェンやトレミフェン）と卵巣機能を抑制するLH-RHアゴニスト（ゴセレ

リンまたはリュープロレリン）がある。大規模臨床試験の結果[1]で，ER陽性乳癌における術後5年間のタモキシフェン投与は，年齢，閉経状況，リンパ節転移や化学療法併用の有無によらず，再発および死亡リスクを減少させることが示された[14]。また，化学療法による閉経の有無と予後に関する検討から卵巣機能抑制が予後を改善させる可能性が示唆されている[15]。抗エストロゲン薬の副作用として更年期症状，血栓症，子宮体癌，卵巣腫大などが挙げられる。

閉経後乳癌においては，タモキシフェンと比較してアロマターゼ阻害薬投与で再発・乳癌死ともに有意に減少したと報告されており[16]，アロマターゼ阻害薬が推奨される。アロマターゼ阻害薬の副作用で注意すべきものは骨粗鬆症や関節症状（関節痛，関節のこわばり）などがある。

抗エストロゲン薬，アロマターゼ阻害薬ともに現時点での標準の投与期間は5年間とされている。

❷化学療法

Triple negative乳癌やHER2陽性乳癌（表1）では，再発予防のための周術期全身療法として，通常化学療法が行われる。一方，ER陽性，HER2陰性乳癌では，基本は内分泌療法であり，化学療法の適応に関しては個々の症例で検討される。化学療法はアンスラサイクリン系薬剤を含むレジメンが中心となり，外科療法単独と比較して再発率，死亡率が低下することが示されている[17]。さらに，タキサン系薬剤を追加することで治療効果の向上が期待され[17]，リンパ節転移陽性乳癌に対する術後療法にはタキサンを追加することが推奨されている。1つのレジメンの標準の治療期間は3カ月であり，アンスラサイクリンとタキサンを順次投与すると計6カ月となる。

アンスラサイクリン系薬剤の副作用として心毒性が蓄積性に認められること，骨髄抑制が高頻度に認められることが挙げられる。タキサン系薬剤のパクリタキセルでは重篤なアレルギーや末梢神経障害，筋肉痛・関節痛などが問題となる。ドセタキセルでは，アレルギーのほか，累積投与量が増加すると血管透過性の亢進により全身性の浮腫を来たすことがある。

術前薬物療法は術後化学療法と比較して同等の再発抑制効果，生存率が得られることが示されている[18)19)]。また，術前薬物療法により，腫瘍の求心性の縮小が得られれば乳房温存療法が可能になる症例もあり[18)19)]，乳房温存療法が難しいと判断される腫瘍径の大きな症例において，乳房温存を目指した術前化学療法が推奨されている。

❸抗HER2療法

HER2蛋白はヒト癌遺伝子*HER2/neu*の遺伝子産物として同定された増殖因子受容体で，細胞の分化や増殖調節機能を担っている。乳癌の約20～25％でHER2蛋白の過剰発現またはHER2遺伝子の増幅が認められ，癌細胞の増殖や進展に深く関与している。免疫組織化学的方法（IHC法）によりHER2蛋白の過剰発現が認められるか，fluorescent in situ hybridization（FISH）法によりHER2遺伝子の増幅が認められた症例はHER2陽性乳癌と定義される[20]。

トラスツズマブはHER2蛋白を標的とした薬剤で，HER2蛋白に特異的に結合し，抗腫瘍効果を発揮する。HER2陽性乳癌に対して化学療法にトラスツズマブを追加投与することで，無再発生存期間，全生存期間ともに有意な改善が示されている[21]。よって，HER2陽性乳癌では，アンスラサイクリン系薬剤投与後，あるいはアンスラサイクリン投与後のタキサン系薬剤との同時併用でトラスツズマブを投与することが推奨される。標準の投与期間は計1年間である。トラスツズマブの副作用としては，初回投与時のinfusion reactionや，心毒性が挙げられる。

放射線療法

手術可能乳癌の治療における放射線療法は乳房温存療法の一要素とされるほか，乳房切除術後で再発リスクの高い症例に対する治療の1つである。放射線療法による有害事象としては，放射線皮膚炎，放射線肺臓炎，上肢の浮腫などが挙げられ，頻度は高くないが，心臓の虚血性変化が見られることもあり，照射方法の工夫がなされている。

❶乳房部分切除後放射線療法

Early Breast Cancer Trialists' Collaborative Group（EBCTCG）の乳房温存術後の放射線治療に関するメタアナリシスでは，腋窩リンパ節転移の有無によらず，術後照射による局所再発率・乳癌死亡率の低下が示されている[22]。これらの結果より，乳房部分切除後は温存乳房への全乳房照射を行うことが標準治療となっている。

標準的な全乳房照射は接線方向2門照射，1回線量を2Gyとし，5週間の治療期間を要する。これに対し，1回線量を増量して総治療期間を短縮する寡分割照射が広く行われるようになっている。また，症例によって再発リスクが高い腫瘍床に対する照射（ブースト照射）が追加される。

薬物療法と放射線療法の順序に関しての明確なデータはないが，術後に内分泌療法が行われる場合は並行して放射線照射が行われ，化学療法が必要な症例では，化学療法が先行されることが一般的である。トラスツズマブと放射線の併用は長期の心毒性の安全性が確立されておらず，特に左乳癌の場合は心臓領域への照射を回避できるように注意すべきである。

❷乳房切除術後放射線療法

局所進行乳癌症例に対する乳房切除術後放射線療法（post-mastectomy radiation therapy：PMRT）は，胸壁再発を軽減させるだけではなく，生存率も向上させることが示されている[23]。特に，腋窩リンパ節転移4個以上などの高リスク群で乳房切除術後の胸壁とリンパ節領域に対する放射線照射の効果が報告されており，PMRTの施行が推奨される。PMRTの適応となる症例では，遠隔転移の可能性が高く，多くは全身化学療法が必要とされる。このような症例では，放射線療法の開始時期の遅れによる局所制御の低下よりも全身治療の遅れによる病状の進行の方が重要視され，化学療法が先行されることが一般的である。内分泌療法や抗HER2療法（トラスツズマブ投与）に関しては，乳房部分切除後の照射と同様である。

乳房再建を行う患者でPMRTが必要となる場合の放射線照射のタイミングとしては，ティッシュエキスパンダー（TE）内のポート部によるアーチファクトが生じることや散乱線を考慮すると，TE挿入中の照射は望ましくないとする意見もあり，一定の見解が得られていない。

遺伝性乳癌・卵巣癌症候群

乳癌や卵巣癌の5～10%は遺伝的な素因が関与して発症していると考えられており，その中で最も多くの割合を占めるものが遺伝性乳癌・卵巣癌症候群 hereditary breast and ovarian cancer（HBOC）syndrome である。HBOCは，癌抑制遺伝子であるBRCA1あるいはBRCA2の病的な遺伝子変異に起因して乳癌や卵巣癌を高いリスクで発症する遺伝性腫瘍の1つである。

これらの遺伝子の病的変異は50%の確率で次の世代に受け継がれ，変異をもつ女性が生涯に癌を発症するリスクは乳癌で45～84%，卵巣癌で11～62%と示される[24,25]。また，変異陽性者では，変異陰性者と比較して乳房温存療法後の同側乳癌の発生率が高い傾向があること[26-28]，対側乳癌の発生率が高いこと[24-26,29]が知られている。そのため，遺伝子変異陽性者では，乳房MRIを含む定期的な検診，化学予防（タモキシフェン内服）[29,30]，リスク低減手術などの医学的介入が必要となる。ここではリスク低減手術に関して述べる（いずれの手術も現時点では保険適用外である）。

❶ 患側乳房の術式選択

遺伝子変異陽性乳癌患者において初回乳癌罹患時に乳房温存療法を施行した場合，同側乳癌の発生が変異陰性者と比較して高い傾向にあるとされるが，多くの研究では有意差は認められていない[26]。NCCNガイドラインでは，同側乳房における再発または対側乳房における乳癌発症のリスクが増大する恐れがあること，リスク軽減のための予防的乳房切除術を考慮できることから，「BRCA1/2突然変異が判明している35歳以下の女性または閉経前の女性」は乳房温存療法の相対的な禁忌とされている[31]。乳房温存療法が可能な症例においても乳房再建を伴う乳房切除術を患者とともに検討すべきである。

❷ 対側（健側）乳房に対するリスク低減乳房切除術

乳癌を発症した遺伝子変異陽性者において，対側のリスク低減乳房切除術を行うことで対側乳癌発症率が91％減少したと報告されている[32]。現実的には保険診療の問題など解決すべき課題が多くあるが，患側の手術と同時に，健側もNSMに代表される整容性の保たれる手術を行うことができる選択肢が用意されるべきと考える。

❸ 遺伝子変異保有者（未発症者）に対するリスク低減乳房切除術

BRCA1/2変異保有者において，リスク低減乳房切除術を行うことで，乳癌発症リスクが平均で90％低減したと報告されている[33]。乳癌発症前であればNSMを選択できるとともに，腋窩リンパ節の手術は通常省略可能である。一方で，リスク低減手術によって総死亡や乳癌死亡を減少させるとする明確な報告はまだない。また，乳癌はサーベイランスが有用で，適切なサーベイランスを行うことにより早期発見が可能であることから，リスク低減手術の実施に関しては，個々の症例で検討すべきであると考える。

❹ リスク低減卵巣・卵管切除術

定期的なサーベイランスを行った場合でも卵巣癌の早期発見は難しいため，予防的卵巣卵管切除が勧められている。また，卵巣摘出により乳癌発症リスクの低減が得られることも報告されている[33]。

【文　献】

1) 岡崎亮，岡崎稔，渡部芳樹ほか：乳頭異常分泌症における乳管内病変の画像診断．臨床画像 19：964-977, 2003

2) 日本乳腺甲状腺超音波診断会議編：乳房超音波診断ガイドライン（改訂第2版）．pp83-85, 南江堂，東京，2010

3) Park CC, Mitsumori M, Nixon A, et al : Outcome at 8 years after breast-conserving surgery and radiation therapy for invasive breast cancer ; Influence of margin status and systemic therapy on local recurrence. J Clin Oncol 18 : 1668-1675, 2000

4) Mann RM, Kuhl CK, Kinkel K, et al : Breast MRI : guidelines from the European Society of Breast Imaging. Eur Radiol 18 : 1307-1318, 2008

5) 木村聖美，岩瀬拓士：乳房温存術における変形防止のコツ．外科医が修得すべき乳がん手術，大野真司編，pp68-77, メジカルビュー，東京，2011

6) Fisher B, Anderson S, Bryant J, et al : Twenty-year follow-up of a randomized trial comparing total mastectomy, lumpectomy, and lumpectomy plus irradiation for the treatment of invasive breast cancer. N Engl J Med 347 : 1233-1241, 2002

7) Clarke M, Collins R, Darby S, et al : Early Breast Cancer Trialists' Collaborative Group (EBCTCG). Effects of radiotherapy and of differences in the extent of surgery for early breast cancer on local recurrence and 15-year survival ; An overview of the randomised trials. Lancet 366 : 2087-2106, 2005

8) Kimoto T, Sakano J, Shibakita M, et al : Nipple-areolar-complex sparing breast-conserving surgery as an acceptable treatment option for patients with centrally-located breast cancer ; A case report. Shimane J Med Sci 26 : 37-43, 2009

9) 蒋田益次郎，坂元吾偉，秋山太ほか：乳管の走行と乳癌の進展に関する2次元および3次元的検討．乳癌の臨床 5：305-309, 1990

10) Fisher B, Redmond C, Fisher ER, et al : Ten-year results of a randomized clinical trial comparing radical mastectomy and total mastectomy with or without radiation. N Engl J Med 312 : 674-681, 1985

11) Fisher B, Jeong JH, Anderson S, et al : Twenty-five-year follow-up of a randomized trial comparing radical mastectomy, total mastectomy, and total mastectomy followed by irradiation. N Engl J Med 347 : 567-575, 2002

12) Orr RK : The impact of prophylactic axillary node dissection on breast cancer survival-a Bayesian meta-analysis. Ann Surg Oncol 6 : 109-116, 1999

13) 堀井理絵, 秋山太：断端の診断. 病理と臨床 26：1042-1046, 2008

14) Early Breast Cancer Trialists's Collaborative Group (EBCTCG), Davies C, et al：Relevance of breast cancer hormone receptors and other factors to the efficacy of adjuvant tamoxifen；Patient-level meta-analysis of randomised trials. Lancet 378：771-784, 2011

15) Swan SM, Jeong JH, Gever CE Jr, et al：Longer therapy, iatrogenic amenorrhea, and survival in early breast cancer. N Engl J Med 362：2053-2065, 2010

16) Dowsett M, Cuzick J, Ingle J, et al：Meta-analysis of breast cancer outcomes in adjuvant trials of aromatase inhibitors versus tamoxifen. J Clin Oncol 28：509-518, 2010

17) Early Breast Cancer Trialists's Collaborative Group (EBCTCG), Peto R, et al：Comparisons between different polychemotherapy regimens for early breast cancer；Meta-analyses of long-term outcome among 100,000 women in 123 randomised trials. Lancet 379：432-444, 2012

18) Mauri D, Pavlidis N, Ioannidis JP, et al：Neoadjuvant versus adjuvant systemic treatment in breast cancer；A meta-analysis. J Natl Cancer Inst 97：188-194, 2005

19) Mieog JS, van der Hage JA, van de Velde CJ, et al：Preoperative chemotherapy for women with operable breast cancer. Cochrane Database Syst Rev 18；(2)：2007

20) トラスツズマブ病理部会作成：HER2検査ガイド；ハーセプチンの適正な症例選択のための（第3版）. 2009

21) Moja L, Tagliabue L, Balduzzi S, et al：Trastuzumab containing regimens for early breast cancer. Cochrane Datebase Syst Rev 4：2012

22) Early Breast Cancer Trialists' Collaborative Group (EBCTCG), Darby S, McGale P, et al：Effect of radiotherapy after breast-conserving surgery on 10-year recurrence and 15-year breast cancer death：meta-analysis of individual patient data for 10,801 women in 17 randomised trials. Lancet 378：1707-1716, 2011

23) Overgaard M, Hansen PS, Overgaard J, et al：Postoperative radiotherapy in high-risk premenopausal women with breast cancer who receive adjuvant chemotherapy. Danish Breast Cancer Cooperative Group 82b Trial. N Engl J Med 337：949-955, 1997

24) Antoniou A, Pharoah PD, Narod S, et al：Average risks of breast and ovarian cancer associated with BRCA1 or BRCA2 mutations detected in case series unselected for family history；A combined analysis of 22 studies. Am J Hum Genet 72：1117-1130, 2003 (Epub)

25) Ford D, Easton DF, Bishop DT, et al：Risks of cancer in BRCA1-mutation carriers. Breast Cancer Linkage Consortium. Lancet 343：692-695, 1994

26) Bordeleau L, Panchal S, Goodwin P：Prognosis of BRCA-associated breast cancer；A summary of evidence. Breast Cancer Res Treat 119：13-24, 2010

27) Pierce LJ, Levin AM, Rebbeck TR：Ten-year multi-institutional results of breast-conserving surgery and radiotherapy in BRCA1/2-associated stage I/II breast cancer. J Clin Oncol 24：2437-2443, 2006

28) Haffty BG, Harrold E, Khan AJ, et al：Outcome of conservatively managed early-onset breast cancer by BRCA1/2 status. Lancet 359：1471-1477, 2002

29) Metcalfe KA, Lynch HT, Ghadirian P, et al：Contralateral Breast Cancer in *BRCA1* and *BRCA2* Mutation Carriers. J Clin Oncol 22：2328-2335, 2004

30) Gronwald J, Tung N, Foulkes WD, et al：Tamoxifen and contralateral breast cancer in BRCA1 and BRCA2 carriers；An update. Int J Cancer 118：2281-2284, 2006

31) NCCN Clinical Practice Guidelines in Oncology (NCCN Guideline) Breast Cancer (Version 3). 2013

32) Van Sprundel TC, Schmidt MK, Rookus MA, et al：Risk reduction of contralateral breast cancer and survival after contralateral prophylactic mastectomy in BRCA1 or BRCA2 mutation carriers. Br J Cancer 93：287-292, 2005

33) Hartmann LC, Schaid DJ, Woods JE, et al：Efficacy of bilateral prophylactic mastectomy in women with a family history of breast cancer. N Engl J Med 340：77-84, 1999

1) Introduction & history

三重大学乳腺外科　小川　朋子

　放射線照射を伴う乳房温存術，いわゆる乳房温存療法が乳癌の標準治療になって久しい。乳房温存術が普及するにつれて，単に乳房を残せばよいというのではなく，美しい乳房を残す，文字通り乳房を温存する乳房温存術が求められるようになってきた。もちろん切除範囲を小さくすれば乳房は変形しにくいが，根治性が損なわれる可能性がある。癌の根治性と乳房の整容性は相反するものとして考えられてきた。

　欧米では1985年頃より乳房扇状部分切除のような大きな切除を行った際の変形を改善させる方法について報告がなされるようになった[1)2)]。また，下垂した大きな乳房の女性が多いため，美容目的に乳房を部分的に切除して挙上する乳房縮小挙上術が普及しており，乳房温存術時に変形を来たしやすい下部領域乳癌に対し，この手技を応用した方法が報告されるようになった[3)]。比較的大きな切除を行っても乳房の形を美しく保つことができるこのような手術手技は，根治性を確保し(oncology)，乳房の変形を防ぐ手術(plastic surgery)としてoncoplastic surgery[4)5)]と呼ばれるようになり，現在では，以下のような内容を含む言葉としてoncoplastic surgery[6)]の概念は広く普及している。

- 適切な断端を確保する切除で局所のコントロールを行う。
- 切除と同時に，整容性向上のために乳房の形成を行う。
- 必要であれば，対称性を得るために対側乳房の手術や乳頭乳輪の再建を行う。
- 乳房切除後に一次あるいは二次乳房再建を行う。

　乳房温存術の整容性に影響する因子としては，①腫瘍の部位，②切除量，③乳房の状態（乳腺密度）の3つが挙げられている[7)]。部位としては，一般的に，下部領域や内側領域は変形を起こしやすい部位として知られており，乳房の切除範囲が20％を超えると良好な整容性を保つのは難しいとされている[8)]。したがって，20％以上の乳房部分切除，特に下部領域や内側領域の腫瘍については，部分切除に何らかの手技を加えないと整容性が不良となる。また，fatty breastでは周囲からの剥離による脂肪壊死のリスクが高く大きな授動は避けるべきであるが，逆に日本人に多いdense breastでは比較的大きな授動を行うことが可能である。以上のことから，乳房温存術時にどのoncoplastic surgeryの手技を用いるかは，①腫瘍の部位，②切除量，③乳房の状態（乳腺密度）の3つの因子を考慮して決定するべきである。

　Oncoplastic surgeryの手技は，乳房内の組織のみを使って欠損部を充填し変形を目立たなくするvolume displacementの手技と，乳房外の組織を使用して欠損部を充填するvolume replacementの手技の2つに分けられる[9)]。一般的に，大きな乳房はvolume displacementの適応となりやすいが，小さな乳房は不向きであり，通常volume replacementの手技が勧められるとされている。

　Oncoplastic surgeryの多くの手技は欧米で行われてきた乳房縮小術や乳房固定術をもとにしており，日本人に対してもこれらの手技を積極的に取り入れて乳房温存術時の整容性向上に役立てるべきであるが，乳房の大きさや乳腺密度は日本女性と欧米女性でかなり相違がある。小さな乳房はvolume displacementの手技は適応しにくいと言われているが，volume replacementの手技では必ずドナーサイトの犠牲が必要となるため，その適応は慎重にならざるを得ない。

　乳房に対する欧米人と日本人の意識の違い，欧米人の乳房と日本人の乳房とのサイズや乳腺密度の違い，対称性を確保するための健側乳房の縮小術が日本では保険診療外で希望する人が少ないなど，欧米の方法をそのまま利用するだけではうまくいかないことも確かであ

る．したがって，欧米の方法を参考にしつつ日本人の乳房に適するような工夫を加えた新しいoncoplastic surgeryの手技を考案していくことが必要と考えている．

【文　献】

1) Berrino P, Campora E, Santi P : Postquadrantectomy breast deformities ; Classification and techniques of surgical correction. Plast Reconstr Surg 79 : 567-572, 1987
2) Pearl RM, Wisnicki J : Breast reconstruction following lumpectomy and irradiation. Plast Reconstr Surg 76 : 83-86, 1985
3) Clough KB, Soussaline M, Campana F, et al : Mammoplasty combined with irradiation ; Conservative treatment of breast cancer localized in the lower quadrant. Ann Chir Plast Esthet 35 : 117-122, 1990
4) Audretsch W, Kolotas C, Rezai M, et al : Oncoplastic surgery in breast conserving therapy and flat supported operability. Presented at the Annual Symposium on Breast Surgery and Body Contouring, Santa Fe, New Mexico, August 1993
5) Audretsch WP, Rezai M, Kolotas C, et al : Tumor-specific immediate reconstruction on breast cancer patients. Perspect Plast Surg 11 : 71-100, 1998
6) Schrenk P : Oncoplastic breast surgery. Oncoplastic Breast Surgry ; A Guide to Clinical Practice, edited by Fitzal F, et al, pp29-42, Springer, Wien, New York, 2010
7) Clough KB, Kaufman GJ, Nos C : Breast displacement techniques to increase resection volumes for breast-conserving surgery. Breast Surgery (4th ed), edited by Dixon JM, pp86-101, Saunders Elsevier, Edinburgh, 2009
8) Bulstode NW, Shortri S : Prediction of cosmetic outcome following conservative breast surgery using breast volume measurements. Breast 10 : 124-126, 2001
9) Rainsbury RM, Clough KB : Volume replacement techniques to improve cosmetic outcomes after breast-conserving surgery. Breast Surgery (4th ed), edited by Dixon JM, pp77-86, Saunders Elsevier, Edinburgh, 2009

2) Preoperative & intra-operative planning

三重大学乳腺外科　小川 朋子

術前に評価すべきこと

　乳房温存術の整容性に影響する因子としては，前項で述べたように①腫瘍の部位，②切除量，③乳房の状態（乳腺密度）の3つが挙げられる[1]。したがって，術前にこれらの項目について評価しておくことが術後の整容性向上に役立つ。

　まず部位については，一般に上外側は多くの周囲乳腺・脂肪織を欠損部充填に使用可能であるが，内側領域は使用できる周囲組織が少なく整容性不良となりやすい。また，下部領域は乳房のボリュームで乳房の形態を保っているため，ボリューム不足による変形が目立ちやすい。したがって，どのような手技を用いて乳房の形成を行うかを術前に考える際，部位ごとに適切な方法は異なってくることを念頭に術前のプランニングを行うことが必要である。

　切除量については，切除範囲が10〜15%程度であれば周囲乳腺・脂肪織の授動のみで乳房を形成できることが多いが，20%を超えると良好な整容性を保つのは難しいとされている[2]。切除量を正確に判定することは実際には困難であるが，術前に切除量を予測して必要な乳房形成の手技についてプランニングすることは非常に重要である。

　乳腺密度については，fatty breastの場合，皮下・大胸筋前面の両方を剥離して組織を移動すると高率に脂肪壊死を来たしやすく，注意を要する。一方，dense breastは周囲乳腺・脂肪織をflap状にして移動しても，栄養血管が温存されていれば脂肪壊死を来さず利用することが可能である。したがって，乳房形成の手技をプランニングする際，乳腺密度を術前に評価しておくことが必要である。

術前デザイン

　切除する部位や切除量，乳房の状態によって適切な充填物と充填量は異なっており，術前にしっかりとしたプランをたて，デザインしておくことが必要である。また，術前・術後の写真撮影は患者への説明だけでなく，術者へのフィードバックにもつながり，整容性向上に役立つと考えている。

- 術後写真と比較できるように，まずデザイン前に術前の写真を撮影しておく。
- 乳房の形は坐位と臥位で異なるので，坐位の状態で乳房下溝線の位置，乳房の範囲（膨らみのある範囲）をマークし，乳頭の位置も正中部にマークしておく。
- 臥位の状態で腫瘍部位を確認し，乳房部分切除予定部位のマークを行う。なお，エコーで腫瘍の位置を確認する際に，ドプラエコーを用い注意すべき乳房への血流（内胸動脈からの穿通枝や外側胸動脈からの枝）も確認・マークしておく。
- 予想される欠損部の充填に使用する組織採取部位のマークを行う。さらに，坐位で乳房部分切除および乳房形成を行うための皮膚切開の位置と長さを決定する。この際，坐位で正面から創部が目立たず，かつ手術操作が行いやすい位置と長さを考慮する。
- マークがすべて終了した時点で，坐位および臥位で正面・斜位・側面からの写真撮影を行う。

道具の工夫

　整容性を意識した手術を考える際，手技だけでなく，整容性向上に役立つ道具を積極的に導入すべきである。小さな手術創や切除創から離れた目立たない位置に手術創を設定するとどうしても視野不良となるが，ライトガイド付きレ

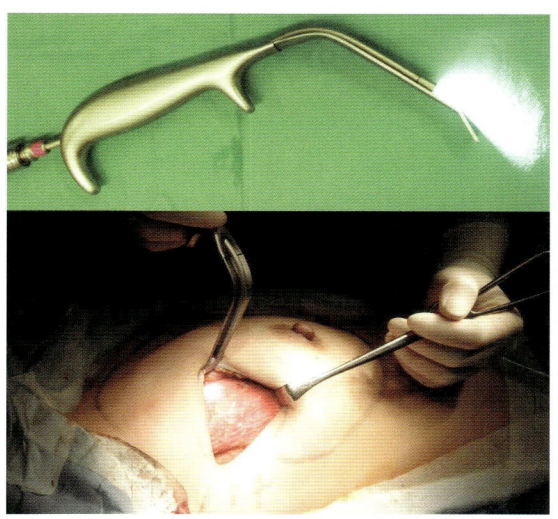

図1 ライトガイド付きレトラクター

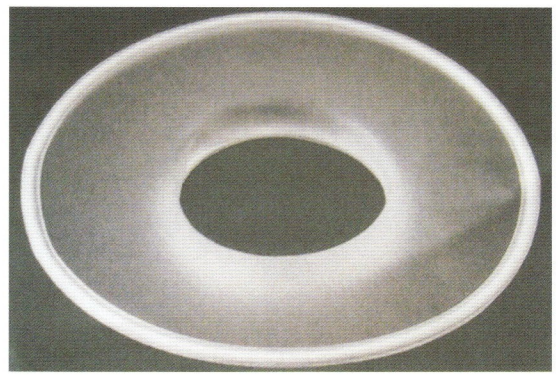

図2 ラッププロテクター

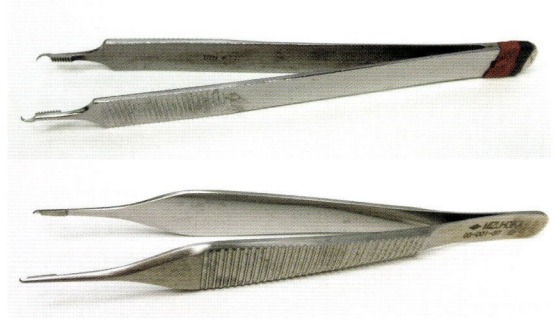

図3 リング鑷子
上段が通常のリング鑷子であるが，使い慣れていない場合は下段の小さなリングの鑷子が使用しやすい。

トラクター（フォーメディックス社製，図1）を使用すると，腋窩や乳輪部の小切開創から多くの操作が可能となる。また，ラッププロテクター（八光社製，図2）の使用により小さな創の創縁保護と視野の確保も容易となる。また，創部の縫合を行う際，より皮膚にダメージを与えないように通常の鑷子ではなくリング鑷子（図3）を用いることも推奨される。無理に小さな創で手術を行い皮膚にダメージを与えてしまうと，皮膚壊死などを来たし結果として整容性不良を招くこととなる。無理に小さな創で施行することは推奨しないが，適切な道具を準備することは必要である。

皮膚切開の工夫

乳房の整容性を考える際，手術創も重要な因子であり，傍乳輪切開や前腋窩線切開，乳房下溝線切開など立位正面から目立たないような創を選択することが多い。しかし，たとえ腫瘍径が小さくても腫瘍が皮膚に近接していて直上皮膚を切除しなければならない場合も少なくない。一般的には皮膚割線に沿って皮膚を切開した方が，術後皮膚切開線が目立たなくなると考えられているが，腫瘍直上の皮膚を大きく切除した場合，皮膚切除の方向によっては皮膚を切除した方向へ乳頭乳輪が偏位し整容性は不良となってしまうことがある。乳房温存術の場合，術後，残存乳房へ放射線照射を行うため，皮膚の切開線は目立たなくなることが多い。したがって，皮膚割線の方向に合わせて皮膚切除を行うよりも，乳頭乳輪の偏位を起こさないような皮膚切除の方が術後の整容性は良好な場合が多い[3]。根治性と整容性の両方を考慮して手術創をデザインすることが重要である。

術中の要点

術前のプランニングに沿って手術を遂行することは当然ではあるが，術中に修正をせまられることは珍しくない。乳房形成を完全坐位の状態で施行することが推奨されるが，実際に完全坐位で操作を行っていると血圧低下を来たすなど難しいことが多い。完全坐位が困難な場合でも，助手に頭側から乳房を圧迫してもらい，乳頭を術前に坐位の状態で正中部にマークした乳

頭の位置まで下げた状態で乳房形成を行うと，坐位の状態で縫合するのとほぼ同様の効果が得られる。また，いったん縫合しても，対側乳房と比較して左右差が大きいようであれば，やり直すことも必要である。術中の小さなこだわりで，術後の整容性に大きな差が出ることを肝に銘じておくべきである。

【文　献】

1) Clough KB, Kaufman GJ, Nos C: Breast displacement techniques to increase resection volumes for breast-conserving surgery. Breast Surgery(4th ed), edited by Dixon JM, pp86-101, Saunders Elsevier, Edinburgh, 2009
2) Bulstode NW, Shortri S: Prediction of cosmetic outcome following conservative breast surgery using breast volume measurements. Breast 10: 124-126, 2001
3) 小川朋子，花村典子，山下雅子ほか：診断治療の工夫；腫瘍直上皮膚切除を必要とする乳房温存術における皮膚切開の工夫．乳癌の臨床 27: 649-653, 2012

3）整容性評価方法

三重大学乳腺外科　小川 朋子　中頭病院乳腺外科　座波久光

乳房温存術においては、根治性だけでなく、整容性が重要であると認識されるようになり、整容性に関する研究は数多く報告されている。しかし、使用されている整容性の評価法はさまざまであり、現在のところ統一された評価法がない。このことは、乳房の整容性評価の難しさを表していると思われるが、現時点で一般的に用いられている評価法について述べ、さらに整容性評価の問題点について述べる。

評価法

◆ Harris らの方法

数値を用いた評価法はより正確に評価しているような印象を与えるが、実際の感覚とずれてしまうこともあるため、全体的な印象で excellent, good, fair, poor の4段階に評価する Harris らの方法（表1）[1]が以前からよく用いられている。この評価法は、後述のBRA法のように明らかに整容性が不良な症例の評価が高くなることはないので、その意味では適確に整容性を評価しているといえるが、客観性に欠ける面は否めない。しかし、簡便であり、現在も多くの論文で使用されている。

◆ Breast retraction assessment 法

古くから用いられている数値を用いる整容性評価法方法としては breast retraction assessment（BRA）法[2]がある。正面からの写真で胸骨頸切痕の高さから乳頭までの距離、正中から乳頭までの距離を測定し計算式に当てはめて BRA 値を算出する方法である。正面からの写真のみで計測でき、簡便に評価できるのが利点であるが、乳頭の高さが左右対称であれば良好な評価となるため、乳房のふくらみのまったくない nipple sparing mastectomy でも、乳頭の高さが合っていれば評価が高くなるなど、実際の整容性とは一致しない面もあり、最近は使用されることが少なくなっている。

◆ 日本乳癌学会沢井班が発表した評価法

最近多く用いられる評価法としてスコアリングシステムを取り入れた方法がある。多項目についてスコア化し、この合計で整容性を評価する方法である。このスコアリングシステムを用いた評価法は若干煩雑になるが、主観的、客観的、どちらの側面からもより正確に整容性を評価していると思われる。しかし、実際には多くのスコアリングシステムが報告されており、統一されていない。日本国内では日本乳癌学会沢井班が発表した評価法（表2）が最もよく用いられている。しかし、評価項目のうち乳房の硬さは実際に診察した人以外は評価が難しく、また、欧米論文への投稿には使用しにくいなどの問題点が存在する。

◆ 日本形成外科学会が発表した評価法

日本形成外科学会でも多施設共同研究による乳房再建術時の乳房整容性評価法について検討がなされ報告されている[3]。この方法は前述の沢井班による乳房温存術後の整容性評価法を参考にしており、沢井班の評価法と類似しているが皮弁採取部位の評価も加わっている。評価項目が10項目あり、かなり煩雑になることと、沢井班の評価法同様の問題点が存在する。

表1　Harris らの4段階法

Excellent	対側とほとんど同じ
Good	対側と少し異なる程度
Fair	対側と明らかに異なるが大きな変形はない
Poor	重篤な変形がある

表2 乳房温存療法の整容性評価

項　目	点　数
乳房の大きさ	0点：かなり差がある，1点：少し差がある，2点：ほぼ等しい
乳房の形	0点：かなり差がある，1点：少し差がある，2点：ほぼ等しい
瘢痕	0点：かなり目立つ，1点：少し目立つ，2点：目立たない
乳房の硬さ	0点：かなり硬い，1点：やや硬い，部分的に硬い，2点：ほぼ等しい，柔らかい
乳頭乳輪の大きさ・形	0点：左右差あり，1点：左右差なし
乳頭乳輪の色調	0点：左右差あり，1点：左右差なし
乳頭の位置（胸骨切痕からの距離の左右差）	0点：2cm以上，1点：2cm未満
乳房最下垂点の位置	0点：2cm以上，1点：2cm未満

(日本乳癌学会沢井班)

◆コンピュータを用いた評価法

　まだ日本ではあまり使用されていないが，最近，写真をコンピュータに取り込んで整容性を評価する方法〔breast cancer consevative treatment cosmetic results (BCCT.core)[4)5)]や breast-analyzing tool (BAT)[6)]〕が欧米では使用されるようになって来ている。整容性を簡便に客観的に評価できるとされており，また，欧米論文への投稿時にも使用可能である。ただし，実際に使用してみると正面からの写真1枚だけの評価であるためか，写真の条件が悪いとうまく評価できなかったり，実際の感覚とずれてしまう症例も存在する。

　コンピュータによる整容性評価を行う方法として最近3Dイメージを用いた方法も報告されるようになって来ている[7)]。3Dスキャナーが必要であり，現時点ではまだ一般に使用されるレベルにはないが，より客観性の高い評価法となる可能性がある。

整容性評価の問題点

　整容性の評価には以下のような問題点がある。
①評価法が統一されていない。
②術後の時期により評価に相違が生じる。
③医療者側の評価と患者側の評価は必ずしも一致しない。

　①については前述のとおりである。
　②については，特に乳房温存術の場合，術直後，放射線照射後，術後1年，3年，5年と，時期により乳房の形や皮膚の状態が変化することは珍しくない。変化に影響を与える因子としては，放射線照射と欠損部の充填方法が考えられる。経時的に脂肪の萎縮や硬化を来たす症例がある一方で，皮膚の状態は術後早期に比し，長期間経てからの方が良好となることもある。また，欠損部を充填するために周囲の乳腺・脂肪織を大きく授動した場合，血流不良となった脂肪が萎縮・硬化し乳房サイズが小さくなったり，対側乳房の下垂に伴い左右差が強くなってしまうことがある。逆に血流が保たれていれば，術直後は硬くなった脂肪が徐々に柔らかくなって整容性が向上することもある。充填物としてメッシュを使用したり，液の貯留を期待して何も充填しなかった場合，術直後は良好な整容性でも，内容液が吸収されてしまい，変形を来たすこともある。以上のようなことから，どの時期に整容性評価を行うかについて一定の見解はないが，通常は半年以上，できれば1年以上は経てから評価し，その後も変化する可能性があることを念頭におくべきである。

③については，患者側の整容性評価は基本的に主観であるため，人によって評価が異なるのはやむを得ないことである。術者は満足する形でも患者は不満であったり，その逆もあり得る。ただ患者は自分の乳房を立位で観察するので，診察するための臥位の姿勢ではなく，立位（または坐位）の状態で評価しなければならない。したがって，術中に乳房の形成を行う場合も，術中の臥位の状態ではなく，立位の状態でどうなるかを考えながら手術を行うことが重要である。また，術前に切除部位だけでなく乳房形成の方法や皮切部位を患者に説明しておくことで，術後の整容性をめぐるトラブルを減少させることができる。患者と良好なコミュニケーションを築き，術前に変形の程度をしっかり理解してもらうために最も有効な方法は，予想される変形を来たした乳房の写真を提示することである。術前および経時的な術後の乳房の形を写真に残すことは，術者自身へのフィードバックへつながるだけでなく，次の患者への説明に用いることができ，術後のトラブルを回避することにも役立つ。

【文　献】

1) Harris JR, Levene MB, Svensson G, et al : Analysis of cosmetic results following primary radiation therapy for stage I and II carcinoma of the breast. Int J Radiat Oncol Biol Phys 5 : 257-261, 1979
2) Pezner RD, Patterson MP, Hill LR, et al : Breast retraction assessment ; An objective evaluation of cosmetic results of patients treated conservatively for breast cancer. Int J Radiat Oncol Biol Phys 11 : 575-578, 1985
3) 野村紘史，朝戸裕貴，矢野健二ほか：他施設共同研究による新しい乳房再建術前後の乳房整容性評価法の検討．乳癌の臨床 25 : 730-731, 2010
4) Cardoso MJ, Cardoso J, Amaral N, et al : Turning subjective into objective ; The BCCT.core software for evaluation of cosmetic results in breast cancer conservative treatment. Breast 16 : 456-461, 2007
5) Cardoso MJ, Cardoso JS, Wild T, et al : Comparing two objective methods for the aesthetic evaluation of breast cancer conservative treatment. Breast Cancer Res Treat 116 : 149-152, 2009
6) Fitzal F, Krois W, Trischier H, et al : The use of a breast symmetry index for objective evaluation of breast cosmesis. Breast 16 : 429-435, 2007
7) Oliveira HP, Cardoso JS, Magalhãse A, et al : Methods for the aesthetic evaluation of breast cancer conservation treatment ; A technological review. Current Medical Imaging Reviews 9 : 32-46, 2013

第2章 乳房温存術とoncoplastic surgery

1. Volume displacement technique
2. Volume replacement technique
3. 手技の組み合わせ

1）乳腺弁

三重大学乳腺外科　小川 朋子

概　念

　乳房温存術において乳房の形を整えるためにまず行われる方法が，欠損部周囲の乳腺・脂肪織を授動して充填する方法である。通常，10～15％までの小さな欠損であれば，この周囲乳腺・脂肪織の授動で十分，充填可能である。しかし，乳房の大きさ，乳腺密度，切除部位などによって，同じ大きさの欠損部であっても同じような結果が得られるわけではない。

　授動を行う場合，移動した乳腺・脂肪織が硬くならないことが重要であり，そのために特に気をつけなければならないのが，血流と乳腺密度である。

　本項では授動のみで欠損部を充填する方法を主にfatty breast（マンモグラフィで脂肪性乳腺または乳腺散在）に施行する直上皮膚切除を行う方法（手術手技Ⅰ）と，主にdense breast（マンモグラフィで不均一高濃度乳腺または高濃度乳腺）に対して施行する広範授動の方法[1,2]（手術手技Ⅱ）の2つに分けて紹介する。

解　剖

　乳房温存術を施行する際，最も知っておかなければならない解剖は乳房へ分布する血管である。高度なoncoplastic surgeryの手技でなく欠損部周囲の乳腺・脂肪織を移動して充填するだけの時にも，血流について十分配慮しないと，移動した乳腺・脂肪織が硬くなったり脂肪壊死に陥ってしまう。また，不適切な皮下剥離によって乳頭・乳輪壊死を来たしてしまうこともある。

◆乳房への血流：図1

　乳房に分布する動脈は大きく分けて以下の4つである。
● 内胸動脈からの穿通枝（特に第2，第3肋間）

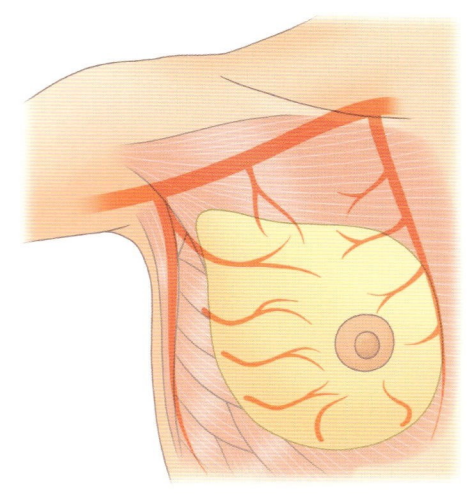

図1　乳房への血流

● 外側胸動脈からの枝
● 胸肩峰動脈からの枝
● 肋間動脈からの穿通枝

　乳房の各部分はこれらの血管によって栄養されている。このうち上部領域は外側から外側胸動脈の枝，内側から内胸動脈の穿通枝，頭側から胸肩峰動脈の枝が乳腺に分布しているが，大胸筋前面から乳腺に分布する血流は少ない。胸肩峰動脈から乳腺に分布する血流は多くないので切離してもあまり問題にならず，通常，内胸動脈の穿通枝から乳腺に入る枝は乳房内側から乳腺に分布するか皮下を通って乳腺に分布し，外側胸動脈からの枝も乳房外側から乳腺に分布している。したがって，上部領域では，胸骨傍から立ち上がってくる内胸動脈の穿通枝および乳房外側から乳腺に分布する外側胸動脈の枝さえ損傷しないように気をつければ，大胸筋前面の剥離を広範に行っても乳腺・脂肪織への血流はあまり問題にならない。しかし，下部領域の血流は大胸筋前面から乳腺に分布する肋間動脈からの穿通枝が中心であるため，大胸筋前面の剥離は必要最小限にとどめておくべきである。また，剥離した場合は術後出血を来たさないよ

うに確実な止血を心がけなければならない。

◆乳頭乳輪への血流

乳頭乳輪は乳房皮膚と乳腺の両方から血行を受けている。したがって，乳頭乳輪直下の皮下剥離をまったく行っていない場合は，乳腺からの血流があるので乳輪全周を全層性に皮膚切開しても基本的に乳頭乳輪の壊死は来さない。しかし，乳頭乳輪直下の皮下剥離を行った場合は，乳腺からの血流がないため皮膚を全層性に切開する範囲や皮下剥離の厚さに十分気をつける必要がある。

適 応

- すべての乳房に対し適応となるが，授動による周囲乳腺・脂肪織のみで充填できる欠損部は fatty breast で 10 〜 15 %，dense breast で 15 〜 20％程度である。
- 授動のみで乳房形成を行うのは主に上部領域が適している。
- 他の volume displacement の手技や volume replacement の手技を組み合わせることで適応範囲は広がる[3]。

禁 忌

- 下部領域はボリュームで乳房の形態を作っているため，ボリューム不足が整容性低下につながりやすい。したがって，下部領域は禁忌ではないが，単純な乳腺弁のみの充填で形態を保つことは難しい症例が多い。
- 直上皮膚切除を併施する場合，皮膚割線と直行する放射状の皮膚切開で皮膚切除を行うと，乳頭乳輪の偏位が起こりにくい。しかし，放射線照射をしない場合，皮膚割線に直行する皮膚切開は，術後，手術創の長さが縮小したりケロイドになる可能性が高い。したがって，術後照射をしない症例では皮膚割線に直行する皮膚切除は避けるべきである。

術前デザイン

◆乳腺弁マーキングの要点：図2

まず，臥位で乳房部分切除予定範囲をマークしておく。この際エコーを使用するので，ドプラエコーを用いて第2，第3肋間からの内胸動脈穿通枝や胸肩峰動脈の穿通枝，外側胸動脈の分枝なども確認しておくと，術中の損傷や出血

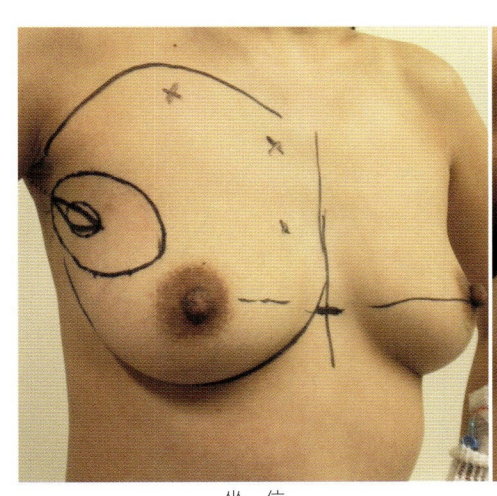
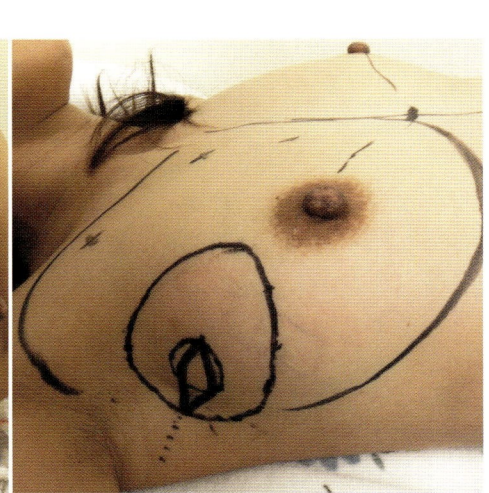

坐 位　　　　　　　　　　　　　　　　　臥 位

部分切除範囲，乳房下溝線，乳頭の高さ，皮膚切開予定線をマークする。×印は内胸動脈からの第2，第3肋間穿通枝と胸肩峰動脈穿通枝。

図2 術前デザイン

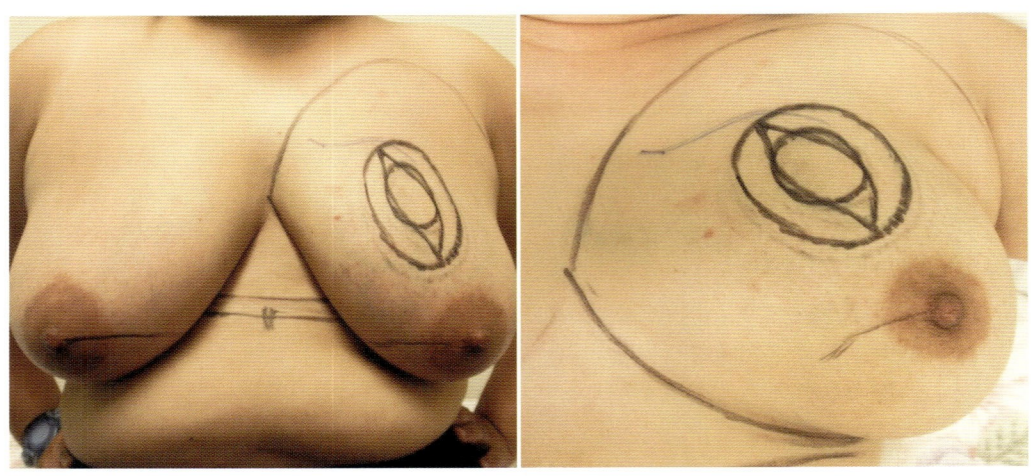

坐　位　　　　　　　　　　　　　　　臥　位
部分切除範囲，乳房下溝線，乳頭の高さ，皮膚切開予定線をマークする。青線は内胸動脈からの第2肋間穿通枝。

図3　Fatty breastの術前デザイン

が防げる。

　次に坐位で乳房下溝線，乳房の膨らみの上縁のラインを引き，乳頭乳輪の高さも正中の皮膚にマークしておく。最後に坐位で皮膚切開予定線を目立たない位置に引く。この際，腫瘍が皮膚に近接している場合は直上の皮膚は無理に残さず，切除しても立位で乳頭乳輪の位置が偏位しにくい切開線をデザインしておく。

◆Fatty breastの場合：図3

　Fatty breastでは皮下剥離と大胸筋からの剥離の両方を行うと脂肪壊死に陥る確率が高くなるため，極力片側のみの剥離としなければならない。片側のみの剥離で充填できる範囲は小さいので，欠損部が大きくなる場合は，皮下剥離と大胸筋からの剥離の両方を行う範囲を小さくするために腫瘍直上の皮膚を合併切除することも考慮すべきである。特に上部領域は外側から外側胸動脈の枝，内側から内胸動脈の枝が乳腺に分布しているが，大胸筋前面から乳腺に分布する血流は少なく，皮下の剥離よりも大胸筋前面からの剥離を優先した方がよい場合が多い。皮下剥離を極力行わずに大胸筋からの剥離のみで乳房形成を行うためには，皮膚切除を併施することが必要となるが，皮膚の切除は放射状に

行えば，乳頭乳輪の偏位は起こりにくい。

> 皮膚切除を行う場合，坐位の状態で切除予定の皮膚をつまんで，乳頭乳輪の位置が変化しないかを確認しておく。この方法で乳頭乳輪の偏位が起こりにくい皮膚切除を簡単に確認することができる。

手術手技 I

直上皮膚切除を行う方法

【乳房部分切除】

❶皮膚切開と皮下剥離

閉創時に皮膚を合わせる際の目安になるように，皮膚切開前に対応する部位にピオクタニンでマークをしておいてから，術前デザイン（図3）に沿って皮膚切開を行う（図4ⓐ）。直上皮膚切除を行うことで根治性は担保されるので，腫瘍から離れた部位で皮下脂肪を多く採る必要はない。皮下脂肪も乳房形成に役立つボリュームになるため，やや斜めに入るイメージで皮膚切開および皮下剥離を行っていく（図4ⓑ）。特に脂肪性の症例では皮下剥離を薄く行うと術後切除部位の凸凹が目立つので，根治性に影響しない部分では厚めの皮弁にする。

> 皮下の剥離は閉創前にも施行可能であるので，乳房部分切除前の皮下剥離は切除予定線（著者はインジゴカルミンブルーとゼリーの混合液で切離予定線をマークしている）を2〜3cm超す程度にとどめておき，必要であれば閉創前に皮下剥離を追加するようにしている。こうすることで不必要な皮下剥離を避けることができる。

❷乳房部分切除（図4ⓒ, ⓓ）

術前にマークした切離予定線を2〜3cm超す程度まで皮下剥離を行った後，術前のマークに従って乳房部分切除を施行する。

【乳房・皮膚の形成】

❸大胸筋前面の剥離

大胸筋前面の剥離は，腫瘍が上部領域の場合は，内側は内胸動脈の枝が出る手前まで，外側は大胸筋外縁まで，尾側は乳頭乳輪の高さまで，頭側は術前にマークした乳房の膨らみの部分まで広範に行う。乳頭より頭側では大胸筋前面から乳腺に分布する太い血管はないので，広範な剥離が可能である。ただし，乳頭より尾側は大胸筋前面から乳腺に分布する肋間動脈からの穿通枝があるため，剥離は必要最小限にとどめておく。

❹大胸筋筋膜の縫合

大胸筋筋膜を乳房部分切除時に合併切除すると大胸筋と乳腺との固定が外れてしまい，かつ重力で乳房が下がるため，切除部位が乳房上部であっても乳房下溝線が鈍になってしまうことがある（図4ⓔ）。通常，著者は切除範囲が小さい場合は筋膜同士を縫合している（図4ⓕ）。しかし，大きな欠損の場合は完全に閉鎖することは困難である。このような場合，著者は大胸筋筋膜を吸収糸にて大胸筋に固定して，乳房下溝線や外縁が鈍になることを予防している。

> 大胸筋筋膜を大胸筋に固定する場合，本来の位置より頭側の筋肉に筋膜を固定すると，もともとの乳房下溝線の位置より下溝線が頭側になる。また，もともとの位置より内側に固定すると乳房外縁が内側に寄ってくる（図4ⓖ）。乳腺弁での乳房形成はvolume displacementの手技であるので，乳房のサイズは必ず小さくなる。同じ小さくなるのであれば，全体にvolumeを中央に集めるようにした方がきれいな形になる。乳房下溝線を頭側に，または乳房外縁を内側に寄せることで欠損部が小さくなり，きれいな形の乳房を簡単に形成できるようになる。筋膜を筋肉に固定する前に，筋膜を鑷子で牽引してきれいなラインができているかを確認することによって適切な固定の位置が確認でき，きれいな乳房外縁や下溝線を作成することができる。

❺乳房形成（図4ⓗ, ⓘ）

坐位の状態にすることが可能な場合は，坐位で乳腺同士の縫合を行って乳房を形成することが特に下垂の強い乳房の形成では重要である。しかし，完全坐位の状態が長く続くと血圧低下を来たしやすく，また完全坐位にすることが困

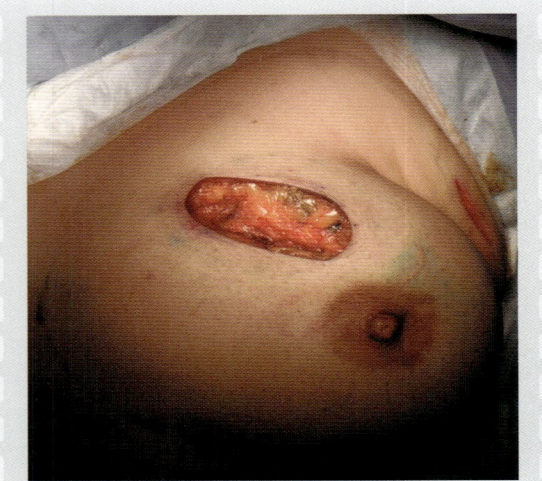

図4ⓐ 皮膚切開後

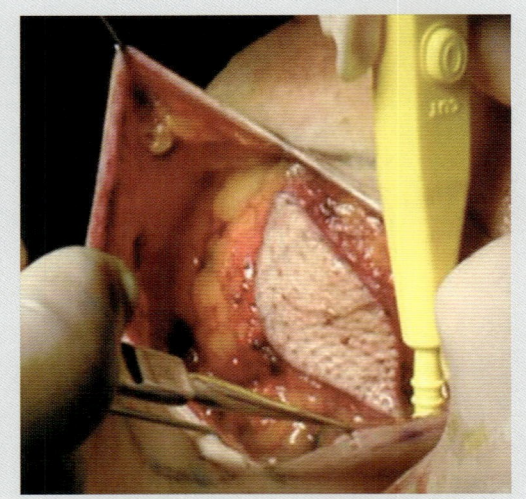

図4ⓑ 皮下剥離

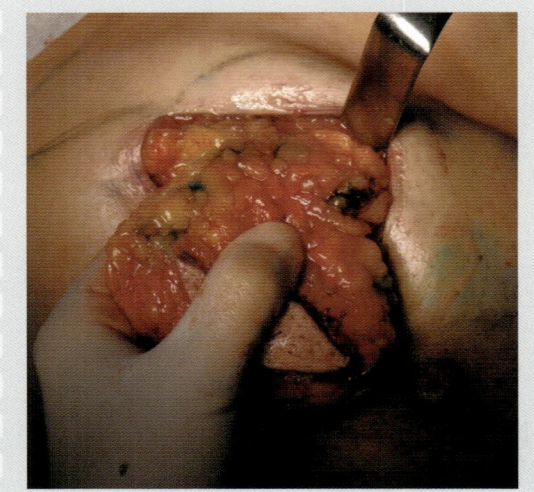

図4ⓒ 乳房部分切除術

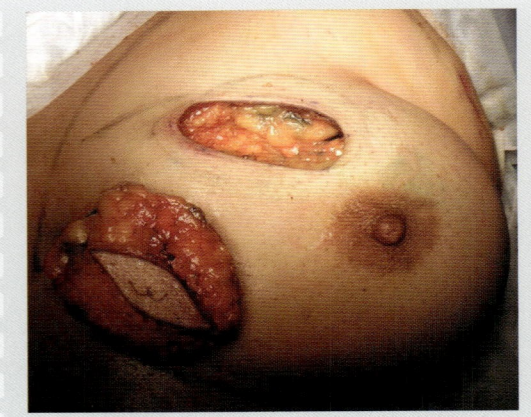

図4ⓓ 乳房部分切除後

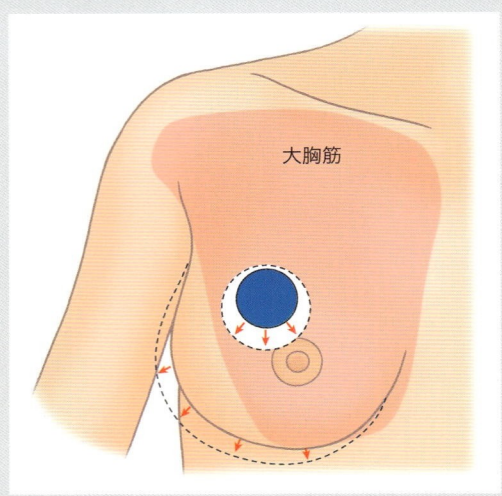

図4ⓔ 筋膜切除した際に乳房下溝線や外縁がdullになるイメージのシェーマ

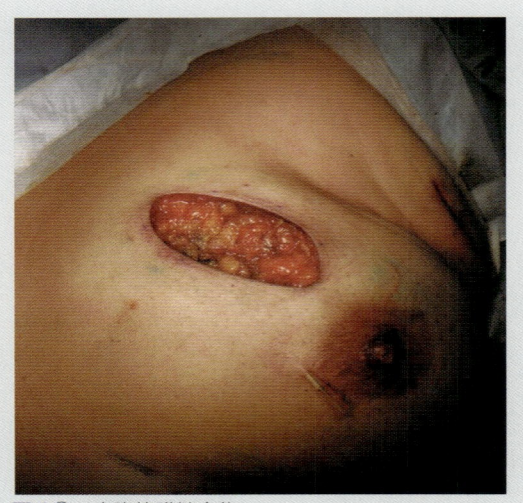

図4ⓕ 大胸筋膜縫合後

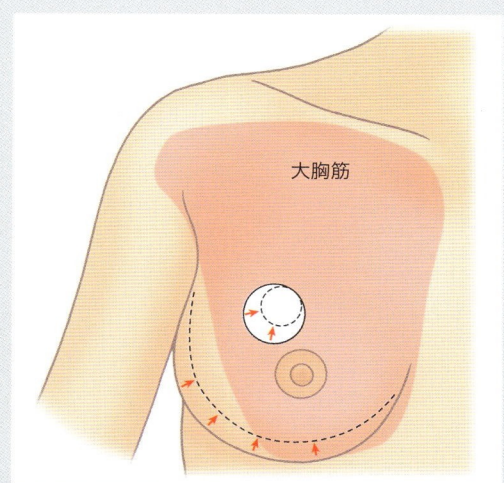

図4ⓖ 筋膜を頭側，内側に固定したイメージ

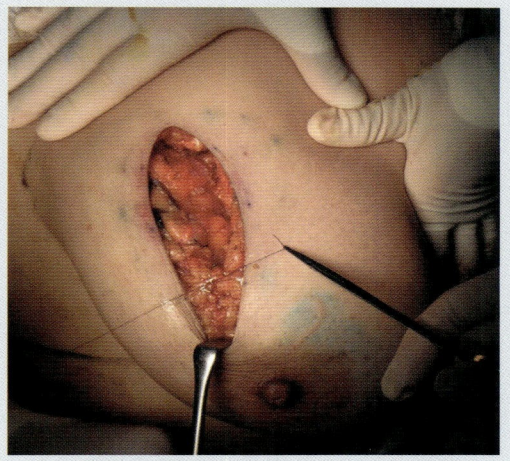

図4ⓗ 頭側，外側から乳房を圧迫しながら乳房を形成する。

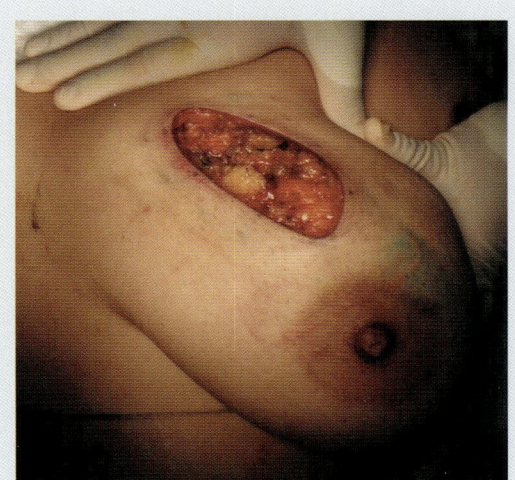

図4ⓘ 乳房形成後

難な施設も多いと思われる。このような場合は，頭側から乳房を圧迫して乳頭を術前に坐位で正中にマークした高さまで下げた状態にすることで完全坐位に近い状況となる。この状態で乳腺同士の縫合を行うと術後の整容性が向上する。坐位の状態を意識して乳房を形成することが重要である。

> 乳腺同士の縫合は吸収糸で行うが，大きくかけて強く縫合すると，縫合部が脂肪壊死に陥る可能性があるので，軽く合わせる程度にしておく。

❻ドレーン挿入（図4ⓙ）

大胸筋前面は筋膜と縫合していることもあり，通常ドレーンは留置していない。皮下はあまり剥離していないので太いドレーンは必要ないが，ドレーンを入れなかった際，術後皮下に溜まった液や空気を抜くために穿刺し，出血した症例を経験したため，現在は多くの症例で14Gサーフロー針を留置している。

❼縫合（図4ⓚ）

皮膚切開前にピオクタニンでマークした部位を合わせるように4-0 PDSで真皮の埋没縫合を行って閉創する。

【術 後】

通常通り，創部が落ちついたら，放射線治療や薬物療法などの補助療法を施行する（図4ⓛ）。

手術手技Ⅱ

広範乳腺脂肪弁を用いた方法

【乳房部分切除と広範乳腺脂肪弁の採取】

❶術前デザイン（図2，5ⓐ）

通常，立位での鎖骨下周囲までの脂肪織を含めて広範乳腺脂肪弁として用いるので，移動予定の乳腺・脂肪織をマークしておく。また，再手術になった際に同様の整容性を得ることは困

難なので，断端陽性を可能な限り避けるため，著者は腫瘍辺縁から2cm離した部分切除を原則にしている。

❷皮膚切開

術前デザインに沿って皮膚切開を行う。センチネルリンパ節生検あるいは腋窩郭清は，部分切除を施行する切開創，または腋窩の小切開創から行う。

❸皮下剥離

皮下の剥離は部分切除予定部位だけでなく，乳腺・脂肪織を授動する予定の部位まで広範に行っておく。乳房部分切除後は残存乳房組織を固定しにくくなり皮下剥離がやりにくくなることと，広範に皮下を剥離してある方が容易に部分切除を施行できるからである。

> 頭側の皮弁はある程度皮下脂肪を残しておかないと，術後，肋骨が浮き上がり整容性が不良となる（図6）。また，境界部での段差が生じないように，徐々に皮弁が厚くなるように皮下の剥離を行うことが大切である。腫瘍が外側なら外側胸動静脈からの枝，内側なら内胸動静脈の穿通枝は切離せざるを得ない。したがって，外側腫瘍では内胸動静脈の穿通枝，内側腫瘍では外側胸動静脈の枝を必ず温存しなければならない。血管の部位を術前にドプラエコーで確認しておくことで，確実な温存が可能となる。

❹乳房部分切除（図5ⓑ）

十分に皮下剥離を行った後，乳房部分切除を施行する。

❺大胸筋前面の剥離

大胸筋前面の広範な剥離は，直上皮膚切開の症例では通常，部分切除施行後に施行している。頭側は術前にマークした位置まで大胸筋前面の剥離を十分に行う。この際，ライトガイド付きレトラクター（p.15 preope & intraop planningに記載）を用いると，小切開創でも視野が十分確保される。頭側の乳腺・脂肪織は立位と臥位でかなり位置が変わり，立位では鎖骨より尾側にあるマークが，臥位では鎖骨上に移動することがある。立位でマークした部位ま

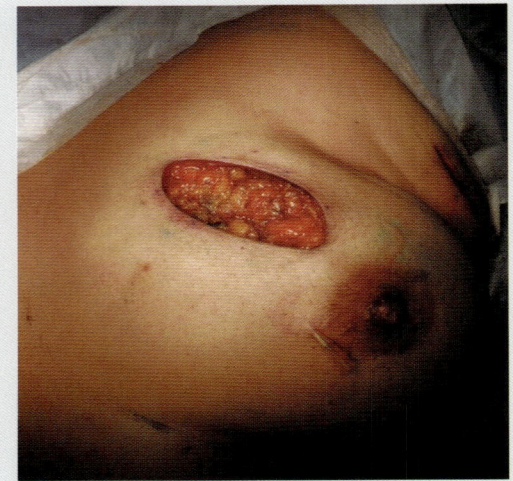

図4ⓙ　ドレーン（14Gサーフロー針）挿入留置後

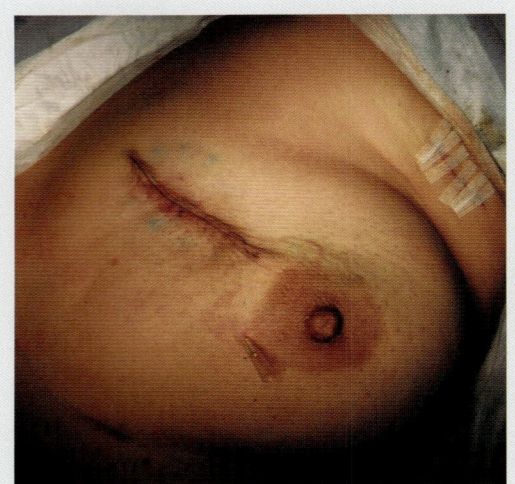

図4ⓚ　閉創後

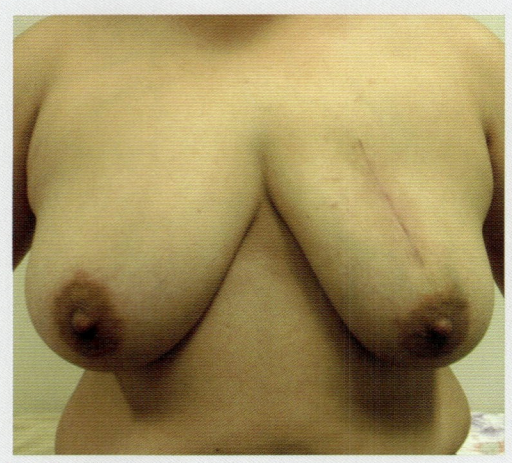

図4ⓛ　術後4カ月

図5ⓐ　術前デザイン

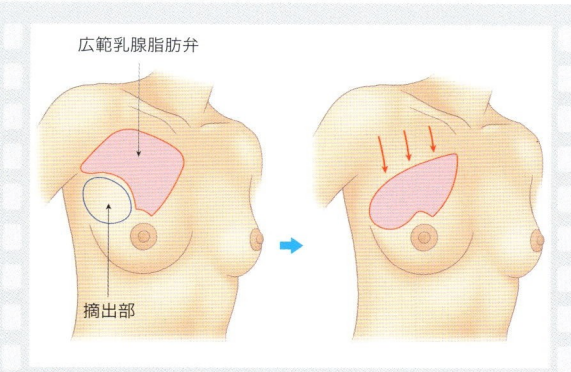

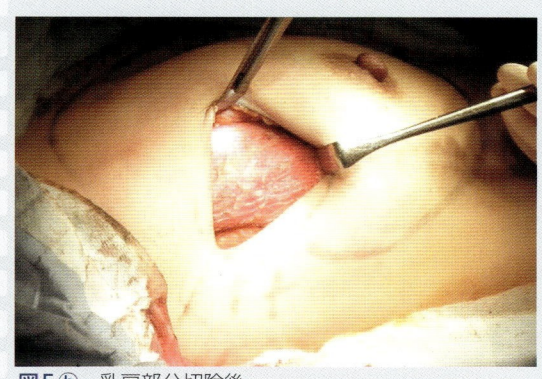

図5ⓑ　乳房部分切除後

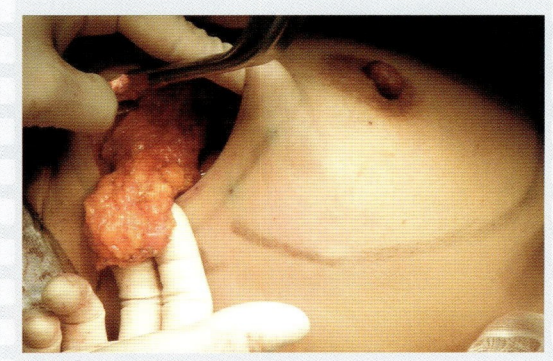

図5ⓒ　広範乳腺脂肪弁

で剥離しておくと，術後，立位で自然な形が得られるので十分剥離しておくことが重要である。なお，鎖骨下周囲では胸肩峰動脈胸筋枝からの分枝が乳腺に入ってくるので，出血させないように注意が必要である。また，乳頭より尾側は肋間から太い穿通枝が乳腺に入ってくるので，大胸筋前面の剥離は最小限としておく。外側は必要であれば広背筋前縁付近まで剥離しておくが，この際も前鋸筋前面から出る穿通枝を切離しないように注意を払う。

> 皮膚切開部位と切除部が離れている上部領域乳癌症例（図7）では，大胸筋前面の剥離を乳房部分切除の前に行っておく方が部分切除を容易に行える。したがってセンチネルリンパ節生検施行後，この腋窩の創部からライトガイド付きレトラクターを用いて視野を確保しつつ授動予定範囲まで大胸筋前面の剥離を行っておく。ライトガイド付きレトラクターを用いると，腋窩の創からでもかなり広範に大胸筋前面の剥離を行うことができる。その後，皮下剥離を行い，先に行っておいた大胸筋の剥離創とつなげることにより，傍乳輪切開の症例でも部分切除を行う部位を直視下に移動することが可能となり，部分切除が施行しやすくなる。

❻**広範乳腺脂肪弁の作成**（図5ⓐ，ⓒ，図7ⓐ）

　部分切除後，外側腫瘍であれば内胸動脈からの穿通枝を栄養血管とする乳腺脂肪弁（**図5ⓐ**のシェーマ）を，内側腫瘍であれば外側胸動脈からの枝を栄養血管とする乳腺脂肪弁（**図7ⓐ**のシェーマ）を作成する。

【乳房の形成】

❼**広範乳腺脂肪弁による欠損部の充填**（図5ⓓ）

　乳房切除部位に広範乳腺脂肪弁を補填し，吸収糸で固定する。この際，乳頭の位置が立位でマークした位置になるように，助手に頭側・外側から乳房を圧迫してもらった状態で縫合を行う。

乳房形成を行う際に皮膚にひきつれが生じた場合

は，さらに皮下の剥離を行い，ひきつれを解消しておく。立位での状態を意識して乳房形成を行うことで術後の整容性がさらに向上する。

❽乳房下溝線の再形成

乳房下溝線や乳房外縁を越える部位まで皮下剥離を行った場合は，術前にマークした乳房下溝線の皮下と筋肉を吸収糸で数針縫合固定し，乳房下溝線を再形成しておく。乳房下溝線や乳房外縁を再形成することによって，ややボリュームが足りなくなった乳房でも比較的良好な形に形成することができる。

きれいな乳房下溝線および乳房外縁を作成するためには，再形成すべき乳房下溝線および乳房外縁の全長の皮下に糸をかけた後，これらの糸をすべて頭側に牽引しながら（図5ⓔ）頭側より用手的に圧をかけ，きれいな乳房下溝線や乳房外縁が作成できているかを確認すること（図5ⓕ）が重要である。

❾ドレーン留置・皮膚縫合（図5ⓖ）

術後，長期に液が貯留したり，術後出血を起こして血腫を形成すると整容性が非常に不良となる。広範な授動を施行することにより，通常の温存術よりこれらのリスクが高くなるため，腋窩郭清を施行しなかった症例でも原則，皮下にドレーンを留置している。

皮膚は通常通り真皮の結節埋没縫合を行う。

上部領域の乳癌に対し傍乳輪切開で温存術を施行した場合，乳頭乳輪が頭側に偏位しやすい。著者は閉創の際，頭側の皮膚を尾側に伸ばして皮下を吸収糸で数針，残存乳房へ固定している。この操作は乳頭乳輪が頭側偏位を予防するのに役立つ。

【術後】

通常通り，創部が落ちついたら，放射線治療や薬物療法などの補助療法を施行する（図5ⓗ）。

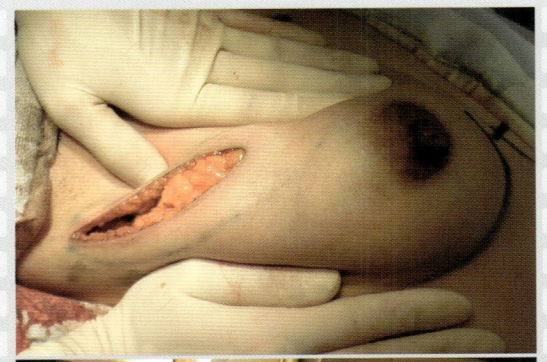

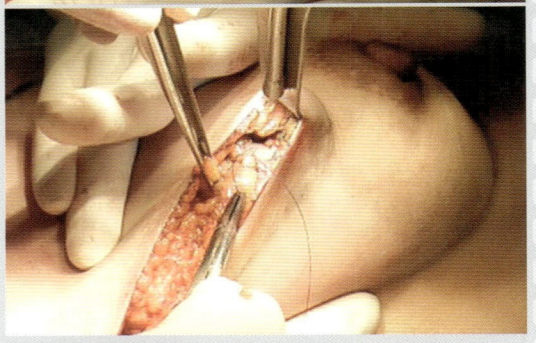

図5ⓓ 助手に頭側，外側から乳房を圧迫してもらい，圧迫しながら乳房を形成する。

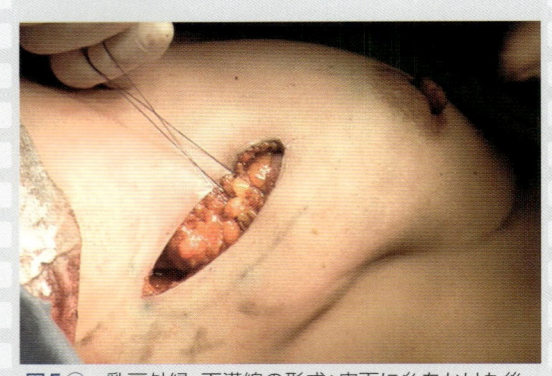

図5ⓔ 乳房外縁・下溝線の形成：皮下に糸をかけた後，（かけた位置が正しいかを確認するため）胸壁に固定する前にすべての糸を頭側に牽引する。

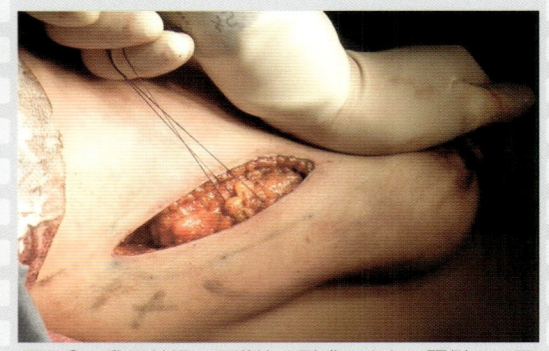

図5ⓕ 乳房外縁・下溝線の形成：さらに頭側より用手的に圧をかけ，きれいな乳房外縁・下溝線が作成できているかを確認する。

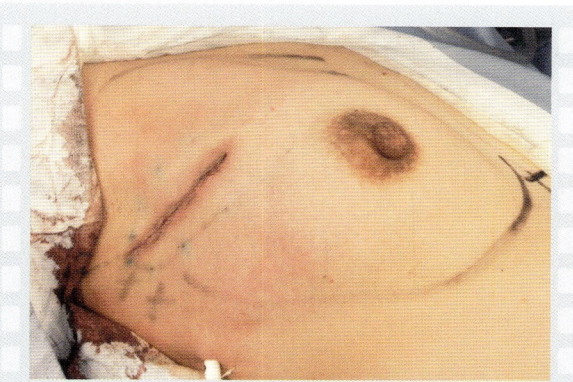

図5ⓖ　ドレーン留置・閉創後

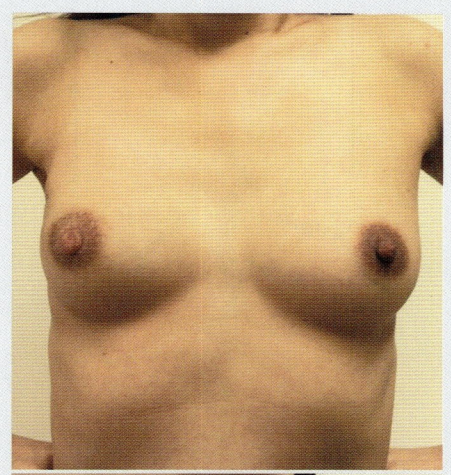

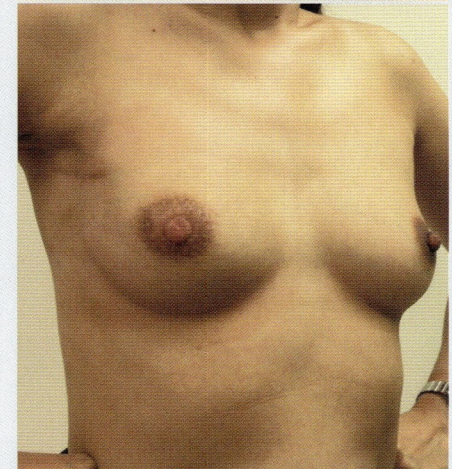

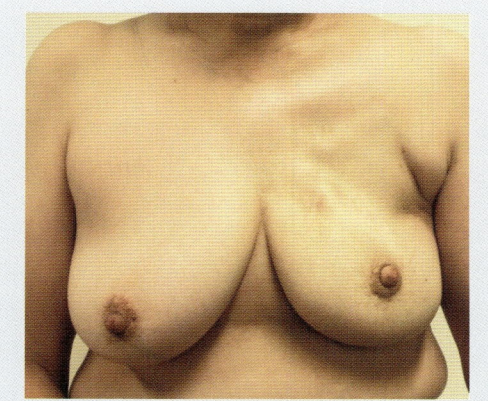

図5ⓗ　術後2年7カ月

図6　薄皮弁を作成したため，部分切除部の凹みが目立つ症例（術後7年）

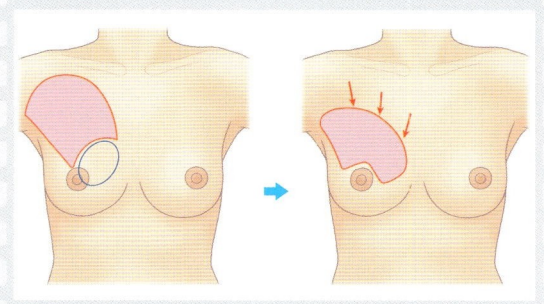

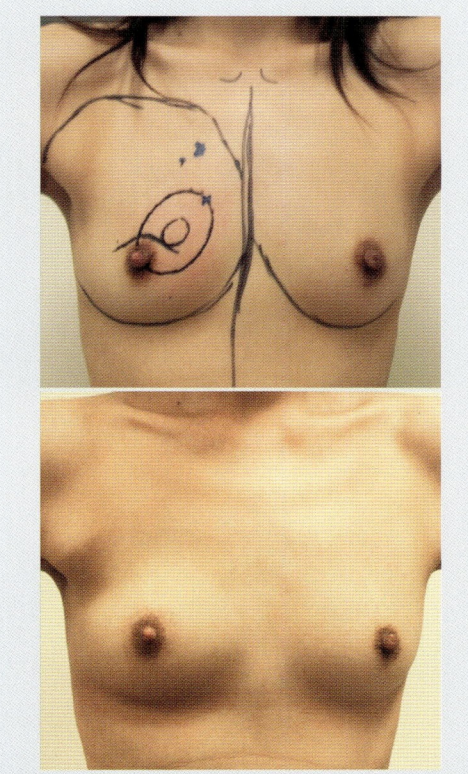

図7ⓐ　広範乳腺脂肪弁

図7ⓑ　傍乳輪切開で乳房部分切除を施行した症例のデザインと術後1年10カ月の状態

第2章　乳房温存術と oncoplastic surgery　31

ピットフォール

◆**適切な授動かどうかの評価は長期間の観察が必要**

　Fatty breast は少し大きめに授動しただけで容易に脂肪壊死に陥ってしまう。しかし，皮膚切除を施行しない場合，切除部位の皮下を埋めるためにはどうしても周囲の乳腺・脂肪織を皮膚からも大胸筋前面からも外して充填しなければならない。したがって，fatty breast で欠損部が10％程度までの小さい場合以外は，直上皮膚を切除して皮膚といっしょに組織を移動した方が，充填組織の硬化や脂肪壊死に陥る確率を下げることができる。充填組織の硬化や脂肪壊死を招いた症例では，形は比較的良好に保たれていても，充填部位が硬く腫瘤状に触知し，マンモグラフィ上も異栄養性石灰化を来たしてくる（図8）。また，触診，画像上ともに残存乳房内再発発見の妨げになってしまう。したがって fatty breast の授動は極力最小限に留めるべきである。

　Dense breast は大きな授動が可能であり，きちんと栄養血管が温存されていればかなり大きな授動を施行しても異栄養性石灰化は来たさず，術直後にやや硬くなっても最終的には柔らかい乳房に戻る（図9）。しかし，きちんと栄養血管が温存されていなければ，当然組織は硬くなり，壊死に陥ってしまう。著者は不適切な授動で，術後3年以上経過してから脂肪壊死による皮膚の瘻孔を形成した症例を経験している（図10）。

　また，大きく授動すると術直後は少し腫脹気味となるため対側よりも乳房サイズが大きくな

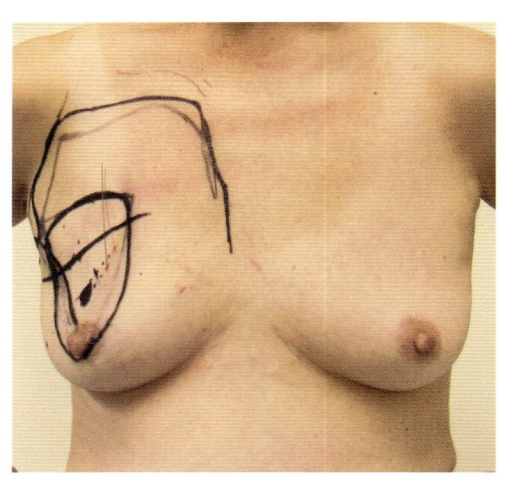

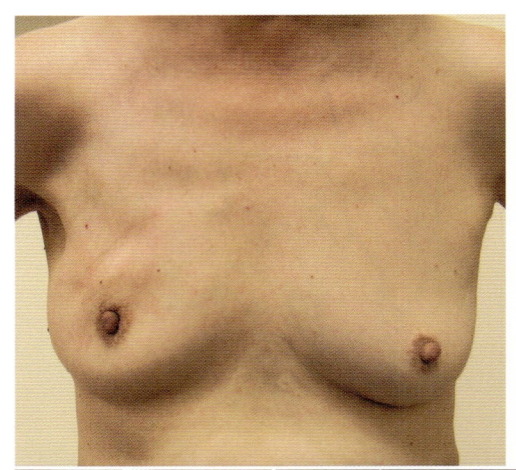

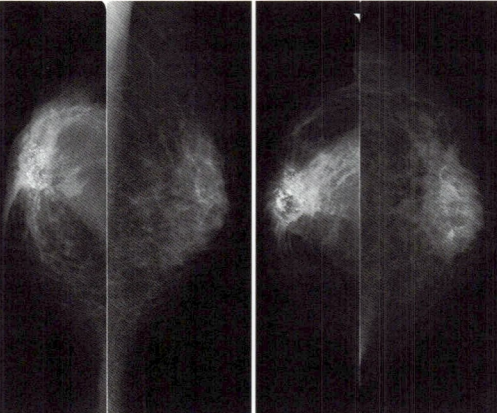

ⓐ術前デザイン
ⓑ術後1年5カ月：凹みは目立たないが，充填部は3 cm大の腫瘤状に触知される。
ⓒ術後2年5カ月のマンモグラフィ：充填部に異栄養性石灰化が出現した。

図8 Fatty breast（60歳）で約20％の切除を直上皮膚切除なしで施行した症例

ることもあるが，時間の経過とともに乳房の腫脹はとれてくるので最終的なサイズは術後長期間経過してから判断すべきである（図11）。15〜20％程度の欠損部を授動のみで乳房形成を行う場合，乳房サイズが小さくなることは致し方ないことであるが，乳房の形さえ保たれていれば，比較的整容性は良好であるので，脂肪壊死に陥ったり，乳頭乳輪が大きく偏位することのないような授動を心がけることが重要である。

乳房の形成がうまくいったかどうかの評価には長期間の観察が必要であるということを肝に銘じておくべきである。

Tips

◆手術創の位置は患者によって嗜好が違う

手術創は小さく，目立たない部位におくことが理想である。しかし，根治性や整容性を考慮した際，直上皮膚切開や皮膚切除を併施した方がよい症例も存在する。手術創の位置や長さ，皮膚切除を併施するかどうかを決定する際，患者の意向を確認することは非常に重要である。乳房外縁に沿った手術創や傍乳輪の手術創は目立たないことが多い（図12, 13）。しかし，腫瘍の場所によっては乳房外縁からは手術が難しい腫瘍や，乳輪の傷を嫌がる患者も存在する。皮膚割線に沿った手術創の方が目立たないと考える外科医が多いが，乳房温存療法では術後放射線治療を併施するので皮膚割線に直行する手

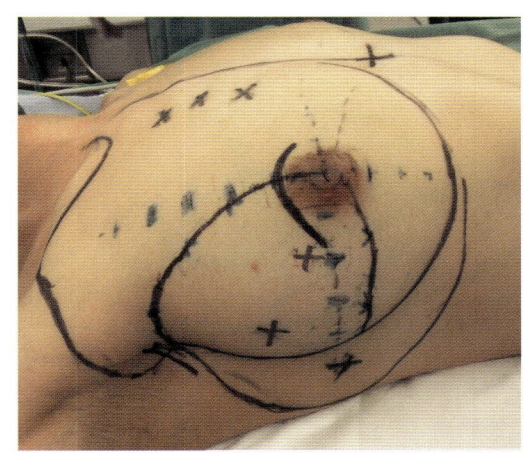

ⓐ｜ⓑ
　　ⓒ

ⓐ術前デザイン
ⓑ術後3年4カ月：乳房のサイズ差は認めるが乳房の形は保たれており，触診上も硬結は触知せず柔らかい。
ⓒ術後2年5カ月のマンモグラフィ：異栄養性石灰化は認めない。

図9　Dense breast（37歳）で約30％の切除を直上皮膚切除なしで施行した症例

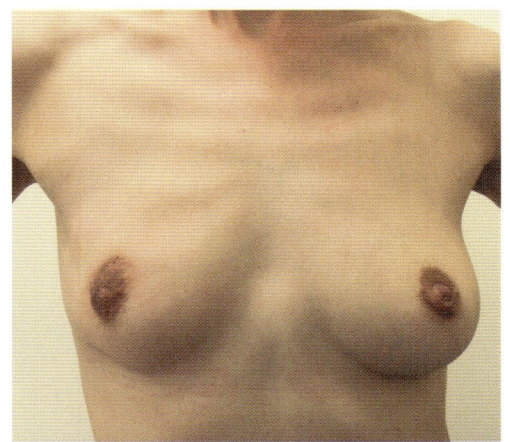

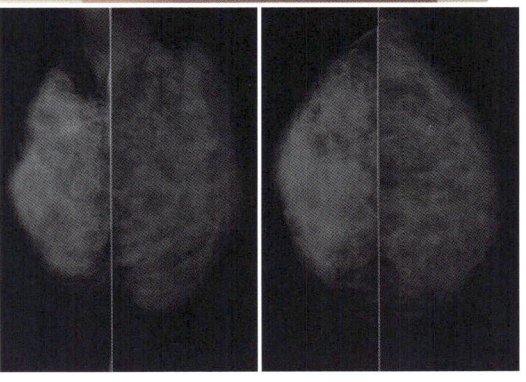

第2章　乳房温存術とoncoplastic surgery　33

ⓐ術前デザイン
ⓑ術後11カ月：乳房のサイズ差は認めるが乳房の形は比較的保たれている。しかし組織充填部は硬く触知する。
ⓒ術後4年1カ月：脂肪壊死を起こした部分の皮膚は菲薄化し瘻孔を形成した。

図10 Dense breast（36歳）で約40％の切除を施行した症例

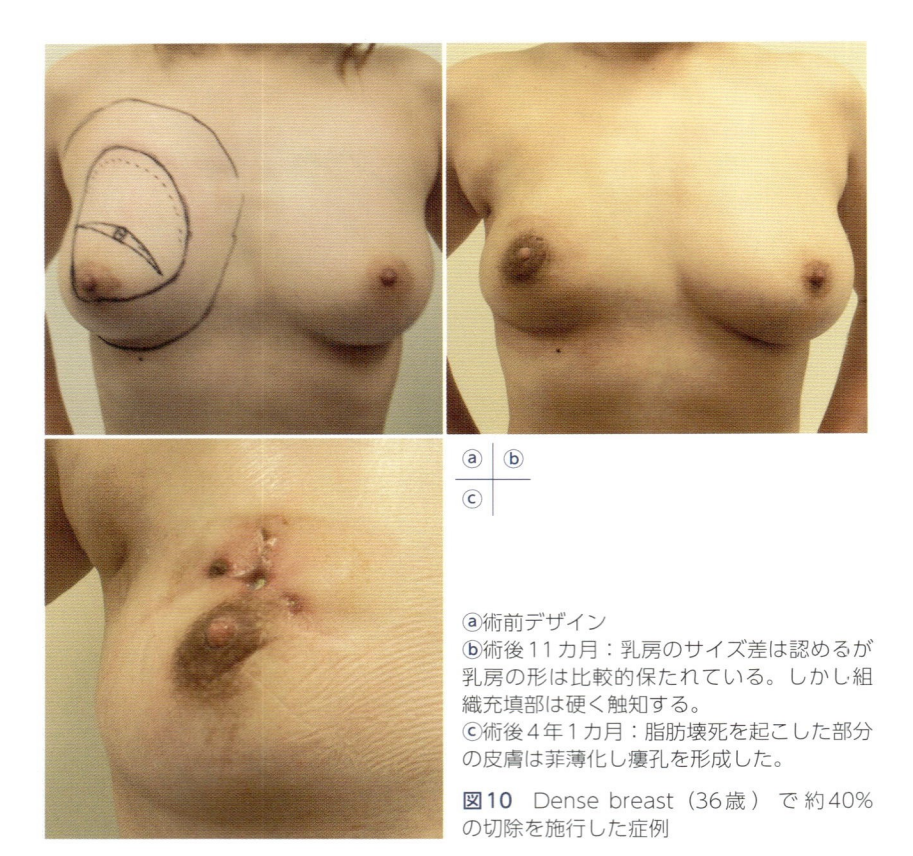

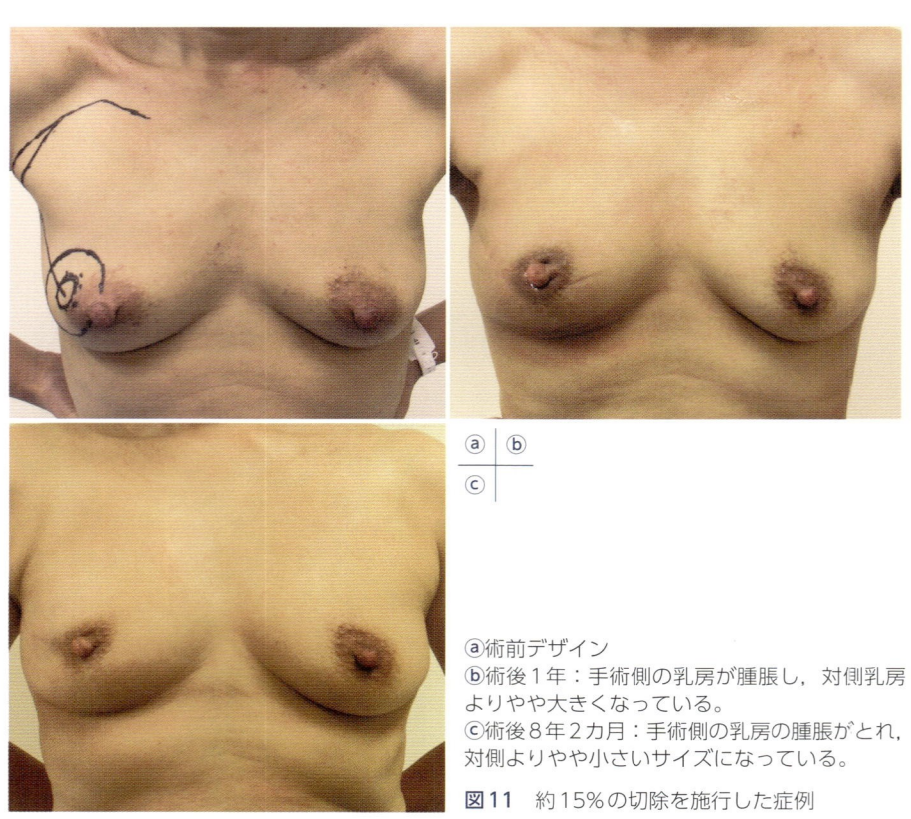

ⓐ術前デザイン
ⓑ術後1年：手術側の乳房が腫脹し，対側乳房よりやや大きくなっている。
ⓒ術後8年2カ月：手術側の乳房の腫脹がとれ，対側よりやや小さいサイズになっている。

図11 約15％の切除を施行した症例

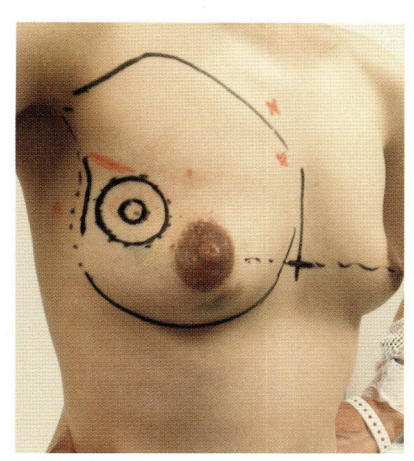

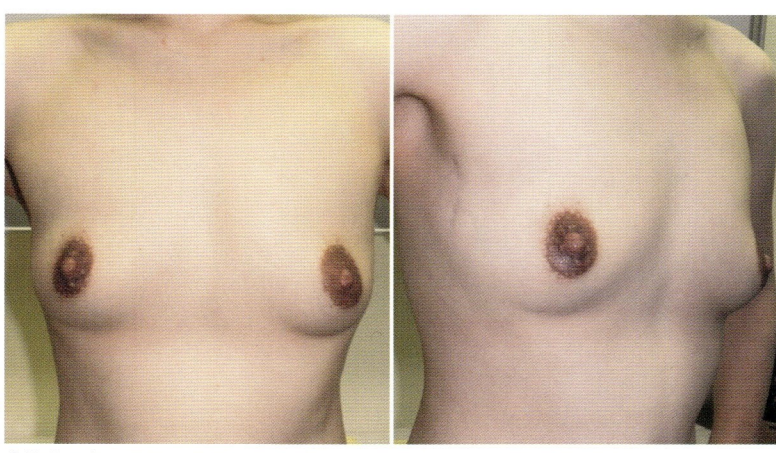

ⓐ術前デザイン　　　　　　　　　ⓑ術後2年9カ月：正面からは手術創は見えない。手術創は目立たない。

図12　乳房外縁皮膚切開症例

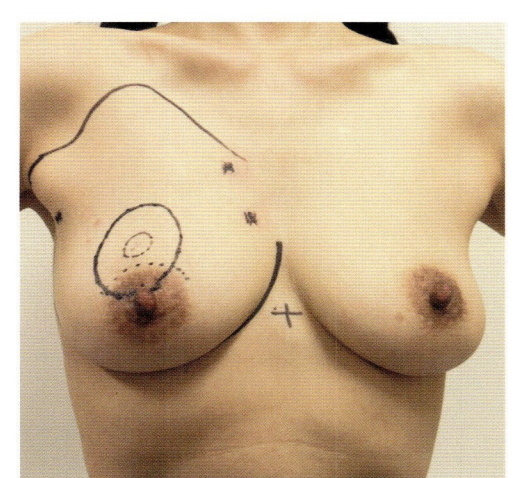

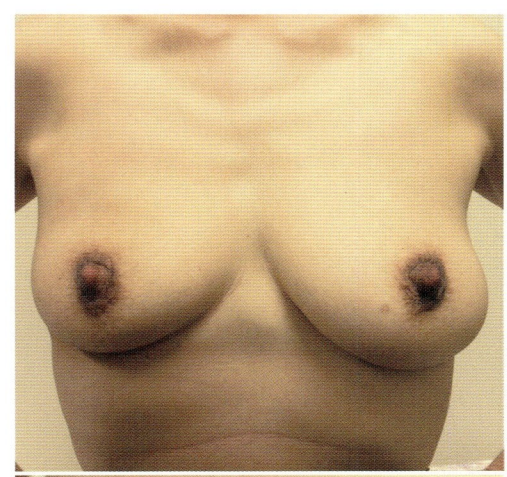

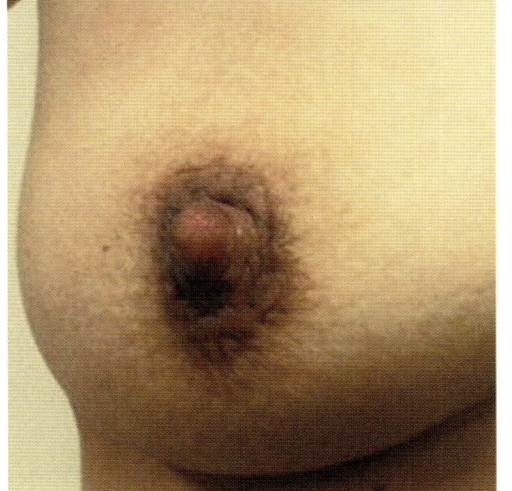

ⓐ｜ⓑ
―――
　ⓒ

ⓐ術前デザイン
ⓑ術後3年5カ月（坐位正面）：傍乳輪切開の手術側は目立たない。
ⓒ同，手術創部

図13　傍乳輪切開症例

第2章　乳房温存術とoncoplastic surgery　｜　35

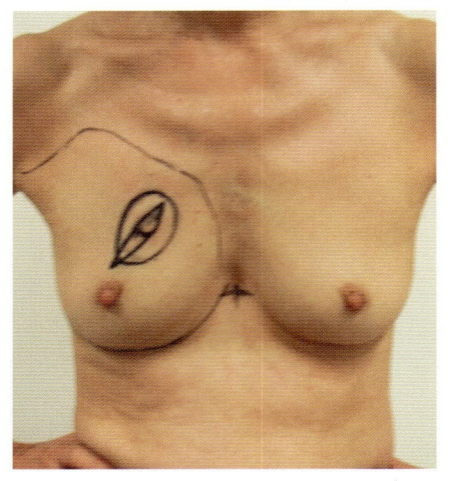

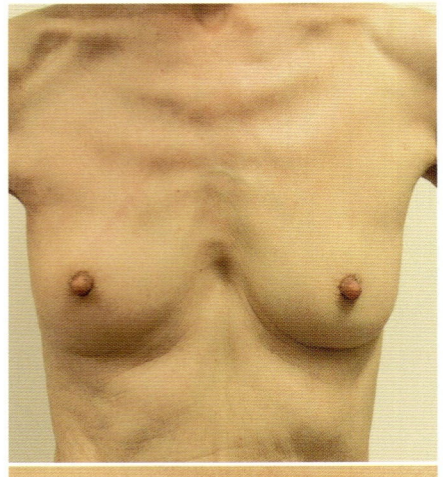

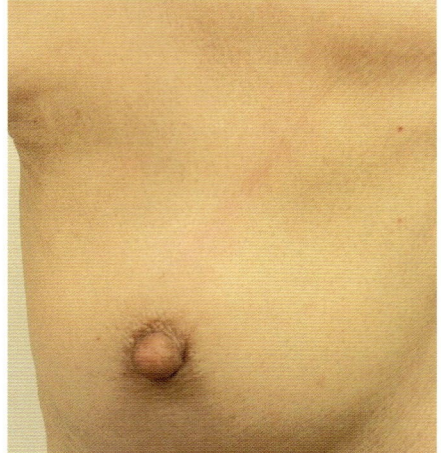

ⓐ術前デザイン
ⓑ術後2年6カ月（坐位正面）：手術創はかなり目立たなくなっている。
ⓒ同，手術創部

図14 腫瘍直上皮膚切除症例

術創でも真皮縫合を正しく行えばケロイドにならず比較的きれいに治ることが多い（図14）し，外科医が考えるほど手術創の位置を気にしていない患者もいる。

手術の難易度を上げて合併症や脂肪壊死を引き起こす可能性の高い手術創を選択するより，患者の希望を確認してトラブルの少ない手術創を選択することも重要である[4]。

【文　献】

1) 小川朋子，花村典子，山下雅子ほか：乳房温存手術におけるoncoplastic surgery；広範乳腺脂肪弁による乳房形成術．乳癌の臨床 26：335-340, 2011
2) Ogawa T, Hanamura N, Yamashita M, et al：Breast-volume displacement using an extended glandular flap for small dense breasts. Plast Surg Int 2011：359842, 2011
3) Ogawa T, Hanamura N, Yamashita M, et al：Oncoplastic technique combining an adipofascial flap with an extended glandular flap for the breast-conserving reconstruction of small dense breasts. J Breast Cancer 15：468-473, 2012
4) 小川朋子，花村典子，山下雅子ほか：腫瘍直上皮膚切除を必要とする乳房温存術における皮膚切開の工夫．乳癌の臨床 27：649-653, 2012

2) Round block technique

三重大学乳腺外科　小川 朋子

概念

　Round block technique(以下RBT)はmammaplastyとして美容目的で施行されてきた手技であり[1]，その皮膚切開創の形からdonut mastopexyとも呼ばれ[2]，乳房温存術への応用も報告されている[3,4]。乳輪部のみにしか手術創が残らないことから整容性に優れた術式と考えられ，比較的下垂の少ない小さな乳房に適しているとされている。欧米では下垂の強い大きな乳房が多いためinverted-T mammaplastyが適応となることが多いが，日本人女性は欧米人に比し下垂の少ない小さな乳房が多いので，適応となる症例が多いと考えられる。

　通常，美容目的で施行される場合は，同心円状に切り取る皮膚の幅を調節して乳頭乳輪が頭側に挙上されるようにデザインを行う。しかし，乳房温存術に応用する場合は，部分切除部位の反対側の皮膚を大きく切除することで，部分切除部位の方向に乳頭乳輪が偏位することを防ぐことができる。乳頭乳輪の位置を微調節することで，より乳房の対称性を得ることが可能となることから，左右の対称性を得るために対側乳房の手術を行う必要もない。日本では対側乳房の手術を希望しない人が多いので，この点からも日本人女性に有用な手技であると考えられる。

　欧米で報告されているRBTは，乳房部分切除を行う方向の皮膚のみ全層切開し他の部位は脱上皮のみ行う方法で，比較的乳輪に近い位置の腫瘍を適応としている[4]。しかし，乳房部分切除時に乳頭乳輪直下を剥離する必要のない症例においては，傍乳輪全周全層切開を行い，乳輪より末梢の皮下を剥離することで，乳輪径が小さい場合でも非常に良好な視野を確保することができる(modified round block technique：以下MRBT)。日本人女性は欧米人に比し乳輪径の小さい人が多いこともあり，この方法は日本人女性に非常に有用である[5-7]。現在，著者は2つの方法を使い分けて行っている[8]。

　本項では，乳輪に比較的近く乳頭乳輪直下の組織切除が必要な腫瘍に対する方法(手術手技Ⅰ)および乳房の末梢にあり乳頭乳輪直下の組織切除が必要ない腫瘍で，乳輪周囲を全層で切開し同心円状に皮膚を切除する方法(手術手技Ⅱ)を紹介する。

適応

- 比較的サイズが小さく下垂も大きくない乳房で，乳頭乳輪を移動した方が整容性が向上する症例，または対称性保持のための対側乳房の手術を希望しない症例。
- 切除部位が比較的乳頭乳輪に近い症例(手術手技Ⅰ)。
- 腫瘍が乳房上部や外側の末梢にある症例(手術手技Ⅱ)。

禁忌

- 乳輪周囲に全周全層の皮膚切開を加えると乳頭乳輪の温存ができないので，断端陽性となった際にnipple-sparing mastectomy＋乳房再建を考慮している症例では手術手技Ⅱは禁忌。
- 傍乳輪部以外の腫瘍で腫瘍直上皮膚切除が必要な症例。
- もともと乳頭乳輪温存ができない乳房中央部の腫瘍。
- 手術手技Ⅰでは十分な視野確保が困難なので，乳輪から遠い症例や乳房形成するために良好な視野が必要な症例は適応外。

術前デザイン

◆マーキングの要点：図1

まず，臥位で乳房部分切除予定範囲をマークしておく．次に乳輪の周囲に同心円状の皮膚切開予定線を2本マークするが，乳頭乳輪の位置が切除部位方向に偏位することを回避するため，乳房部分切除部位の対側方向の皮膚を多く切除するようなデザインとする．

なお，周囲乳腺・脂肪織の授動が必要な症例ではドプラエコーを用いて，第2，第3肋間からの内胸動脈穿通枝や外側胸動脈の枝なども確認しておくと術中の損傷や出血が防げる．

◆乳頭直下の乳腺組織の切除が必要な場合：図2

乳頭直下の乳腺組織を切除しなければならない症例では乳輪全周の皮膚を全層性に切開することはできない．したがって，部分切除方向の皮膚は全層性に切開して三日月状に切除し，この皮膚を切除する部位以外は脱上皮化する（斜線部）予定とする．

乳頭乳輪への血流を考えて全層性に皮膚切開する範囲が乳輪の半周以下になるようデザインする．

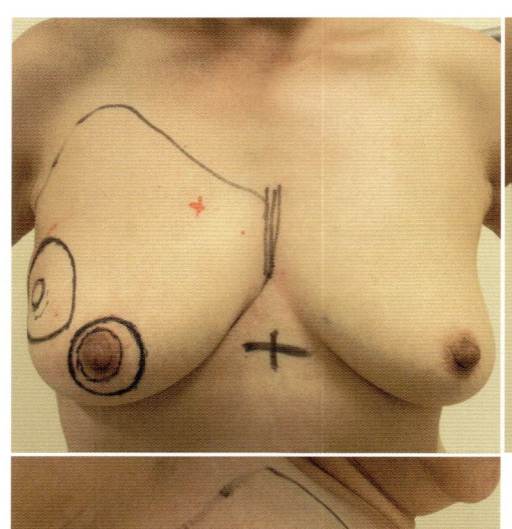

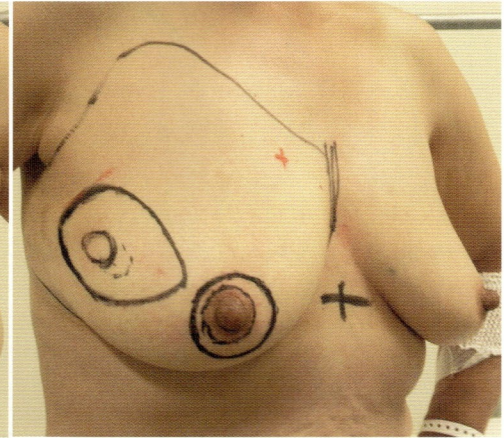

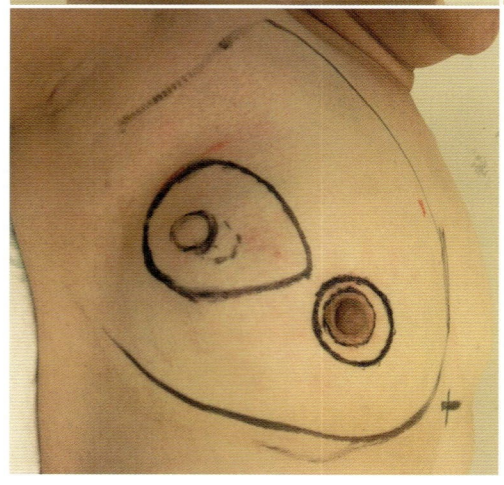

部分切除範囲，乳房下溝線，乳頭の高さ，同心円状の皮膚切開予定線をマークする．赤×印は内胸動脈からの第2肋間穿通枝，赤線は外側胸動脈の枝．

図1 術前デザイン（MRBT）

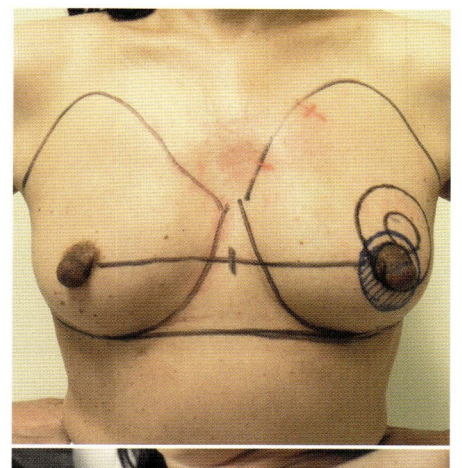

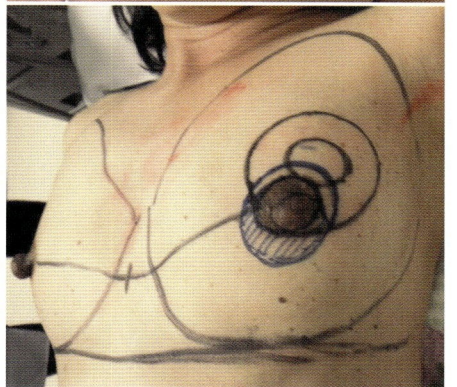

部分切除範囲，乳房下溝線，乳頭の高さ，皮膚切開予定線をマークする。青斜線は脱上皮化予定部位。

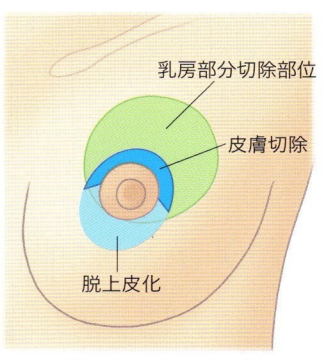

図2 術前デザイン

SURGICAL TECHNIQUES

手術手技 I

脱上皮化で乳頭乳輪を移動させる方法

【乳房部分切除】

❶皮膚切開と脱上皮化

術前デザイン（図2）に沿って皮膚切開および乳輪周囲の脱上皮化を行う。

乳輪周囲の脱上皮化は皮下剥離や乳房部分切除の前の方が，皮膚にテンションがかかりやすいので容易である。しかし，脱上皮化した皮膚は強い牽引に弱いので，乳房部分切除や乳房形成時の牽引によって乳頭乳輪が血流不全になる可能性が高くなってしまう。したがって，脱上皮化の操作に慣れてきたら，乳房形成が終わってから脱上皮化を施行する方が乳頭乳輪が血流不全に陥る可能性を低くすることができる。

❷皮下剥離と乳房部分切除（図3 ⓐ，ⓑ）

皮下剥離を行った後，乳房部分切除を施行する。

【乳房・皮膚の形成】

❸乳房形成と仮縫合（図3 ⓒ）

欠損部周囲の乳腺・脂肪織を授動して乳房を形成する（乳腺・脂肪織の授動時の注意点については第2章1.1）乳腺弁の項に記載）。その後，ステイプラーを用いて皮膚の仮縫合を行い，乳房の形を確認する。

第2章 乳房温存術とoncop.astic surgery

ステイプラーで仮縫合した後，頭側から乳房を圧迫して乳頭を術前に坐位で正中にマークした高さまで下げた状態で，皮膚にしわがよっていないかを確認する。臥位の状態ではきれいな乳房が形成されているように見えても，坐位になった際にしわができたり形が変形することがあるので，坐位の状態を作って確認することが術後の整容性向上には重要である。

❹**縫合**（図3ⓓ）

仮縫合のステイプラーを外しながら，4-0 PDSで真皮の埋没縫合を行う。

乳輪は大きくなっているが，巾着縫合で縫縮すると乳頭乳輪への血流が悪くなる可能性があるため，巾着縫合は行わない。4-0 PDSで真皮の埋没縫合を行った後，脱上皮化の部位はさらに連続真皮縫合を加えて皮膚を合わせる。
なお，創部への液の貯留は術後の整容性低下につながるため，広範に皮下の剥離を行った場合はドレーンを留置しているが，皮下の剥離をあまり広範に行わなかった場合は14Gサーフロー針を皮下に留置してドレナージを行っている。

【術後】

通常通り，創部が落ちついたら，放射線治療や薬物療法などの補助療法を施行する（図3ⓔ，図4）。

乳頭乳輪が血流不全に陥りやすい（図5）ので，血流不全が疑われた場合はプロスタンジン軟膏を術直後から塗布している。

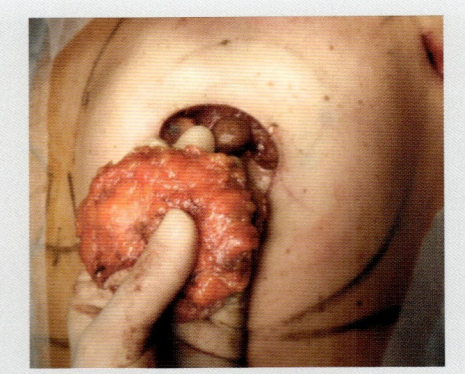

図3ⓐ　乳房部分切除

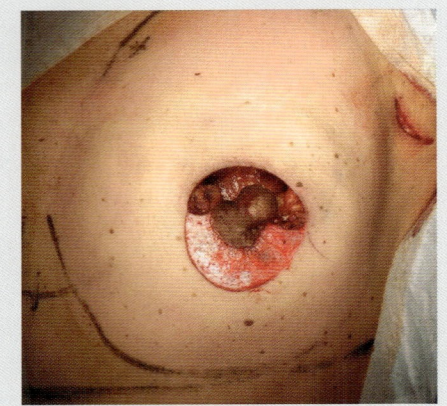

図3ⓑ　乳房部分切除後

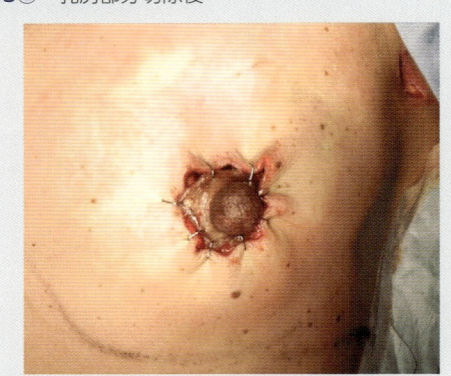

図3ⓒ　乳房形成・皮膚仮縫合

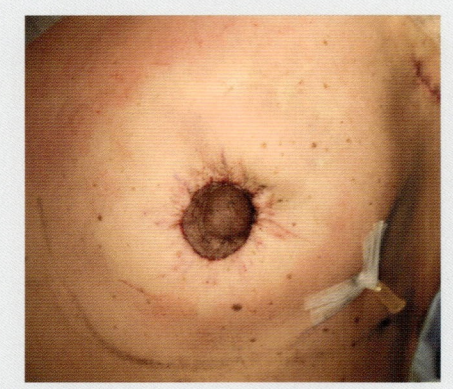

図3ⓓ　閉創後

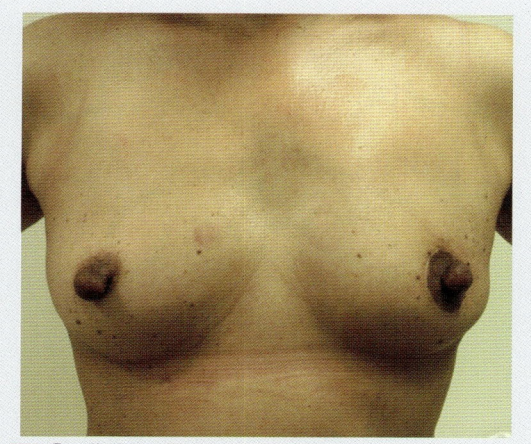

図3ⓔ 術後5カ月

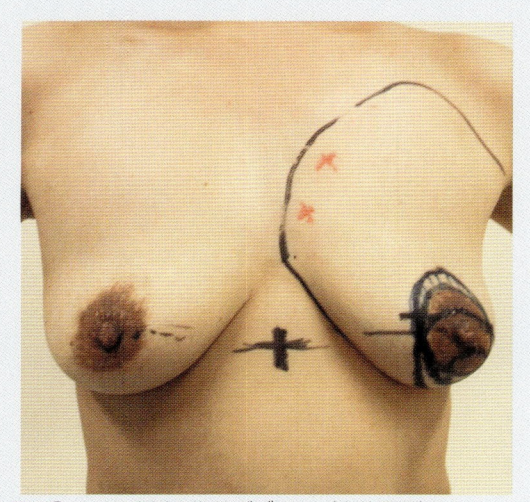

図4ⓐ RBT症例の術前デザイン（坐位正面）

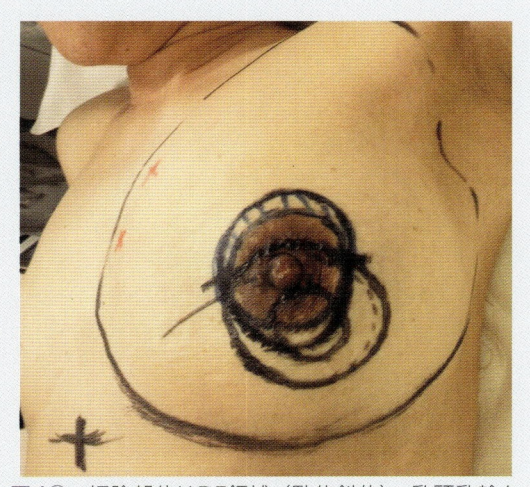

図4ⓑ 切除部位はDE領域（臥位斜位）：乳頭乳輪を頭内側へ移動する術前デザイン。

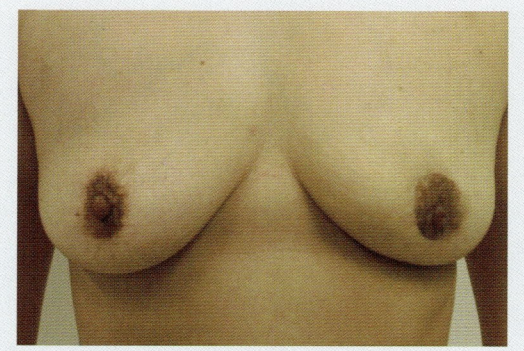

図4ⓒ 術後3年6カ月

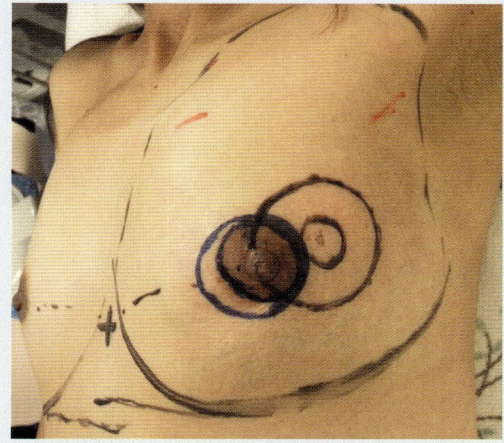

図5ⓐ 術後，乳頭乳輪血流不全に陥ったRBT症例：切除部位はCDE領域，乳頭乳輪を内側へ移動する術前デザイン（臥位斜位）

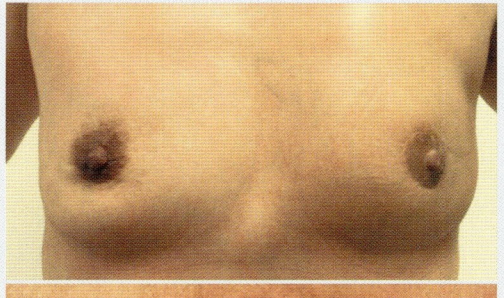

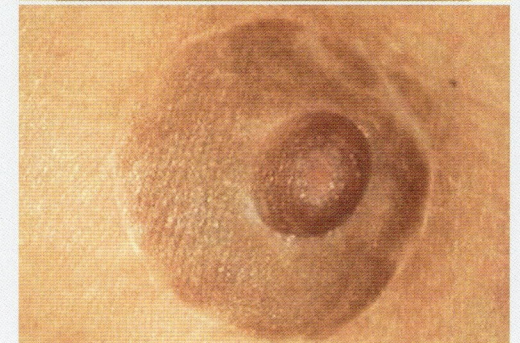

図5ⓑ 術後10カ月：乳頭乳輪の一部が血流不全に陥ったが，保存的に軽快した。

第2章 乳房温存術と oncoplastic surgery

手術手技II

乳輪周囲を全層で切開し，同心円状に皮膚を切除する方法（MRBT）

【乳房部分切除】

❶術前デザイン（図1，6ⓐ）

乳房部分切除部位と乳頭乳輪の偏位を回避するための同心円状の皮膚切開予定線をデザインする。

❷皮膚切開と皮下剥離（図6ⓑ～ⓓ）

術前デザインに沿って皮膚切開および皮下剥離を行う。部分切除予定部位のみでなく，良好な視野を得るため，広範な皮下剥離を行う（図6ⓑ）。

> 部分切除を行う区域以外も，乳輪周囲は全周性に3～5 cm程度は皮下剥離を行う。この操作で乳頭乳輪が切除部位の対側皮下に移動可能となる（図6ⓒ）。これにより色素でマークした切除予定部位が直視下となり，良好な視野で部分切除が施行可能となる（図6ⓓ）。この手技ではskin sparing mastectomyと同等範囲の皮下剥離を行うことが可能である。

❸乳房部分切除

十分に皮下剥離を行った後，良好な視野のもとで乳房部分切除を施行する。

【乳房・皮膚の形成】

❹乳房形成

欠損部周囲の乳腺・脂肪織を授動して乳房を形成する。この操作も広範な皮下剥離を行ってあるので，良好な視野のもとで施行可能である。

❺乳輪の縫縮（図6ⓔ～ⓘ）

余分なドーナッツ状の皮膚を切除した後（図6ⓔ，ⓕ），ナイロン糸（著者は通常4-0プロリンを使用）を用いて乳輪周囲の切開創に巾着縫合をかけ（図6ⓖ），乳輪径を縫縮する（図6ⓗ）。

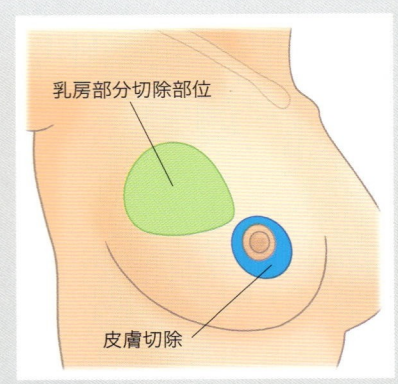

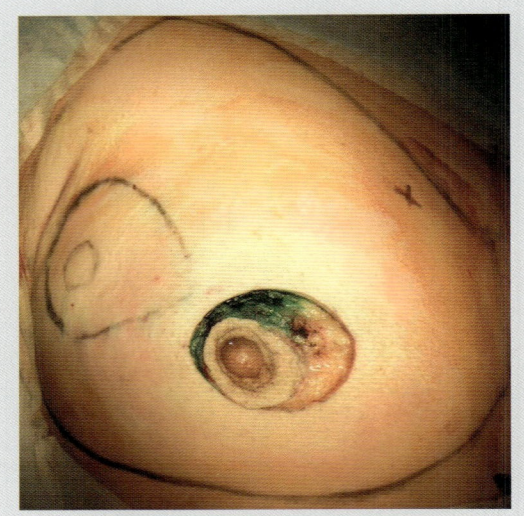

図6ⓐ 術前デザイン

図6ⓑ 皮膚切開・皮下剥離後

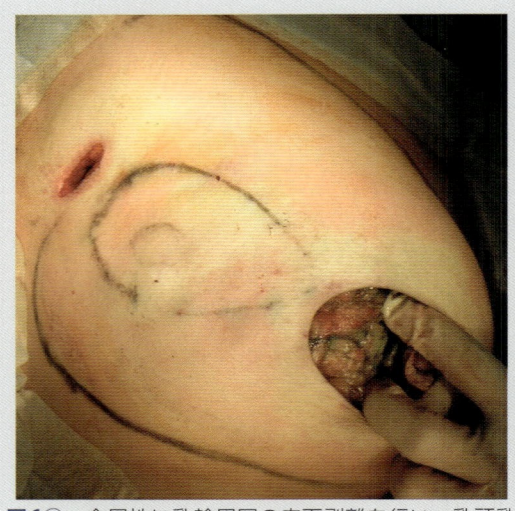

図6ⓒ 全周性に乳輪周囲の皮下剥離を行い，乳頭乳輪を切除部位の対側皮下に移動する。

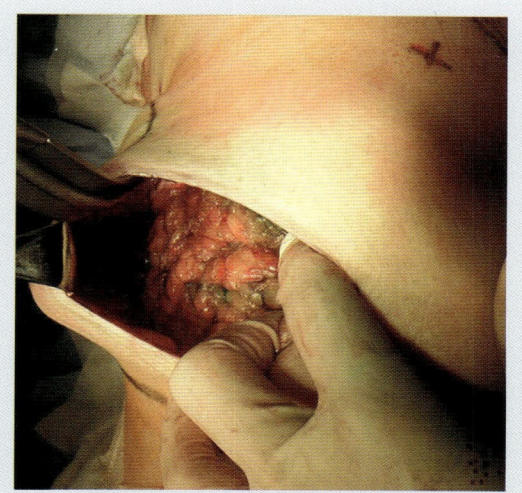

図6ⓓ　色素でマークした切除予定部位に皮膚切開部を移動し、良好な視野で切除を施行する。

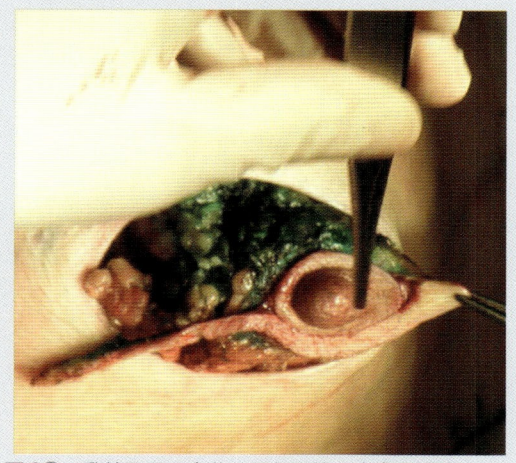

図6ⓔ　乳輪周囲の余分な同心円状の皮膚を切除する。

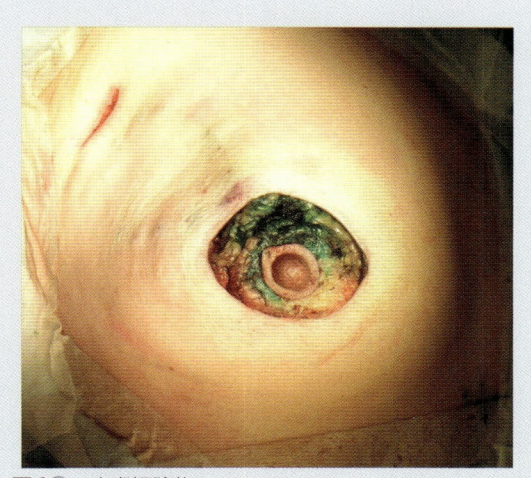

図6ⓕ　皮膚切除後

乳輪の外周を縫縮する際，外周と内周が均等に縫合できるように，外周，内周とも0時，3時，6時，9時に皮膚ペンでマークし，0時，3時，6時，9時の場所では外周を縫縮する糸を内周にもかけるようにする（図6ⓘ）。この操作によって巾着縫合を縫縮して結紮した際の外周と内周の不均衡を防ぐことができる。

❻**縫合**（図6ⓙ）

乳輪の内周と縫縮した外周に対し4-0 PDSで真皮埋没縫合を行う。

【術　後】

通常通り，創部が落ちついたら，放射線治療や薬物療法などの補助療法を施行する（図7）。

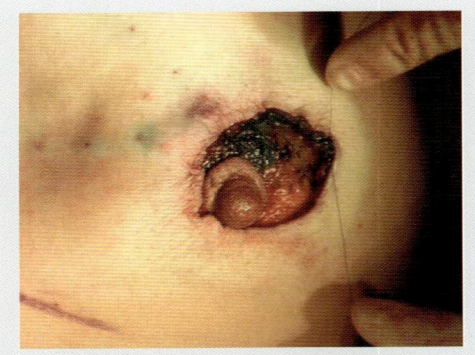

図6ⓖ 乳輪の切開創にナイロン糸で巾着縫合をかける。

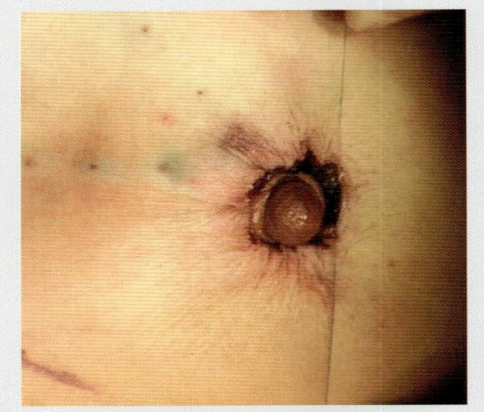

図6ⓗ 巾着縫合を縫縮する。

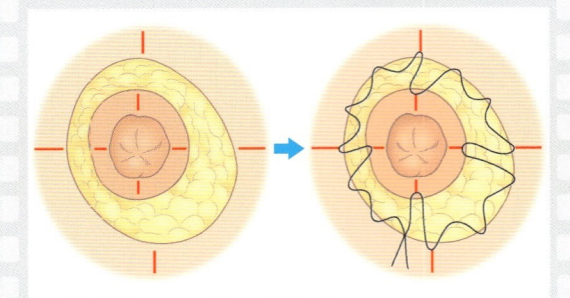

図6ⓘ 外周，内周とも0時，3時，6時，9時にマークをおき，0時，3時，6時，9時の場所では外周を縫縮する糸を内周にもかけるようにする。

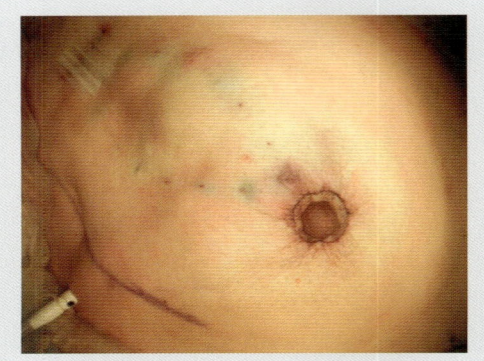

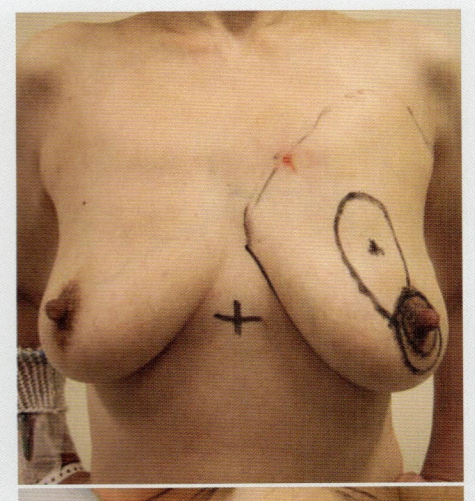

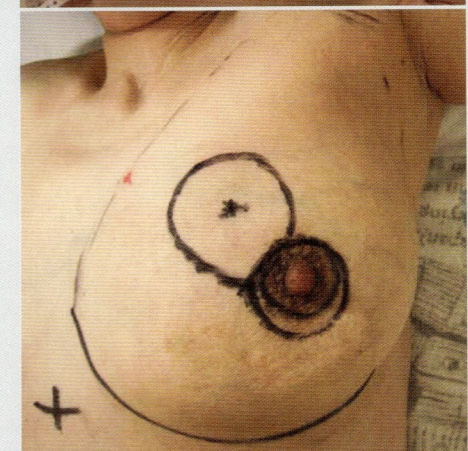

図6ⓙ 真皮縫合後

図7ⓐ MRBT症例の術前デザイン

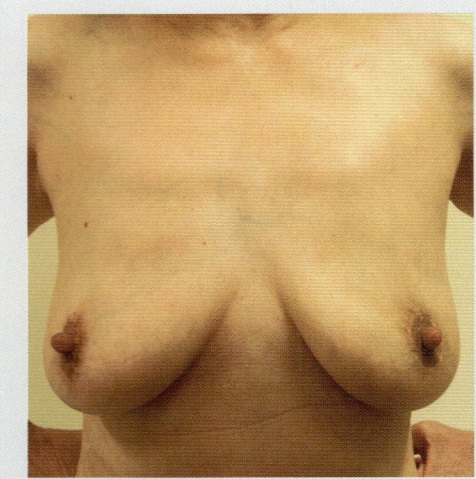

図7ⓑ 術後2年6カ月

ピットフォール

◆手術手技Ⅰは乳頭乳輪が血流不全に陥りやすい

乳頭乳輪への血流を考慮し，著者は乳輪外周を巾着縫合で縫縮することは行っていない。また，術中，強く皮膚を牽引すると乳頭乳輪血流不全に陥るリスクが大きくなるので，術中，愛護的な操作を心がけることが重要である。切除範囲が乳輪に比較的近くても欠損部の充填に広範な組織授動などが必要となる症例では，視野確保のために術中皮膚の牽引が強くなる可能性が高いので，この方法は適していない。

◆手術手技Ⅱでの乳頭乳輪の移動可能距離は1～2cm程度と小さく，充填可能範囲も15％程度と少ない

手術手技Ⅱでは乳頭乳輪が乳頭直下の組織といっしょに動くため乳頭乳輪はあまり大きく移動できない。また，手術手技Ⅰのように乳頭乳輪周囲の組織を充填に用いることはできないため，適応可能な欠損部の範囲は15％程度と少ない。

◆乳輪全周の手術創を嫌がる患者もいる

一般的に乳輪周囲の手術創は目立たないと考えられるが，乳輪全周の傷を嫌がる患者も存在する。特に手術手技Ⅱのように乳輪から離れた部位の切除については乳輪に傷をつけない方法とどちらがよいか，術前に確認しておく必要がある。

Tips

RBTは乳頭乳輪の位置を移動することで乳頭乳輪の対称性を保つことに役立つ方法である。さらに手術手技Ⅰでは乳頭乳輪を移動することで，乳頭乳輪直下や周囲の乳腺組織を欠損部の充填にも利用可能となる。特に内側領域の切除は周囲の授動で得られる組織が少ないが，乳頭乳輪をRBTで移動させることで，乳頭乳輪より外側の乳腺・脂肪織を充填に使用することが可能となり，乳頭乳輪を移動させること以上の効果が期待できる。

手術手技Ⅱでは乳頭直下の乳腺組織は乳頭乳輪についた状態であり，この組織を充填に用いることができないため，乳腺・脂肪織の授動のみで乳房形成が可能な欠損部の範囲は15％程度までである。しかし，skin sparing mastectomyと同じ良好な視野が得られることから，abdominal advancement flap（第2章2-1）などの他の手技と組み合わせて使用することが可能であり[9]，手技を組み合わせることで，30％以上の切除を要する症例でも良好な整容性を得ることが可能となる。

以上のように，手術手技Ⅰ，Ⅱとも単に乳頭乳輪の位置を補正するという目的以外に組織の充填という意味からも整容性向上に大きく寄与する方法である。

【文　献】

1) Benelli L : A new periareolar mammoplasty ; The "round block" technique. Aesthet Plast Surg 14 : 93-100, 1990
2) Gruber RP, Jones HW Jr : The "donut" mastopexy : Indications and complications. Plast Reconstr Surg 65 : 34-38, 1980
3) Masetti R, Pirulli PG, Magno, S et al : Oncoplastic techniques in the conservative surgical treatment of breast cancer. Breast Cancer 7 : 276-280, 2000
4) Fitzal F : Round block technique（Doughnut mastopexy). Oncoplastic Breast Surgery. A Guide to Clinical Practice, edited by Fitzal F, et al, editors. pp71-75, Springer Wien, New Yourk, 2010
5) 座波久光，尾野村麻以，間山泰晃：Modified Round Block Techniqueを用いた温存術の検討．乳癌の臨床 27 : 177-183, 2012
6) 小川朋子，花村典子，山下雅子ほか：Doughnut Mastopexy（Round Block Technique）を応用した乳房部分切除を行い良好な整容性を得た境界型葉状腫瘍の1例．乳癌の臨床 26 : 721-726, 2011
7) Zaha H, Onomura M, Unesoko M : A new scarless oncoplastic breast-conserving surgery ; Modified round block technique. Breast 22 : 1184-1188, 2013
8) Ogawa T : Usefulness of breast-conserving surgery using the round block technique or modified round block technique in Japanese females. Asian J Surg 37 : 8-14, 2014
9) 小川朋子，花村典子，山下雅子ほか：modified round block techniqueとabdominal advancement flapを組み合わせたoncoplastic surgeryを施行した1例．乳癌の臨床 28 : 535-540, 2013

3）Lateral mammaplasty（Racquet mammaplasty）

三重大学乳腺外科　小川 朋子　中頭病院乳腺外科　座波 久光

概　念

　上外側領域は最も乳癌の発生頻度が高い部位である．この部位で直上皮膚切除が必要となった場合，弧状よりも放射状の方向で皮膚切除を行った方が通常乳頭乳輪の偏位は起こりにくいが，放射状の皮膚切除を行っても乳頭乳輪が偏位してしまうことはしばしば経験する．

　Lateral mammaplasty は，乳房外側領域の腫瘍において，腫瘍直上皮膚の放射状切除創に乳頭乳輪を内側に移動するための同心円状の創をつなげて，切除方向に乳頭乳輪が偏位することを回避する volume displacement の手技である[1)～4)]．ラケット状の皮膚切開となるため，その皮膚切開創の形から racquet mammaplasty とも呼ばれる．乳頭乳輪の移動は乳房部分切除対側の乳輪外周の皮膚を脱上皮化することによって行う（図1）．

　Lateral mammaplasty は創が長くて目立つことが欠点であるが，直上皮膚切除を行うことから視野がよく，乳房の形を整えるための周囲組織の授動なども容易に行える．Lateral mammaplasty 自体は単に乳頭乳輪を移動する手技ではあるが，乳房の形を整える操作も容易となることから，単に乳頭乳輪を動かした以上に良好な整容性を得ることが可能である．

　本項では，乳房温存術時の lateral mammaplasty について紹介する．

適　応

- 切除部位が乳房外側で比較的乳頭乳輪に近く，直上皮膚切除を必要とし，かつ術後乳頭乳輪の偏位が予想される症例．
- 直上皮膚切除が必要で，かつ乳頭乳輪周囲の組織を欠損部の充填に用いたい症例．
- 乳頭乳輪の移動が必要な乳頭乳輪に近い症例で，round block technique（第2章　1-2）では十分な視野が得られず乳房形成を行うのが困難と思われる症例．

禁　忌

- 乳頭乳輪切除が必要な症例．
- 切除範囲が乳房外側でもかなり末梢部にある症例．

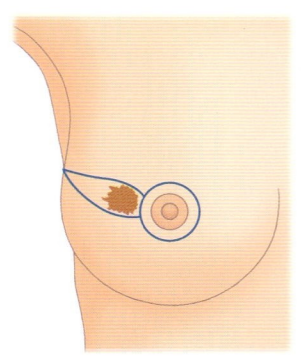

①腫瘍直上の皮膚を含めた同じ長さの2本の線を横方向に描き，乳輪周囲にはドーナツ状のマーキングを施行する．

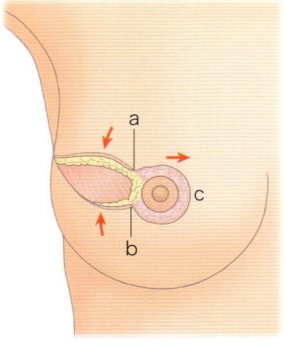

②a-bをあわせてa-b-cで新たな乳輪円を作成する．

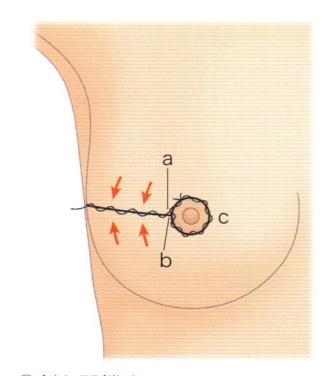

③創を閉鎖する．

図1　術　式

術前デザイン

◆ Lateral mammaplasty マーキングの要点：図2

　臥位で乳房部分切除予定範囲および腫瘍直上皮膚の放射状切除創をマークする．この際，エコーを使用するので，同時にドプラエコーを用いて，内胸動脈からの穿通枝と外側胸動脈の枝の位置も確認しておく．次に腫瘍直上の皮膚を含めるようにしてほぼ同じ長さの2本の線を横，もしくは斜め方向に描く．さらに乳頭乳輪が乳房部分切除部位方向に偏位することを回避するため，切除部対側に乳頭乳輪を移動させるように対側方向の皮膚を多く切除する同心円状の皮膚切開線をデザインする．腫瘍直上の皮膚およびそれにつながる部分切除側の乳輪外周の皮膚は全層切開を行うが，乳頭乳輪を移動させるための部位（赤斜線部）は脱上皮化する予定とする．

　なお，術中の乳房形成を行う際の目印として，坐位での乳頭乳輪の高さを正中の皮膚にマークしておく．

　腫瘍直上の切除皮膚の乳輪側の幅は，最後に新たな乳輪を作成する際，トリミングして合わせた方が形を整えやすいので，最初の皮膚切開の際に皮膚をとりすぎないように留意する．また，腫瘍直上皮膚を切除する2本の線が，外側で離れすぎると閉創の際，頭尾側に緊張が強くかかりすぎることとなり，dog ear にもなりやすいので注意する（図3）．

Lateral mammaplasty では切除部の頭内側や外側の乳腺・脂肪織を授動して欠損部の充填に用いることが可能である．これらの組織を利用するために，栄養血管である内胸動脈の第2・第3肋間からの穿通枝や外側胸動脈の枝を術前にドプラエコーで確認しておき，可能な限り温存することが重要である．

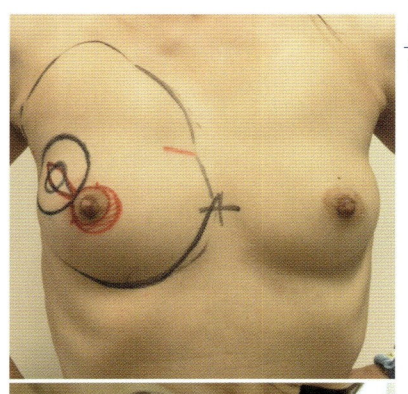

ⓐ部分切除範囲，皮膚切開予定線（赤線），乳房下溝線，乳頭の高さをマークする．赤斜線は脱上皮化予定部位．
ⓑ内胸動脈の第2肋間からの穿通枝および外側胸動脈からの枝をマークする（赤線）．

乳房部分切除部位
皮膚切除
脱上皮化

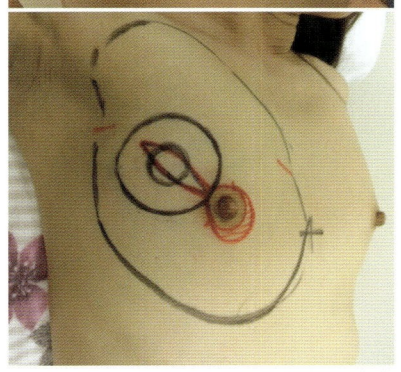

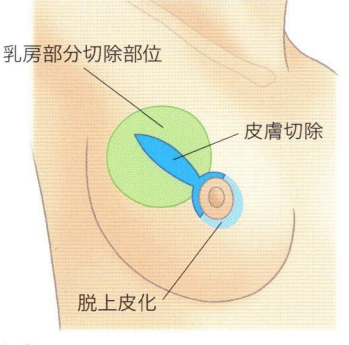

図2　術前デザイン

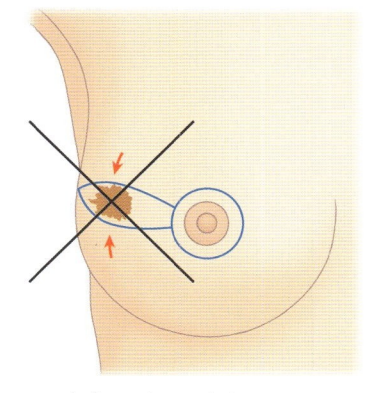

図3　デザイン上の注意点
乳房外側で2本の線が離れすぎると，閉創の際に頭尾側方向に緊張が強くかかりすぎることになり，dog earにもなりやすいので注意する．

手術手技

【乳房部分切除】

❶皮膚切開および皮下剥離（図4ⓐ）

術前デザインに沿って皮膚切開および皮膚の脱上皮化を行い，皮下の剥離を行う。この時点で部分切除に必要な部位までではなく，欠損部の充填に用いる切除予定部の頭内側・外側の皮下剥離まで行う。乳房部分切除後は残存乳房組織を固定しにくくなり皮下剥離がやりにくくなるからである。

> 授動予定部位まで皮下を剥離する際，術前にドプラエコーで確認・マークしておいた内胸動脈からの穿通枝や外側胸動脈からの枝を損傷しないように注意を払う。

❷乳房部分切除（図4ⓑ）

皮下剥離を広範に行った後，乳房部分切除を施行する。Lateral mammaplastyでは視野が良好であり，乳房部分切除までの操作は短時間で施行可能である。

【乳房・皮膚の形成】

❸乳房形成（図4ⓒ）

欠損部周囲の頭内側や外側の乳腺・脂肪織を授動して乳房の形成を行う。

> 助手に頭側から乳房を圧迫してもらい乳頭乳輪の高さを術前正中にマークした位置に合わせて乳房を形成する（図4ⓒ）。立位の状態を意識して乳房を形成することで，術後の整容性がかなり向上する。

❹皮膚の形成（図4ⓓ）

乳輪周囲の皮膚縫合はもともとの皮膚切開通りに縫合するより，少しトリミングして縫合した方が自然になることがある。皮膚の形成時も，助手に頭側から乳房を圧迫してもらい乳頭乳輪の高さを術前正中にマークした位置に合わせて，皮膚が一番自然に合う場所でまずステプラーによる仮縫合を行う。その際，余分な皮膚は皮膚ペンでマークしておき，仮縫合を外した後，余分な皮膚を切除してから皮膚の縫合を行う。

> 最後の皮膚縫合前に余分な皮膚を切除する方が自然な位置での皮膚縫合ができるため，術前の腫瘍直上の皮膚切除予定線は，必要最小限の範囲でデザインしておく。そして，最後の皮膚縫合の前にトリミングを行う。

❺縫合（図4ⓔ）

全層で皮膚切開を行っている部位の皮膚は通常通り4-0 PDSで真皮の結節埋没縫合を行う。脱上皮化のみの部位は4-0 PDSで真皮の埋没縫合を行った後，脱上皮化の部位はさらに連続真皮縫合を加えて皮膚のadaptationを行う。

なお，創部への液の貯留は術後の整容性低下につながるため，皮下にはドレーンを留置している。

【術後】

通常通り，創部が落ちついたら，放射線治療や薬物療法などの補助療法を施行する（図4ⓕ）。

図4ⓐ 皮膚切開後

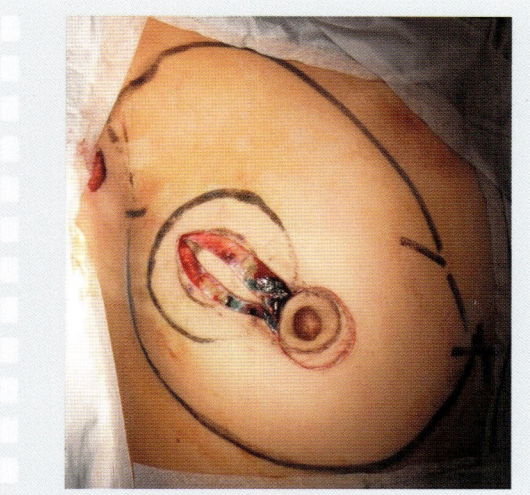

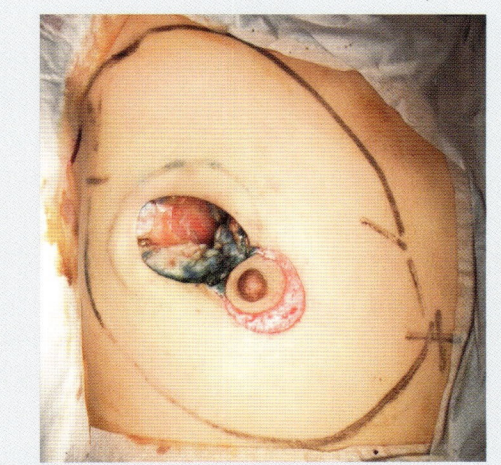

図4ⓑ 乳房部分切除後

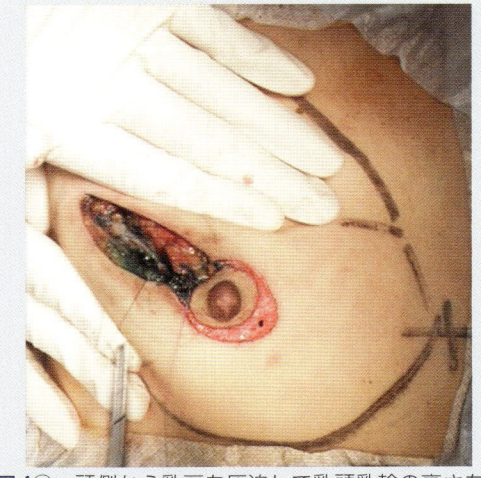

図4ⓒ 頭側から乳房を圧迫して乳頭乳輪の高さを術前マークした位置に合わせた状態で乳房を形成する。

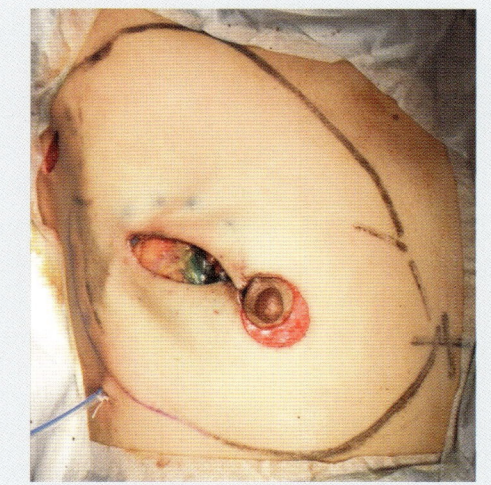

図4ⓓ 皮膚の形成：皮膚切開時に対応する場所とは少しずらして縫合している。

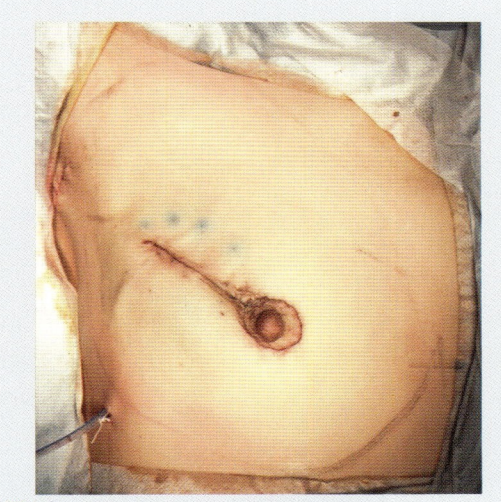

図4ⓔ 閉創後

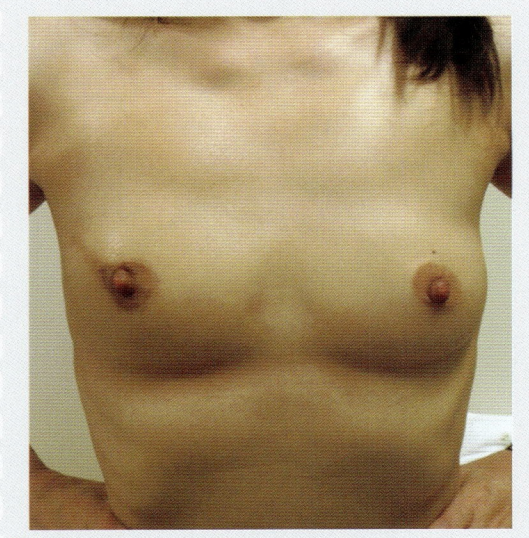

図4ⓕ 術後1年6カ月

第2章 乳房温存術とoncoplastic surgery | 49

ピットフォール

◆直上皮膚切除は必要最小限に！

　最初の皮膚切開の際に必要以上に大きく皮膚を切除すると，最後の皮膚縫合の際，突っ張ったりしわができてしまうことがある．根治性に問題なければ余分な皮膚切除は最後の乳房皮膚形成の際に行う方が，きれいな乳房が作りやすい．術前デザインに慣れていない術者でも，この方法なら容易にきれいな皮膚縫合ができる．逆に最初に皮膚を切除してしまうと，最後の乳房皮膚の形成で苦労することになる．

Tips

　Lateral mammaplasty はもともとラケット状に皮膚を切除して乳頭乳輪の位置を補正する方法であるが，腫瘍直上の皮膚切除＋乳頭乳輪の移動という意味からは必ずしもラケット状の皮膚切開にこだわる必要はない．図5の症例は若干患側の乳頭乳輪の高さが低かったため，乳頭乳輪を頭内側に移動させるデザインとし，乳輪の外尾側の皮膚切開は行っていないが，術後の整容性は良好である．

　Lateral mammaplasty は単に乳頭乳輪の位置を補正できるだけでなく，乳頭乳輪周囲の乳腺組織も欠損部の充填に利用することができ，また，視野が良いので広範授動や乳房外縁・下溝線の作成が容易である．したがって，lateral

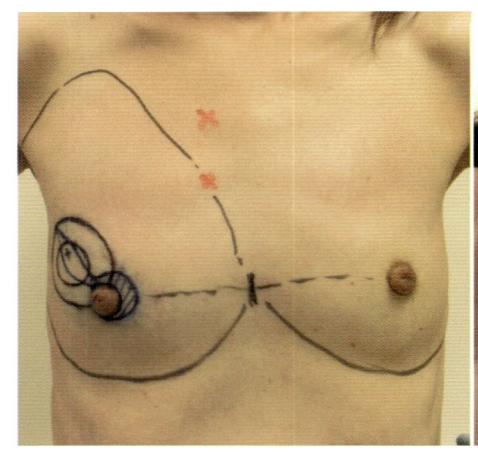

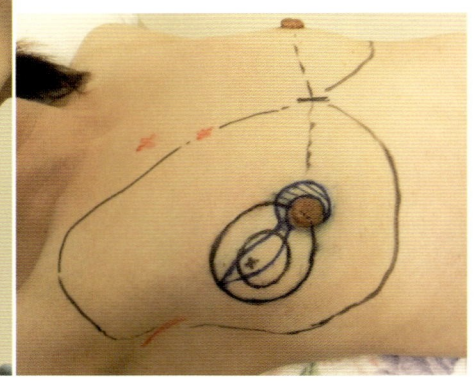

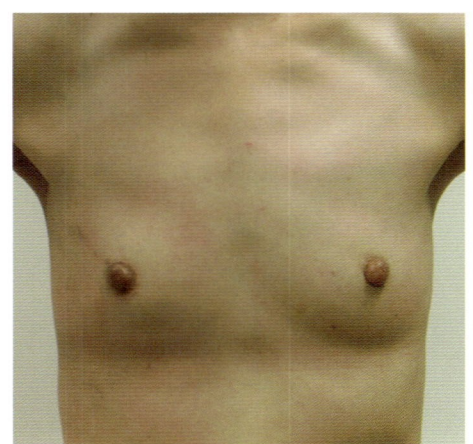

ⓐ術前デザイン
ⓑ術後1年2カ月
図5　Lateral mammaplasty を応用した方法

mammaplastyと周囲の授動のみで20%程度の欠損まで充填可能である。さらに視野が良好なことよりabdominal advancement flap（第2章 2-1）などの他の手技を組み合わせて使用することで，30%以上の切除を要する症例でも良好な整容性を得ることが可能となる[5]。

【文献】

1) Clough KB, Kaufman GJ, Nos C, et al : Improving breast cancer surgery ; A classification and quadrant per quadrant atlas for oncoplastic surgery. Ann Surg Oncol 17 : 1375-1391, 2010

2) Yang JD, Bae SG, Chung HY, et al : The usefulness of oncoplastic volume displacement techniques in the superiorly located breast cancers for Korean patients with small to moderate-sized breasts. Ann Plast Surg 67 : 474-480, 2011

3) Ballester M, Berry M, Couturaud B, et al : Lateral mammaplasty reconstruction after surgery for breast cancer. Br J Surg 96 : 1141-1146, 2009

4) Fitoussi A, Berry MG, Couturaud B, et al : Lateral mammaplasty. Oncoplastic and Reconstructive Surgery for Breast Cancer, pp33-35, Springer-Verlag, Berlin Heidelberg, 2009

5) 小川朋子，花村典子，山下雅子ほか：Racquet mammoplastyとabdominal advancement flapを組み合わせたoncoplastic surgery. 乳癌の臨床 28 : 207-212, 2013

4) Medial mammaplasty

三重大学乳腺外科　小川 朋子

概　念

　内側領域の部分切除では充填に使用できる周囲組織が少ないうえ，乳頭乳輪が偏位するとかなり整容性が不良となるため，切除量が比較的小さくても整容性不良となってしまうことが多い。

　Medial mammaplasty は，乳房内側領域の腫瘍が適応となり，外側腫瘍が適応となる lateral mammaplasty（第 2 章 1-3）のミラーイメージである。腫瘍直上の皮膚を切除して欠損部は周囲の授動で充填し，乳頭乳輪が乳房部分切除の方向への偏位するのを防ぐため乳輪周囲の皮膚を脱上皮化して乳頭乳輪を切除側対側に移動する volume displacement の手技である[1)2)]。

　Medial mammaplasty は lateral mammaplasty 同様，直上皮膚切除を行うことから視野がよく，乳房の形を整えるための周囲の授動などが容易に行える。しかし頭側や外側の乳腺・脂肪織が利用できる lateral mammaplasty と違い，授動して使用できる周囲組織が少ない。そのため，著者は medial mammaplasty 単独で用いることより abdominal advancement flap（以下 AAF，第 2 章 2-1）と組み合わせて用いることの方が多い。

　本項では，medial mammaplasty（手術手技Ⅰ）および AAF を併用した手技（手術手技Ⅱ）について紹介する。

適　応

- 切除部位が乳房内側で比較的乳頭乳輪に近く，直上皮膚切除を必要とし，かつ術後乳頭乳輪の偏位が予想される症例。
- 直上皮膚切除が必要で，かつ乳頭乳輪周囲の組織を欠損部の充填に用いたい症例。
- 乳頭乳輪の移動が必要な乳頭乳輪に近い症例

で，腫瘍直上の皮膚切除は本来なら必要ないが，round block technique（第 2 章 1-2）では十分な視野が得られず乳房形成を行うのが困難と思われる症例も適応としている。

禁　忌

- 乳頭乳輪切除が必要な症例。
- 欠損部が 25％を超える症例は周囲授動や AAF を併用しても欠損部を充填して良好な整容性を得ることは困難であるため，他の手技を考慮すべきである。

術前デザイン

◆ Medial mammaplasty マーキングの要点：図 1

　手順は lateral mammaplasty とほぼ同様である。臥位で切除予定範囲および腫瘍直上の皮膚切除予定範囲のマークを行い，同時にドプラエコーを用いて，内胸動脈からの穿通枝と外側胸動脈の枝の位置も確認しておく。次に乳頭乳輪の偏位を防ぐため，切除部の対側に乳頭乳輪が移動するように対側方向の皮膚切除を多くとるような同心円状のデザインを行う。腫瘍直上の皮膚および部分切除側の乳輪皮膚は全層皮膚切開を行うが，切除部対側の乳輪周囲の皮膚は脱上皮化のみ行い，乳頭乳輪を移動させる予定とする。なお，術中の乳房形成を行う際の目印として，坐位での乳頭乳輪の高さを正中の皮膚にマークしておく。

◆ AAF と組み合わせる場合：図 2

　切除量が 15％を超える症例では周囲乳腺・脂肪織の授動のみで欠損部を充填することは困難であるので，尾側の皮膚・皮下脂肪を引き上げる AAF を併用している。坐位で乳房下溝線

（inframammary fold：IMF）のマークを行い，さらに IMF より 3～4 cm 尾側の新しい IMF（neo-inframammary fold：neo-IMF）のラインもマークしておく。

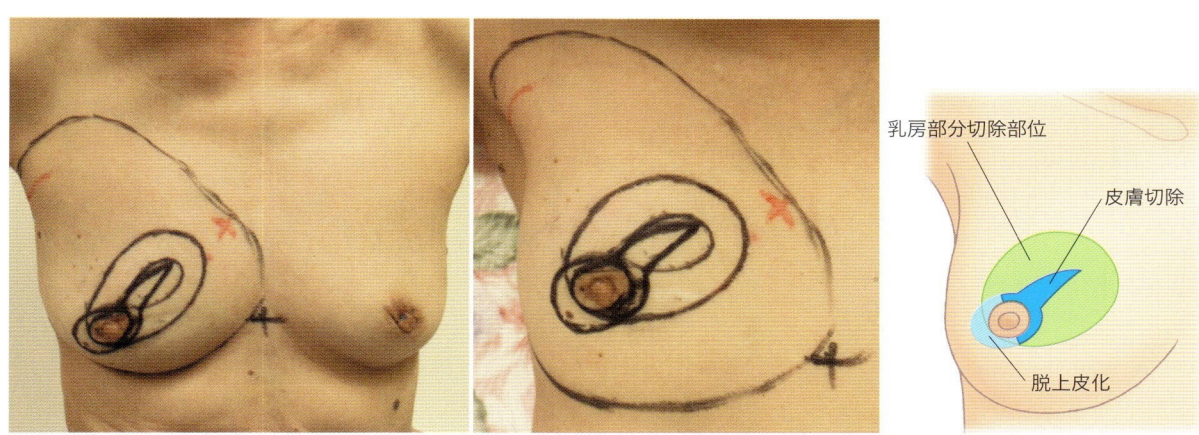

図1 Medial mammaplasty の術前デザイン
部分切除範囲，IMF，乳頭の高さ，皮膚切開予定線をマークし，内胸動脈の第2肋間からの穿通枝および外側胸動脈からの枝もマークする（赤線）。

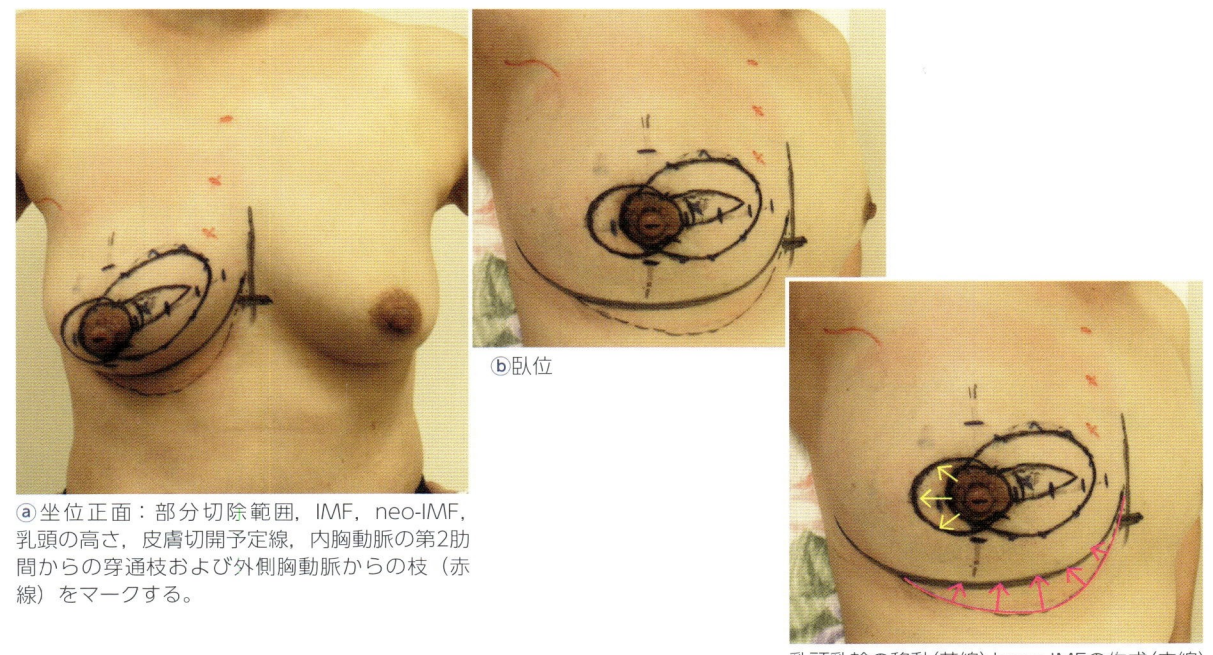

ⓐ坐位正面：部分切除範囲，IMF，neo-IMF，乳頭の高さ，皮膚切開予定線，内胸動脈の第2肋間からの穿通枝および外側胸動脈からの枝（赤線）をマークする。

ⓑ臥位

乳頭乳輪の移動（黄線）とneo-IMFの作成（赤線）

図2 AAF と組み合わせる場合の術前デザイン

手術手技 I

Medial mammaplasty

【乳房部分切除】

❶皮膚切開と脱上皮化（図3ⓐ）
　術前デザインに沿って皮膚切開および乳輪周囲の脱上皮化を行う。
❷皮下剥離と乳房部分切除
　皮下剥離を行った後，乳房部分切除を施行する。

【乳房・皮膚の形成】

❸乳房形成と仮縫合（図3ⓑ）
　欠損部周囲の乳腺組織を授動して乳房を形成する。その後，ステイプラーを用いて皮膚の仮縫合を行い，乳房の形を確認する。

> 通常，乳房内側の欠損部の充填に用いることができる組織は頭側の乳腺・脂肪織しかない（図3ⓑ赤線）が，medial mammaplastyでは乳頭乳輪直下を乳腺組織から切離して乳頭乳輪の位置を補正するので，もともと乳頭乳輪よりも外側にある乳腺・脂肪織を授動して欠損部への充填に用いることができる（図3ⓑ青線）。この乳頭乳輪より外側にある乳腺・脂肪織を上手に利用することが非常に重要である。

❹縫合（図3ⓒ）
　仮縫合のステイプラーを外しながら，4-0 PDSで真皮の埋没縫合を行う。

【術後】

　通常通り，創部が落ちついたら，放射線治療や薬物療法などの補助療法を施行する（図3ⓓ～ⓕ）。

手術手技 II

AAFを併用したmedial mammaplasty

【乳房部分切除】

❶皮膚切開と脱上皮化（図4ⓐ）
　術前デザインに沿って皮膚切開および乳輪周囲の脱上皮化を行う。
❷皮下剥離と乳房部分切除（図4ⓑ）
　皮下剥離を行った後，乳房部分切除を施行する。皮下の剥離は部分切除に必要な部位までではなく，欠損部の充填に用いる部位まで，すなわち外側は乳頭乳輪を越えるまで，尾側はneo-IMF予定部位まで行っておく。乳房部分切除後は残存乳房組織を固定しにくくなり皮下剥離がやりにくくなることと，広範に皮下を剥離しておく方が部分切除を容易に施行できるからである。

> 乳頭乳輪直下の皮弁は薄くしすぎると乳頭乳輪への血流不全を引き起こし，厚すぎると乳頭乳輪の移動がうまくいかないので，5～10mm程度の厚さにする。また，IMFより尾側の皮膚・皮下脂肪織はすべて乳房形成のボリュームになるので，IMFより尾側はできるだけ皮膚側に脂肪を付けるように皮下の剥離を行う。

【乳房・皮膚の形成】

❸乳房形成（図4ⓒ）
　欠損部周囲，特に頭側・外側の乳腺・脂肪織を授動して縫合し，乳房の形成を行う。
❹AAFの形成（図4ⓓ）
　Neo-IMFより尾側からドレーンを挿入留置後，neo-IMFの皮下に内腔側から3-0または4-0の針付きの吸収糸（著者はバイクリルCRを使用している）を約2cm間隔でかけていく。Neo-IMF全長の皮下に糸をかけた後，これらの糸をすべて頭側に牽引しながら頭側より用手

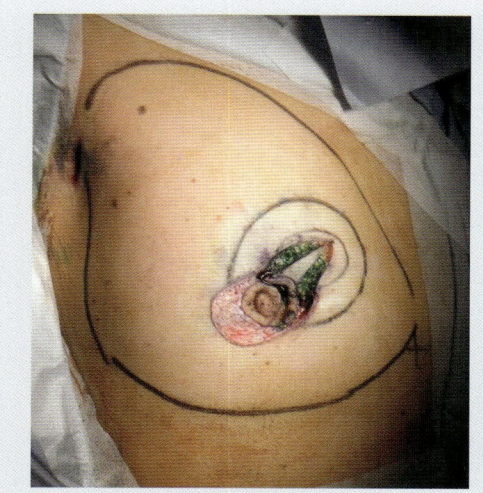

図3ⓐ 皮膚切開と脱上皮化

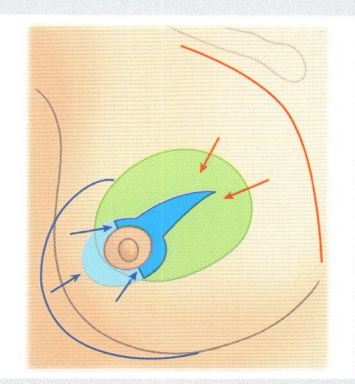

図3ⓑ 乳房形成のシェーマ：頭側の乳腺・脂肪織の授動（赤線）と乳頭乳輪より外側の乳腺・脂肪織の授動（青線）

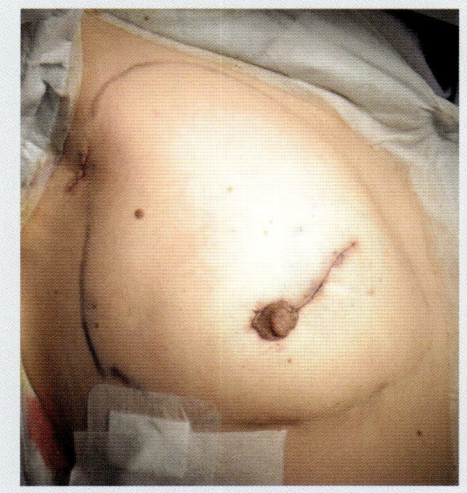

図3ⓒ 閉創後

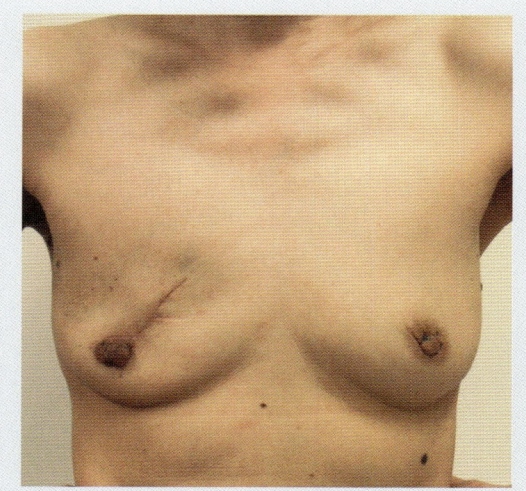

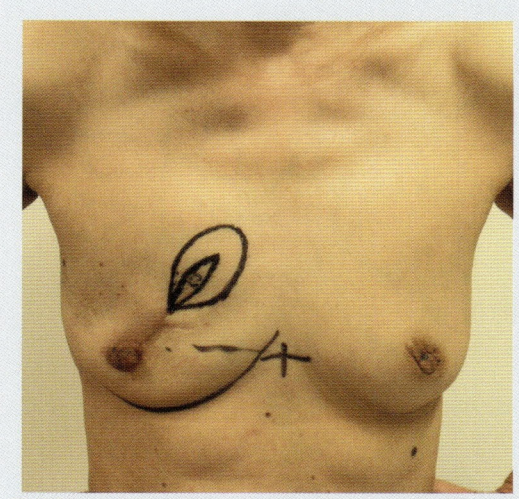

図3ⓓ 術後6カ月

図3ⓔ 断端陽性で化学療法終了後，追加切除施行，追加切除予定範囲

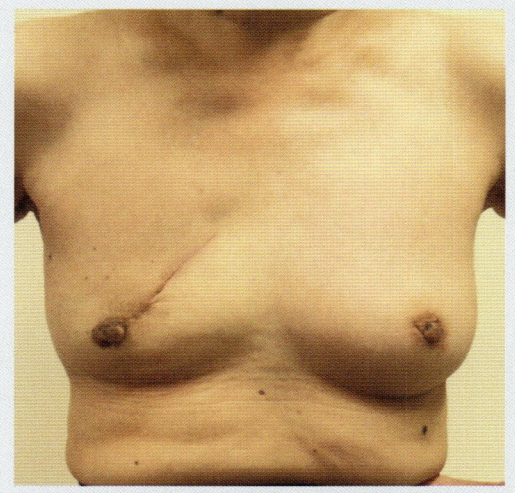

図3ⓕ 再手術後放射線照射施行（再手術後1年2カ月）

第2章 乳房温存術と oncoplastic surgery | 55

的に圧をかけ，きれいな neo-IMF が作成できているかを確認する．その後，この糸をそれぞれ胸壁の筋肉へ結紮・固定して neo-IMF を作成する．

❺皮膚の形成・縫合（図4ⓔ, ⓕ）

　全層で皮膚切開を行っている部位の皮膚は 4-0 PDS で真皮の結節埋没縫合を行う．脱上皮化のみの部位は 4-0 PDS で真皮の結節埋没縫合を行なった後，さらに連続真皮縫合を加えて皮膚の adaptation を行う．

【術　後】

　通常通り，創部が落ちついたら，放射線治療や薬物療法などの補助療法を施行する（図4ⓖ～ⓘ）．

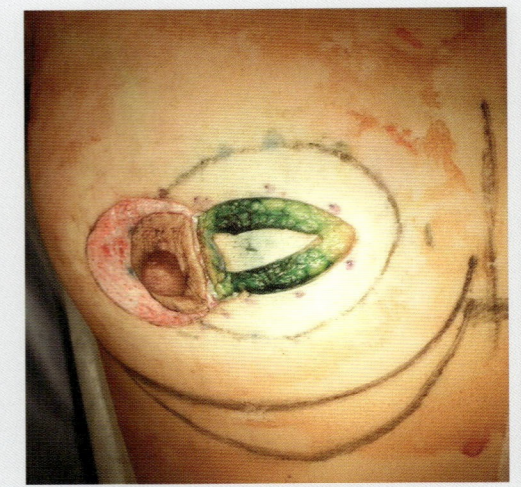

図4ⓐ　皮膚切開と脱上皮化

図4ⓑ　乳房部分切除後

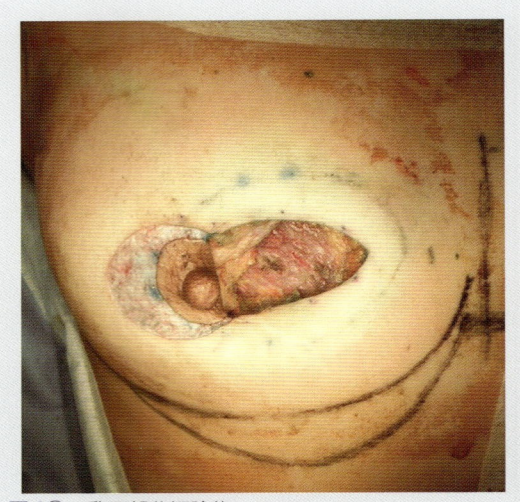

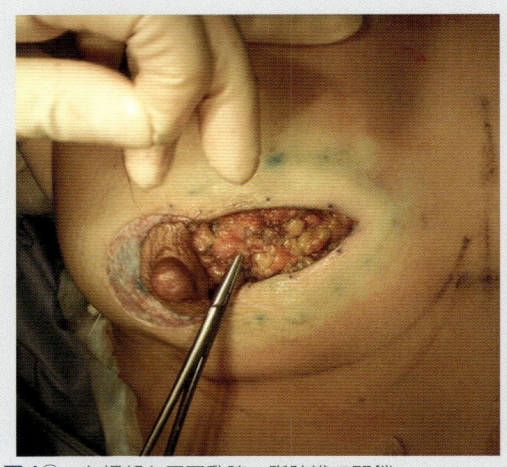

図4ⓒ　欠損部を周囲乳腺・脂肪織で閉鎖

ピットフォール

◆ Medial mammaplasty のみで形成できる切除量は 15％程度まで

　Medial mammaplasty を施行するような内側腫瘍の場合，切除部位周囲に授動して使用できる組織が少ないため，medial mammaplasty 単独の充填可能範囲は 15％程度と少ない．特に fatty breast では広範な皮下剝離を行うと脂肪壊死を来たす確率が高くなるため，medial mammaplasty 単独の手技で充填できる範囲は 10～15％程度である．したがって，15％を超える切除量となる場合は，手術手技Ⅱのように他の volume replacement の手技と組み合わせるなど，術前に欠損量をしっかり予測して手術に望むことが重要である．

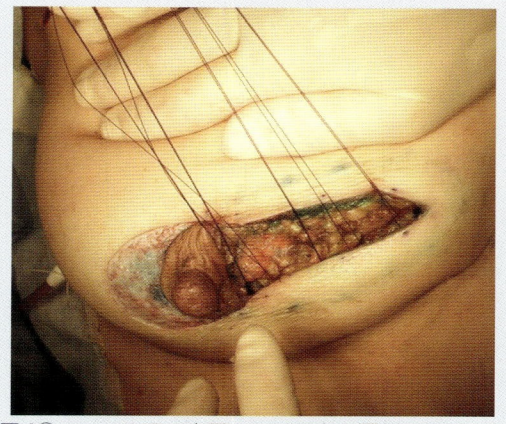

図4ⓓ neo-IMFの皮下にかけた糸を頭側に牽引しながら頭側より用手的に圧をかけ,きれいなneo-IMFが作成できているかを確認する。

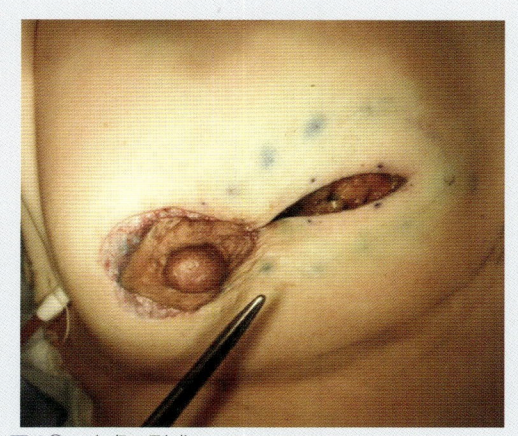

図4ⓔ 皮膚の形成

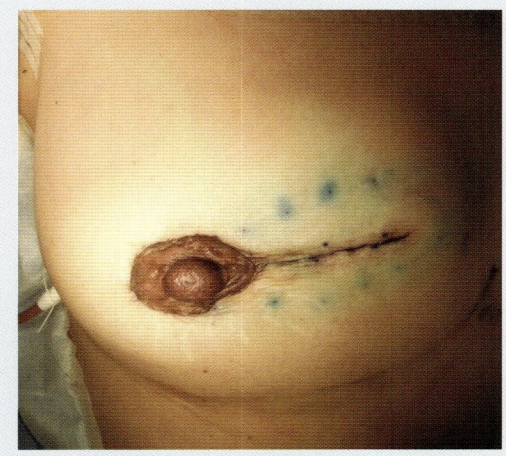

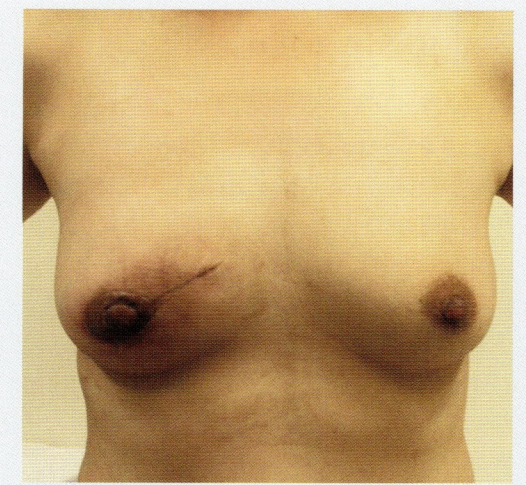

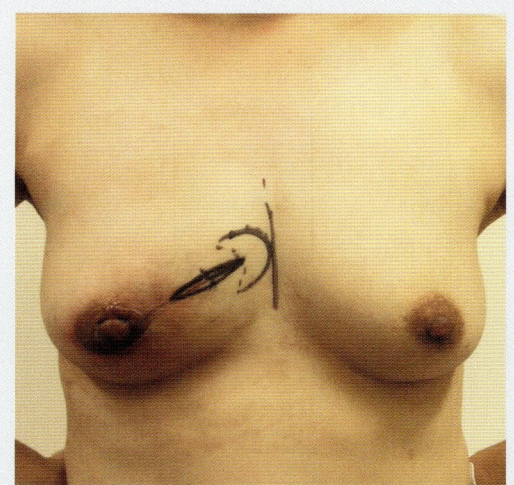

図4ⓕ 閉創後

図4ⓖ 術後2カ月

図4ⓗ 断端陽性で再手術,皮膚切開を延長し,内側の乳房部分切除施行

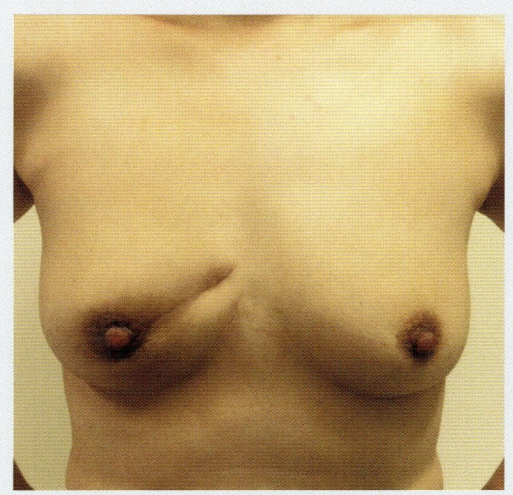

図4ⓘ 再手術後放射線照射施行(再手術後1年3カ月)

第2章 乳房温存術と oncoplastic surgery | 57

Tips

　Medial mammaplasty は単に乳頭乳輪の位置を補正できるだけでなく，乳頭乳輪周囲の乳腺組織も欠損部の充填に利用することができる．また，視野が良いので手術手技Ⅱで紹介したようにAAFと併用することが可能であり，これにより25％程度の欠損まで充填可能となる．

　また，通常，温存術後に断端陽性で追加切除が必要となった場合，たとえ切除範囲は小さくても再手術前と同様の整容性を得ることは困難であるが，medial mammaplasty の場合，末梢側の追加切除に関しては追加切除自体，簡単に施行でき，整容性もそれほど不良とはならない（図3 ⓕ, 4 ⓘ）．

症 例

◆約20％の切除を必要とした左A領域中心の乳癌（AAFを併用したmedial mammaplasty）

　術前デザインに沿って皮膚切開および乳輪周囲の脱上皮膚化を行った後，乳房部分切除を施行した．欠損部位周囲，特に頭側・乳頭より外側の乳腺・脂肪織を授動して欠損部を閉鎖した後，neo-IMF の皮下に内腔側から 4-0 バイクリルをかけ，これらの糸をそれぞれ胸壁の筋肉へ結紮・固定して neo-IMF を作成した．術後3週間（放射線治療前）の状態は，まだ，胸壁に固定した糸による凹みが少し目立つものの，乳頭乳輪はほぼ対称で乳房の形態も良好である（図5）．

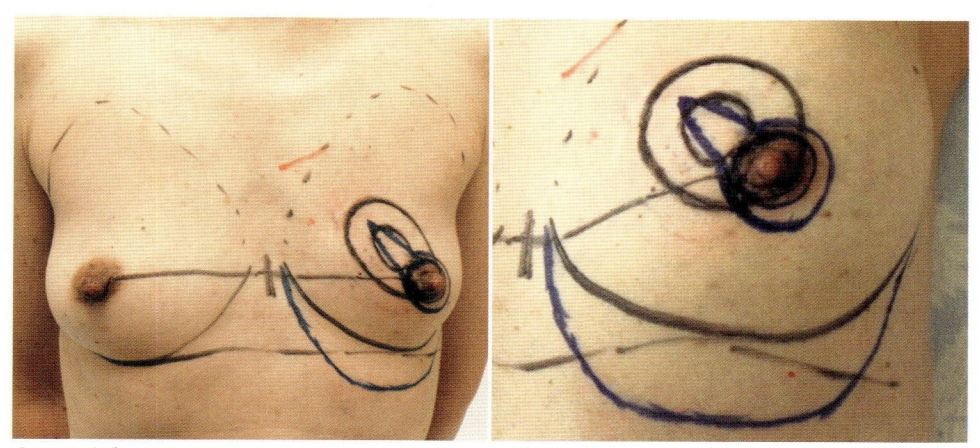

ⓐ 術前デザイン
部分切除範囲，IMF，neo-IMF，乳頭の高さ，皮膚切開予定線，内胸動脈の第2肋間からの穿通枝（赤線）をマークしている。

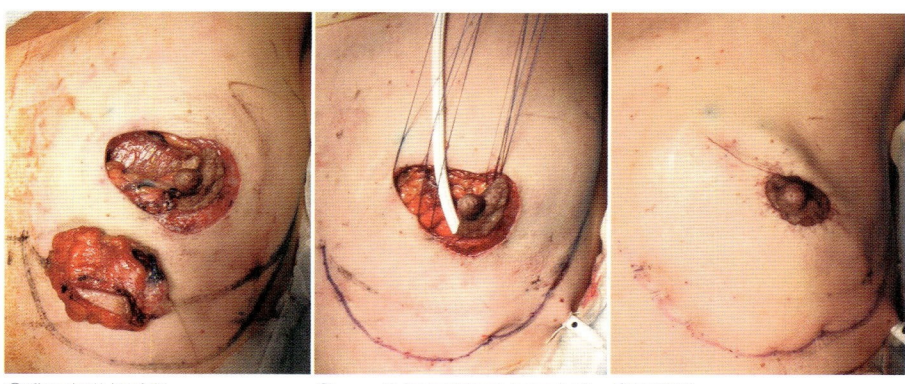

ⓑ 乳房部分切除後　　ⓒ neo-IMFの皮下全長に内腔側から4-0吸収糸をかける。　　ⓓ 閉創後

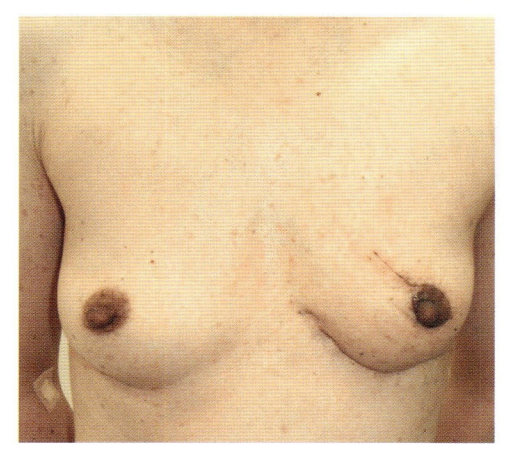

ⓔ 術後3週

図5 症例

【文献】

1) Berry MG, Fitoussi AD, Curnier A, et al : Oncoplastic breast surgery ; A review and systematic approach. J Plast Reconstr Aesthet Surg 63 : 1233-1243, 2010

2) Fitoussi A, Berry MG, Couturaud B, et al : Medial mammaplasty. Oncoplastic and Reconstructive Surgery for Breast Cancer, pp37-39, Springer-Verlag, Berlin Heidelberg, 2009

5) Inverted-T mammaplasty

中頭病院乳腺外科　座波 久光

概 念

　乳房縮小術には実に多彩な術式が存在する。命名法も人名を冠したもの，皮膚切開法によるもの，乳頭乳輪を栄養するflapによるものとさまざまである。Inverted-T mammaplastyは皮膚切開法による命名であり，乳頭乳輪の血行を温存する方法により，さらにsuperior pedicleとinferior pedicleに分けられる(図1)[1)2)]。ちなみに，狭義のwise pattern mammaplastyはinferior pedicleによるinverted-T mammaplastyとほぼ同義である。

　温存術へ応用する場合の腫瘍の局在に関しては，欧米からはすべての領域に積極的に適応するという報告が増えているが[3)]，著者は整容性に問題を生じることが多い下方領域の切除への適応，すなわちsuperior pedicleを用いたinverted-T mammaplastyを中心に使用している[4)5)]。

　本項ではsuperior pedicleを，inverted-T内の腫瘍で皮膚ごと切除する方法（手術手技Ⅰ）と，inverted-T外の腫瘍で皮下剥離を行い切除する方法（手術手技Ⅱ）に分けて紹介する。さらに，限られた適応だがinferior pedicleによる上方領域の切除・再建（手術手技Ⅲ）についても紹介する。

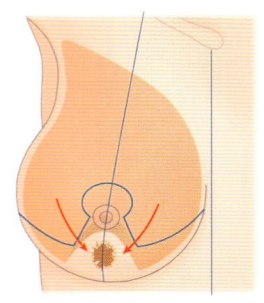

適 応

◆乳房の形態

- 大きな乳房。
- 下垂を伴う普通サイズの乳房。
- 下垂が顕著な場合は小さな乳房でも適応できる場合がある。

◆腫瘍の局在

＜ Superior pedicle ＞
- 最も良い適応：BD境界領域(inverted-T内)。
- 直上の皮膚が温存可能なB, D領域(inverted-T外)。
- 乳頭乳輪直下の組織厚が1cm以上は残せるE領域。

＜ Inferior pedicle ＞
- 乳頭乳輪に近いAC境界領域。
- 直上の皮膚が温存可能で，乳頭乳輪に近いA, C領域。

禁 忌

- 下垂のない普通サイズ以下の乳房。
- 乳頭乳輪より離れた上方領域は広範囲の皮下および大胸筋上の剥離が必要であり，脂肪壊死などの合併症が増えるため相対的禁忌である。

ⓐ Superior pedicle inverted-T

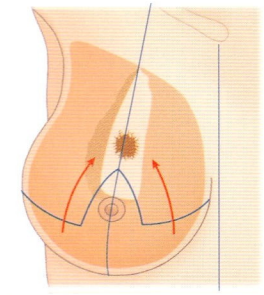

ⓑ Inferior pedicle inverted-T

図1　逆T字状に皮膚を切除する乳房縮小術

術前デザイン

　美容目的の縮小術と異なり，患者は必ずしも乳房の顕著な縮小や挙上は希望していないことが多い。まして，対側の縮小術まで希望する患者はまれである。そのため著者は術前デザインの際，乳頭乳輪は挙上しすぎず，むしろ若干下垂を残す程度に留めている。そうすることで，術後照射の効果と相まって inverted-T の縦方向の傷や乳房下溝線上の傷も目立たなくなる。

　まず，臥位と立位のそれぞれで，触診と超音波を用いて腫瘍と切除範囲のマーキングを行う。大きな乳房や下垂の強い乳房の場合は，体位により皮膚と腫瘍の位置関係がかなり異なることがあるので，慎重に切除範囲を決定する。

◆ Inverted-T mammaplasty マーキングの要点

　再建のためのマーキングは立位で行う。まず，鎖骨中点と乳頭に縦方向の線を描く（図2ⓐ）。新たな乳頭の位置に関しては，乳房下溝線の高さか，それよりやや尾側に設定している（図2ⓐ，a点）。また，下垂があっても患者が対側の手術を希望しない場合は，わずかな挙上に留め，左右差が最小限になるようにする。

　乳輪径が直径4cm以上ある場合は，乳輪内に直径3.5～4cmの円を描き，のちに円外の乳輪外側は脱上皮化する（図3ⓐ）。以下，乳輪直径が4cmとしてのデザインを述べる。

　新たな乳頭点より頭側2cmにマーキングを行い，これを新たな乳輪上縁とする（図2ⓐ，b点）。この点より5cm尾側の縦線上にマーキングを行う（図2ⓐ，c点）。このc点を通過する垂線を描き，内外乳輪縁との交点（d点，d'点）と新たな乳輪上縁（b点）を横長の半円で結ぶ。この半円の長さは新たな乳輪径と同じに設定する（乳輪径4cmなら約13cm）。

> 内外の尾側点が離れている場合は，かなり横長の楕円，もしくはモスク様のデザインを描く（図3

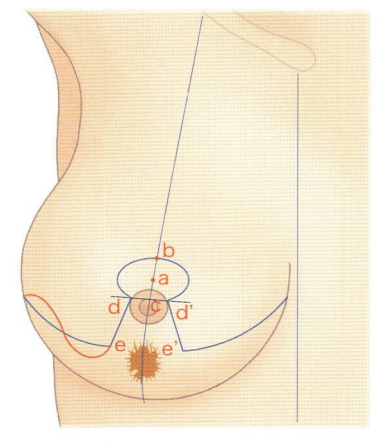

ⓐ a点：新しい乳頭の位置，b点：新しい乳輪の上縁，c, d, d'点：新しい乳輪の下縁，e点とe'点：乳房下溝線との合流部，a-b：2 cm，d-e (d'-e')：5 cm

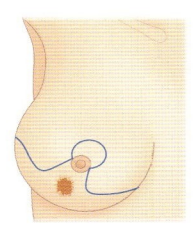

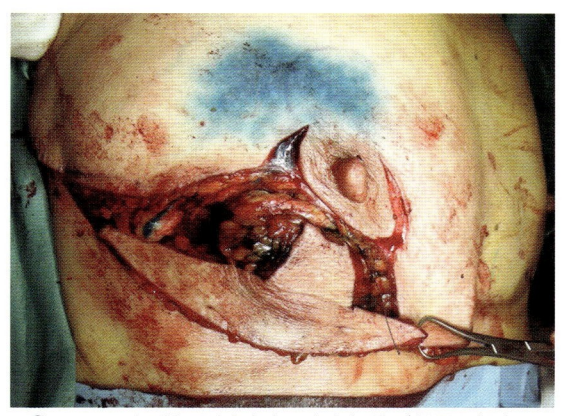

ⓑ Inverted-T外で腫瘍直上の皮膚切除が必要な場合のデザイン

図2　Inverted-Tのデザイン（乳輪径4 cmの場合）

ⓐ，ⓓ）。乳輪を描く専用の stiff wire やアレオラマーカーがあるが，著者は種々の乳輪径や角度にも対応できるように，市販のクッキーカッターを改良し目盛りを入れて使用している（図3ⓒ）。

　Inverted-Tの縦方向の長さ（図2ⓐ，d-eとd'-e'）は新たな乳輪下縁から5cmを基準とし，乳輪径が短ければ半径分長くする。すなわち，

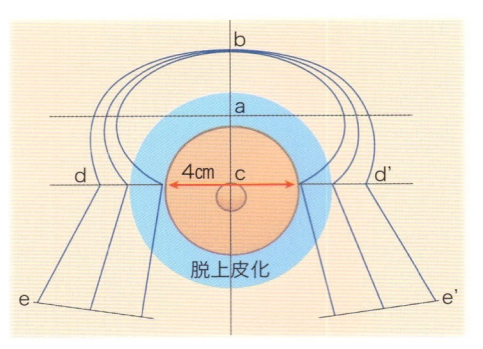

ⓐ縦線の角度が広い場合は，横長の楕円形にする。乳輪径が4cm以上ある場合は，乳輪内に直径3.5〜4cmの円を描き，円外の乳輪外側は脱上皮化する。

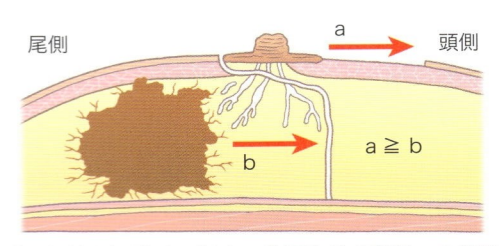

ⓑE領域を切除する場合の乳頭乳輪の頭側への移動距離

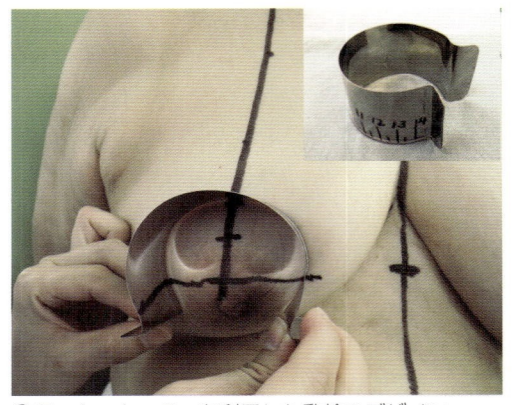

ⓒクッキーカッターを利用した乳輪のデザイン

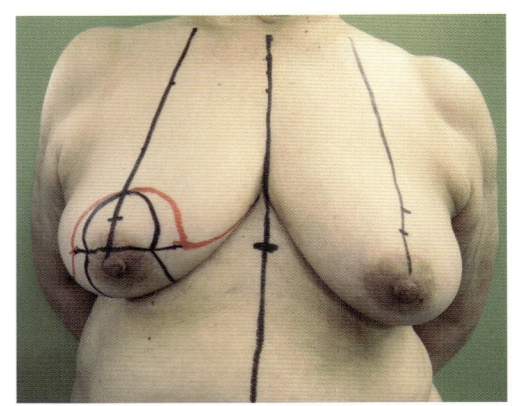

ⓓ切除パターンの違いによる乳輪のデザイン

図3 新しい乳輪のデザイン

乳頭中心からの距離が7cmになるようにする。

下垂を是正せずに乳頭の位置が乳房下溝線上より低い位置に設定する場合は，縦方向の長さが短すぎると，乳頭がさらに尾側を向くことになるので，適宜，長さの調整が必要である。逆に乳頭の位置を乳房下溝線より上に設定し，かつ縦方向の長さを5cm以上にすると，縦のみならず乳房下溝線上の傷も目立ってしまうことがある。内外の縦線の角度は切除容量，下垂や挙上の程度でさまざまだが，BD境界領域で切除容量が少ない場合は，V字型に描いてvertical scar mammaplastyを利用してもよい。乳房下溝線と縦方向の線を結ぶ水平方向の線は，乳房下溝線上の切開線と長さを一致させる必要があるので，長さが足りない場合は，外側の垂線をS字型(lazy S)に長く描く（図2ⓐ，赤線）。

腫瘍がB領域，もしくはD領域に位置し，かつ腫瘍直上の皮膚切除が必要な場合は，inverted-Tの縦方向の切開線を，腫瘍直上が含まれるように内側もしくは外側の斜め方向にずらす（図2ⓑ）。

同時に対側乳房の縮小を行う場合は，対側乳房にも同様のマーキングを施しておく。

手術手技 I

Superior pedicle：切除範囲が inverted-T 内の場合

【乳房部分切除】

❶ 皮膚切開と脱上皮化

術前デザイン（図4ⓐ）に沿って皮膚切開および乳輪周囲の脱上皮化を行う。

> 脱上皮化は部分切除後に行ってもよい。また，乳頭乳輪直下の組織厚を十分に残す場合は，乳輪周囲の皮膚も全層で切除しても問題はない。

❷ 大胸筋下の剥離と部分切除

腫瘍が B，D 領域にあり，切除範囲のすべてが inverted-T 内に含まれる場合は，乳房下溝線上の切開より大胸筋膜上を頭側に剥離を進める。下方全領域を剥離した後，inverted-T 内の皮膚を含めた部分切除を行う（図4ⓑ）。

> 乳頭乳輪直下を切除範囲に含める場合でも，1cm幅の組織厚を確保して（図4ⓒ），乳輪乳頭側の脱上皮化の際，真皮下血管網を注意深く残せば，superior pedicle からの血行のみで乳頭乳輪を安全に保つことができる（図4ⓓは全層切除）。
> E領域を切除範囲に含める場合，乳頭乳輪の頭側方向への移動距離を乳輪下縁から頭側断端までの距離より長く確保すれば，乳頭乳輪の移動だけで乳頭乳輪直下の欠損部が充填される（図3ⓑ）。

【乳房・皮膚の形成】

❸ 乳房形成と仮縫合

乳頭乳輪を新たな位置に移動させてステイプラーで一時的に縫合し，坐位で再建乳房の形を確認する。続いて，左右の残存乳腺組織を欠損部に寄せて，3-0 バイクリルで縫合する。

> 内側・外側皮弁先端の壊死が代表的な合併症なので，仮縫合から縫合にかけて，同部位の操作には細心の注意をはらい，皮膚はできるだけ把持しないように心がける。縫合部に緊張がかからないように3点縫合部の乳房下溝線側に小さな三角皮弁を残す場合もある（図5ⓖ）。また，下部外側に余剰な組織が残りやすいので，その際は皮下脂肪を切除するか，脂肪吸引で形を整える。

❹ 皮膚縫合

仮縫合のステイプラーを外しながら，4-0 PDS で真皮の埋没縫合を行う（図4ⓔ）。

【術後】

創部が落ち着くまではスポーツ用ブラジャーを着用する。創部が落ち着いたら，通常通り，放射線治療や薬物療法などの補助療法を施行する（図4ⓕ）。

> 3点縫合部の創傷治癒遅延を起こさないことが大切なポイントである。

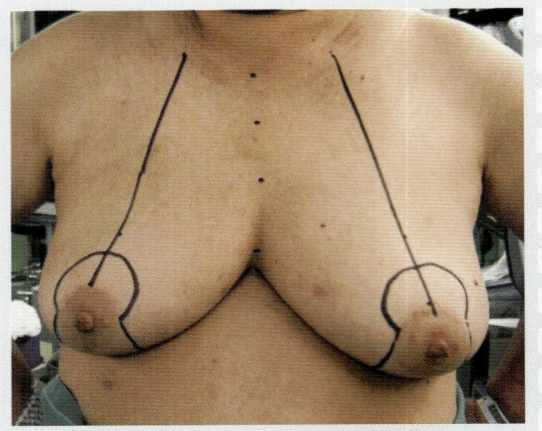

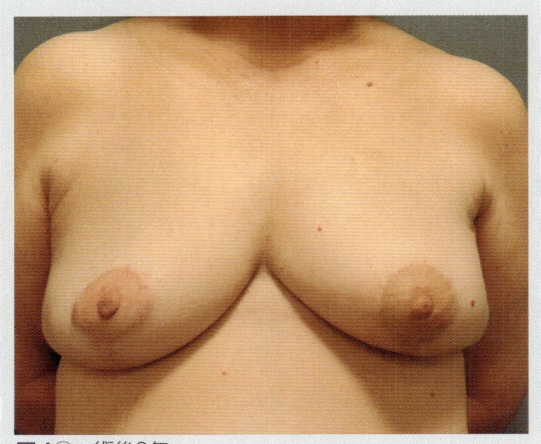

図4ⓐ　術前のデザイン：腫瘍は左BD領域。

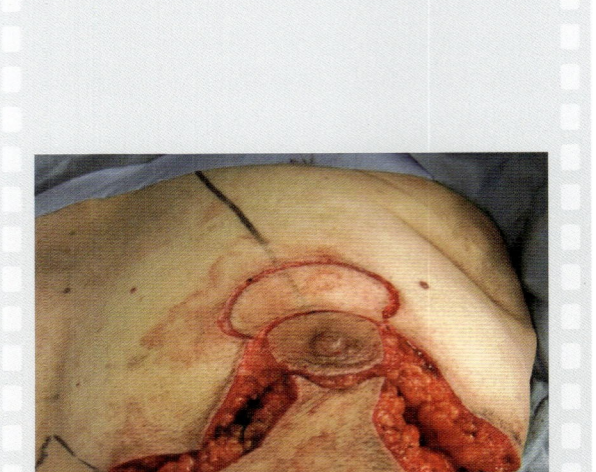

図4ⓑ　乳房下溝線の切開より大胸筋膜下を剥離し，皮膚を含めて乳房部分切除を施行した。

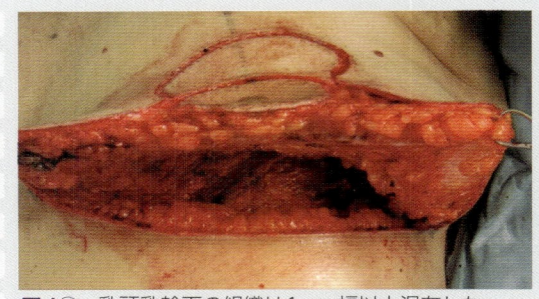

図4ⓒ　乳頭乳輪下の組織は1cm幅以上温存した。

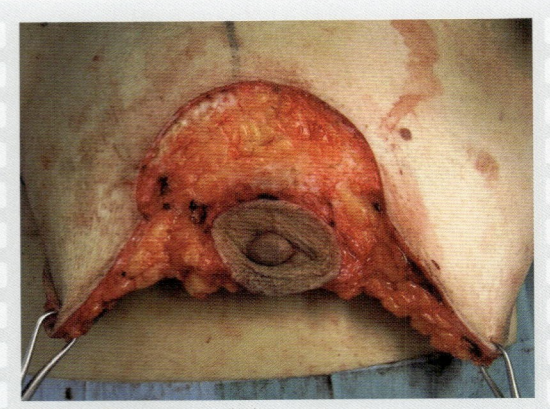

図4ⓓ　Superior pedicle

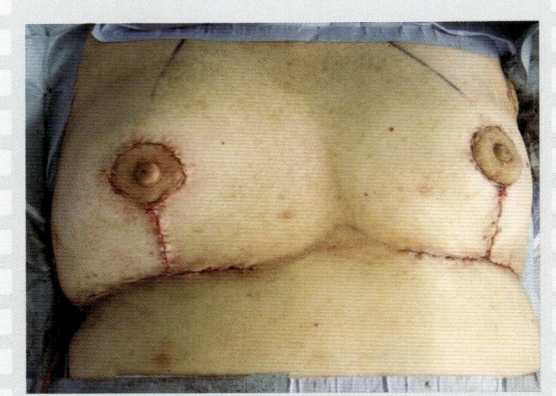

図4ⓔ　真皮埋没縫合後：対側も同時縮小を行った。

図4ⓕ　術後3年

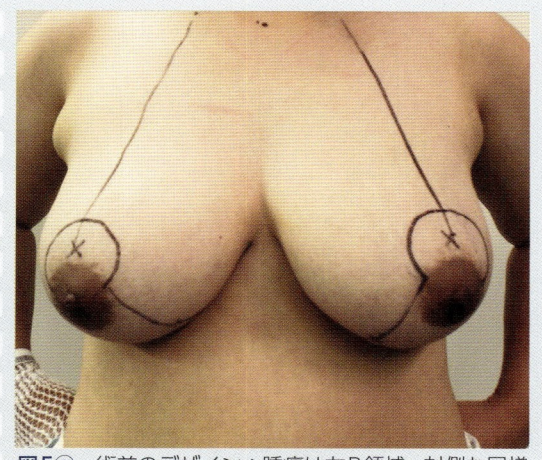

図5ⓐ 術前のデザイン：腫瘍は左B領域。対側も同様なデザインを行った。

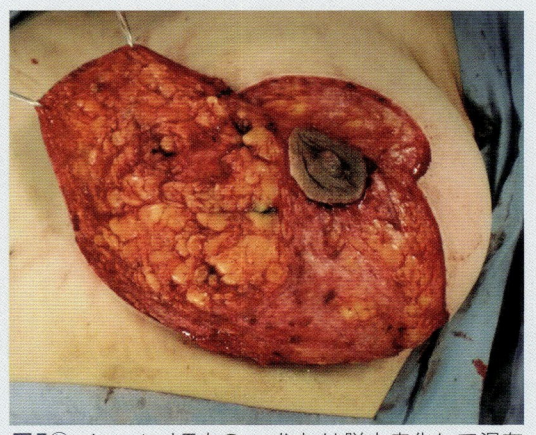

図5ⓑ Inverted-T内のpedicleは脱上皮化して温存した。

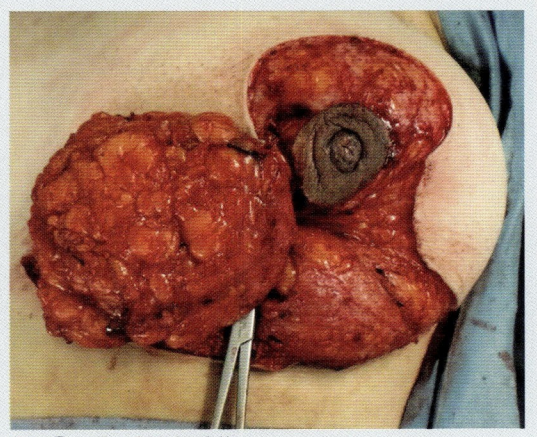

図5ⓒ 乳房部分切除後

手術手技 II

Superior pedicle：切除範囲が inverted-T 外の方法

【乳房部分切除と形成】

❶皮膚切開と脱上皮化

術前のデザインは同様に行う（図5ⓐ）。腫瘍がB領域，もしくはD領域に位置する場合は，inverted-T 内の pedicle は脱上皮化して温存する（図5ⓑ）。

❷部分切除

続いて腫瘍が含まれる領域の皮下を広範囲に剥離した後に，切除範囲を露出させて腫瘍を切除する（図5ⓒ, ⓓ）。

❸乳房形成

切除後の欠損部へは脱上皮化した inverted-T 内の pedicle を乳房下溝線付近で離断して，B，D領域の欠損部へ充填する（図5ⓔ, ⓕ）。

> D領域の欠損部には，脱上皮化した inverted-T 内の pedicle は離断せずに，C領域の乳腺組織を剥離して充填する場合もある（図6）。

【術後】

創部が落ち着くまではスポーツ用ブラジャーを着用する。創部が落ち着いたら，通常通り，放射線治療や薬物療法などの補助療法を施行する（図5ⓗ）。

第2章 乳房温存術と oncoplastic surgery

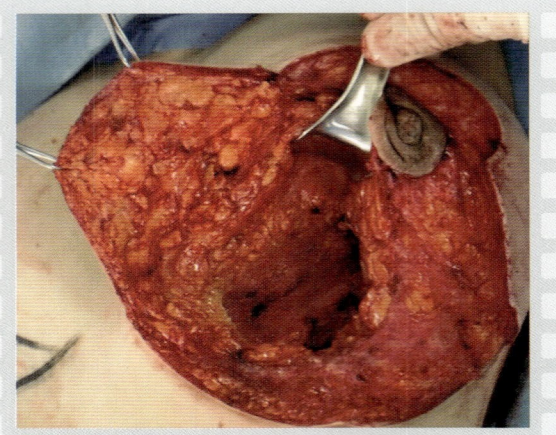

図5ⓓ B領域の欠損部

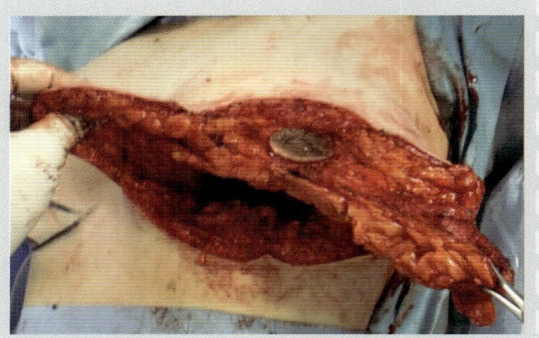

図5ⓔ 脱上皮化したinverted-T内のpedicleを乳房下溝線で離断した。

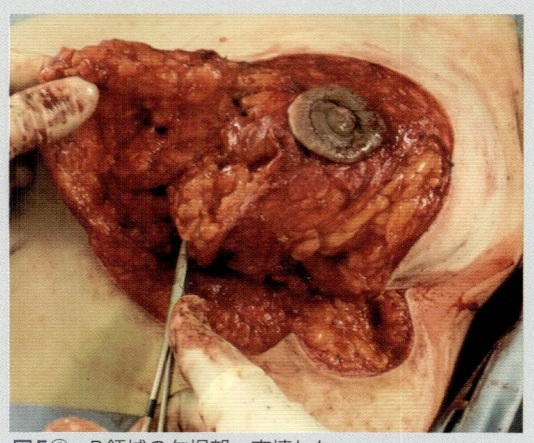

図5ⓕ B領域の欠損部へ充填した。

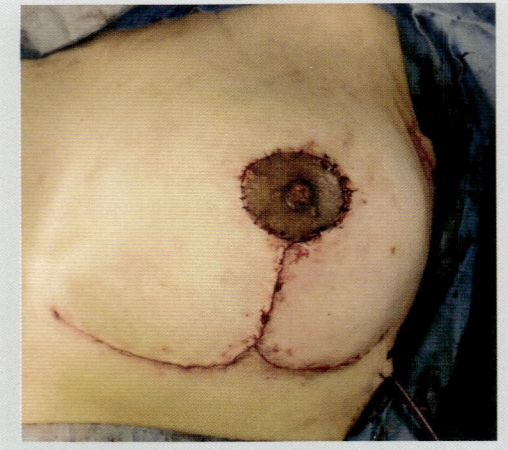

図5ⓖ 3点縫合部の乳房下溝線側に小さな三角皮弁を残した。

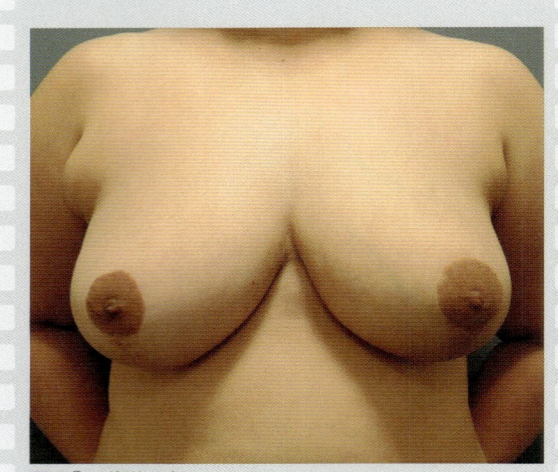

図5ⓗ 術後3年

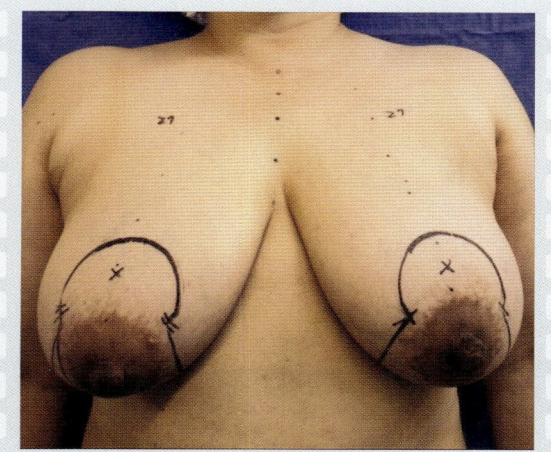

図6ⓐ 術前のデザイン：腫瘍は右D領域

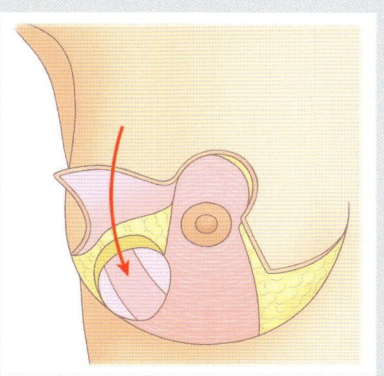

図6ⓑ Superior pedicleとinferior pedicleを温存する方法

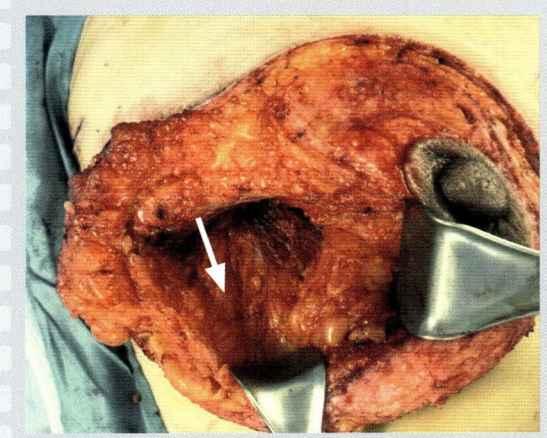

図6ⓒ 脱上皮したinferior pedicleは離断せず，C領域の残存乳腺を剥離して充填する。

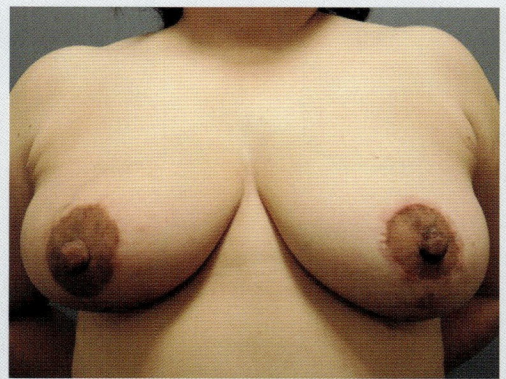

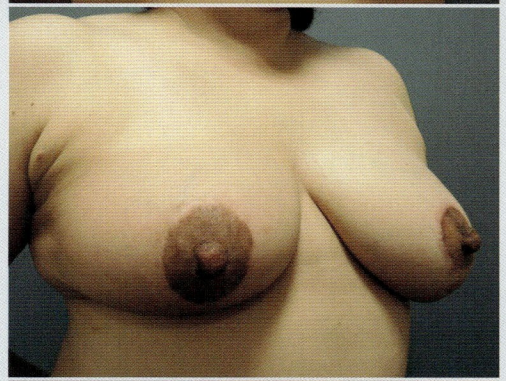

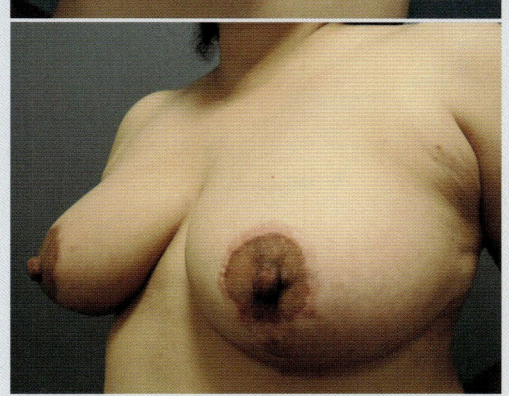

図6ⓓ 術後1年：照射の影響で患側（右）より、左（健側）のscarが目立つ。

第2章 乳房温存術と oncoplastic surgery | 67

手術手技Ⅲ

Inferior pedicle：乳頭乳輪に近いAC境界領域の切除・再建

Inverted-T mammaplastyを上方領域へ適応する場合は，inferior pedicleを用いて再建を行う。

> 乳頭乳輪から離れた欠損部を残存乳腺組織で充填するためには，広範囲の皮下および大胸筋からの剥離が必要となり，脂肪壊死などの合併症が増加する。著者は乳頭乳輪に近い症例で，なおかつ皮弁を厚く残せる症例に限定している。

【術前デザイン】

基本的にsuperior pedicleと同様だが，腫瘍切除は皮膚切開を経由して頭側の皮下を広範囲に剥離して行うため，新たな乳輪は再建時に決定してもよい。新たな乳頭の位置にマーキングを行い，この点より尾側に逆V字型で7〜8cmの線を描く（図7ⓐ）。以下は同様である。

【皮膚切開と部分切除】

逆V字の切開線より上方領域の皮下を広範囲に剥離する。腫瘍周囲を十分に剥離したのち，部分切除を行う（図7ⓑ）。

【乳房・皮膚の形成】

❶脱上皮化と乳房形成

Inverted-T内の皮膚を脱上皮化する。欠損部の充填は，AC境界領域は左右の残存乳腺で行い，A，C領域は頭側の残存乳腺と，脱上皮化した尾側の組織を剥離して充填する。その際，inferior pedicleの基部は，8〜10cm幅は残すのが安全である。

❷乳輪のデザインと皮膚縫合

逆V字の皮弁を乳頭乳輪上で仮縫合し，逆V字の頂点が乳頭となるようにクッキーカッターで新たな乳輪のマーキングを施行する。マーキングに沿って皮膚を全層で切除し，乳頭乳輪を引き出して縫合を行う（図7ⓒ）。

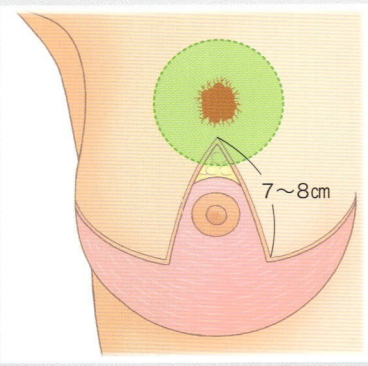

図7ⓐ 術前のデザイン：新たな乳頭の位置より7〜8cmの逆V字でデザインを行う。

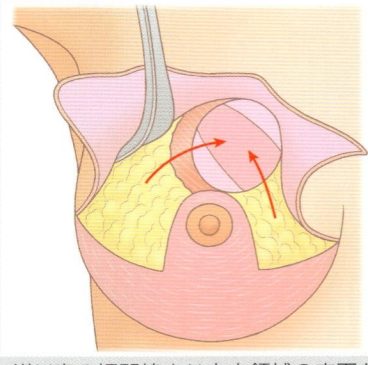

図7ⓑ 逆V字の切開線より上方領域の皮下を広範囲に剥離し，inferior pedicleの脱上皮化を施行する。

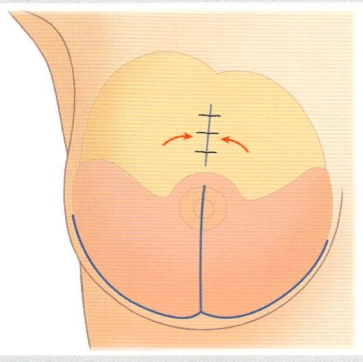

図7ⓒ 逆V字の皮弁を仮縫合した後，クッキーカッターで新たな乳輪のマーキングを施行する。

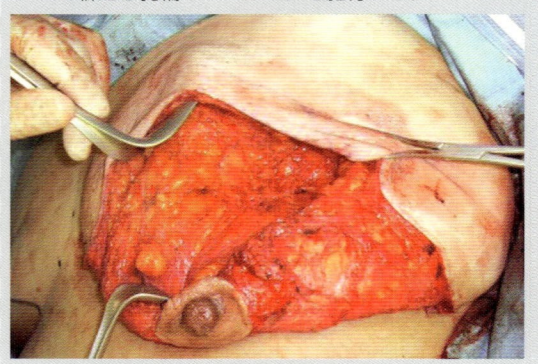

図7ⓓ AC領域症例：切除重量200g。

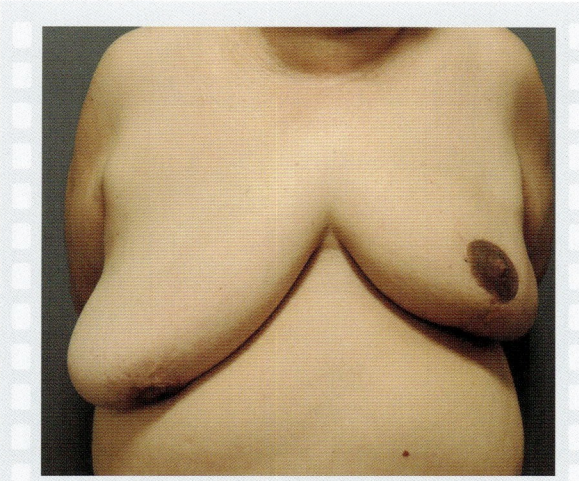

図7ⓔ　術後1年6カ月：対側は二期的手術を予定している。

◆対側は照射を行わないので，患側より傷が目立ちやすい

　Inverted-T mammaplastyは，下垂の顕著な乳房に対しては術前より整容性を向上させ得る極めて魅力的な術式だが，程度の差はあるものの左右差は必至である。対側の縮小術を施行すべきか否かは，術前の乳房サイズ，下垂の程度，切除容量，断端陽性による追加切除の可能性や，そして何より患者の希望を十分に検討したうえで決定しなければならない。また，対側は照射を行わないので，患側よりむしろ傷が目立ちやすい（図6）。そのため，対側はround block techniqueやvertical scar mammaplastyなどのshort scar techniqueで縮小する方法もある。

ピットフォール

◆脂肪性乳腺で皮下の剥離操作が必要なinverted-T外の領域と術式は合併症が増える

　美容外科で種々のpedicleを用いた術式に慣れた形成外科医でない限り，適応領域の拡大，特に脂肪性乳腺で剥離操作が広くなる領域と術式は合併症が増えることを念頭に慎重になるべきである。欧米の教科書では，inferior pedicleでBD境界領域以外のすべての領域の再建ができると記載されているものもあるが，よほど大きく下垂した乳房でなければ下方領域への適応は困難である。ほとんどの日本人では下方領域はsuperior pedicleを使用すべきと著者は考えている。

　乳頭直下を切除する場合は，どの程度の厚さまでなら安全に乳頭乳輪の温存が可能なのかはわからない。一般的に同じ厚さでも乳頭乳輪の移動距離が長いほど，血行障害の可能性が高くなる。

Tips

- 乳頭乳輪を挙上させすぎず，若干の下垂を残すこと。それにより長いinverted-Tの傷でも目立たない。
- Inverted-Tの縦方向の切開線は5cmが目安。
- 4cm以上の大きな乳輪は外側縁を脱上皮化する。脱上皮化しないまま術前のサイズ以下に縫縮すると，乳頭乳輪が突出したり，乳輪の色調が濃くなったりする。

【文　献】

1) Clough KB, Lewis JS, Cauturaud B, et al：Oncoplastic techniques allow extensive resections for breast-conserving therapy of breast carcinomas. Ann Surg 237：26-34, 2007
2) McCulley SJ, Macmillan RD：Planning and use of therapeutic mammoplasty；Nottingham approach. Br J Plast Surg 58：889-901, 2005
3) Munhoz AM, Montag E, Arruda E, et al：Reliability of inferior dermoglandular pedicle reduction mammaplasty in reconstruction of partial mastectomy defects；Surgical planning and outcome. Breast 16：577-589, 2007
4) Schrenk P：Reconstruction of partial mastectomy defects；Superior pedicle reduction mammaplasty. Oncoplastic Breast Surgery, edited by Fitzal F, et al, pp45-52, Springer Wien NewYork, 2010
5) 座波久光：乳房縮小術の応用．PPEPARS 52：57-65, 2011

6) Inverted-T mammaplasty（乳頭乳輪合併切除）

大阪大学形成外科　矢野 健二

概念

　乳房縮小術を応用した再建法（reduction mammaplasty）は，比較的乳房の大きい女性が多い欧米ではスタンダードな治療法になりつつある[1]〜[3]。術式自体は美容外科手術の応用であり，形成外科医としては手技的に決して難しいものではないが，比較的乳房の小さい女性が多いわが国ではまだなじみが少ない[4]。通常用いられるのは，inverted-T mammaplastyであり，乳房下部領域の乳癌部分切除後の再建として用いられることが多いが，すべての領域に適応可能な手技と考えている。特に，乳頭乳輪直下に乳癌が存在する場合，乳頭乳輪合併切除が必要となるが，本法を適応することは可能であり，後日乳頭乳輪を再建することにより良好な乳房形態を得ることができる。

　また，乳房下部領域の乳腺を大きく切除した場合，残存する頭側の乳腺弁を尾側に授動して乳房の形を整えようとすると，乳頭乳輪が乳房下部領域端に位置してしまい，適正な位置に移動できないことがある。そのような場合は，いったん乳頭乳輪を切離して，遊離組織移植として適正な位置に植皮する必要がある。

　一般的なinverted-T mammaplastyは前項で詳述するので，本項では乳頭乳輪を合併切除したinverted-T mammaplastyについて紹介する。

適応

- 比較的乳房が大きく，下垂した症例。
- 乳頭乳輪を合併切除する乳房部分切除症例であり，乳腺切除量が1/3を越えない症例。
- 乳頭乳輪を含めた皮膚切除が広範囲にならない症例。
- 乳房下部領域の乳腺が大きく切除され，乳腺弁授動では乳頭乳輪が適正な位置に移動できない症例。

＜この手技の最も良い適応＞
　乳頭乳輪切除が必要であるが，乳房全体に対する部分切除量の割合は小さく，比較的乳房の大きい下垂した症例がこの手技の最も良い適応である。

禁忌

- 乳房切除量が1/3以上の広範囲になる症例。
- 乳頭乳輪部を含む皮膚切除が広範囲になる症例。

術前デザイン

　再建のためのデザインは，あらかじめ術前に立位で行う（図1）。基本的には，inverted-T skin incision（wise skin pattern）に準じてデザインを行う（図2）。新しい乳頭乳輪の位置は，それぞれの患者の体格を考慮し，胸骨切痕から乳頭まで20〜22cm，乳輪下縁から乳房下溝までの距離a-b，c-dは約6cmとする。新しい乳輪の大きさは，患者の希望を考慮し，径4cm程度で作成する。

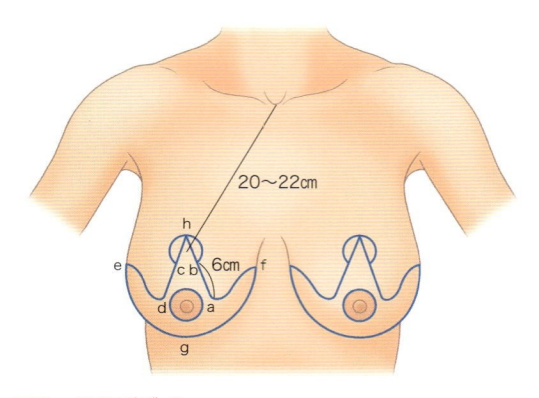

図1　術前デザイン
再建のためのデザインは，基本的にはinverted T skin incision（wise skin pattern）に準じて術前に立位で行う。

実際には，長さ12〜13cm程度の針金を丸く曲げて，bhcにあてがって円を描くと簡単である。乳房下溝ライン egf は本来の乳房下溝に沿ってデザインするが，あまり長すぎないように作図するのがコツである。

正面視した状態で乳房下溝の瘢痕が下垂した乳房に隠れる位置を基本的に乳房下溝ラインとして作図する。

a-f と d-e は乳房下溝ライン egf と縫い合わされるラインであるが，a-f + d-e の長さは egf の長さよりも短い。そこで，a-f と d-e のラインは波状とし，∠baf と∠cde が鈍角となるようにデザインし，a-f と d-e の長さを延長すると同時に皮弁 baf と cde の血流を良好に保つのがコツである。

ab と cd のラインは延長し，交点 h まで直線をデザインする。乳頭乳輪を切除する術式において，このラインが重要である。

通常健側にも同様のデザインを行うが，健側は bh と ch の作図は不要である。

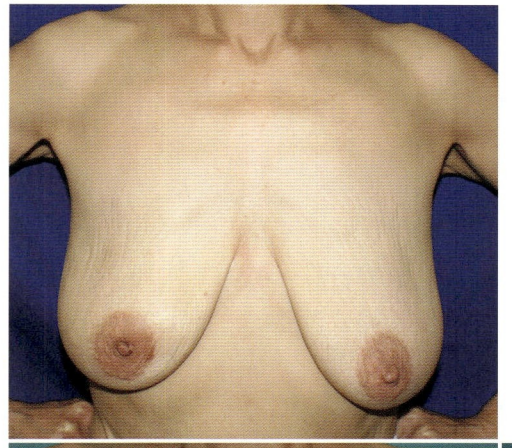

ⓐ術前の正面像：乳房は大きく下垂している。

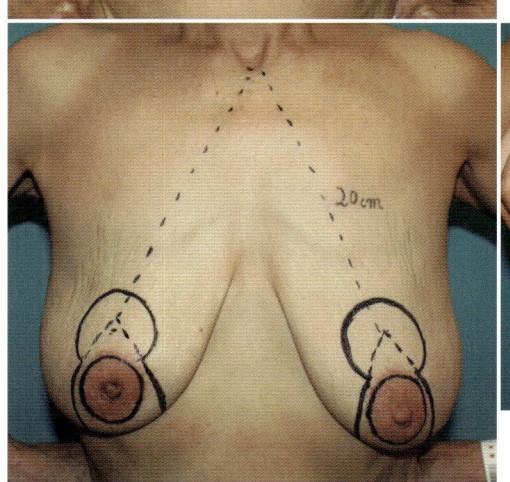

ⓑinverted T skin incision (wise skin pattern) に準じたデザインを行った。胸骨切痕から乳頭まで20cm，乳輪下縁から乳房下溝までの距離は6cmとした。

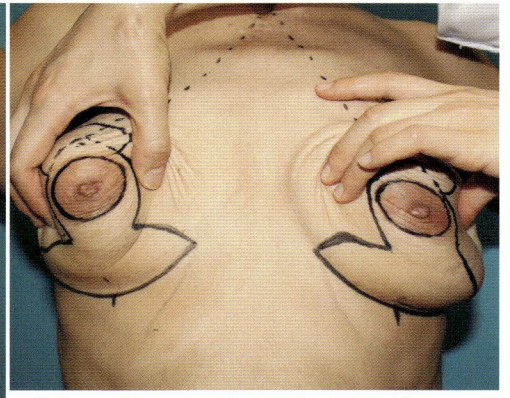

ⓒ乳房下溝ラインは本来の乳房下溝に沿って，正面視した状態で乳房下溝の瘢痕が下垂した乳房に隠れる位置を作図する。

図2 術前デザイン（症例1）

手術手技 I

乳頭乳輪を含めて乳腺組織を切除する場合

【乳房部分切除】

❶皮膚切開

皮膚切開を行う前に，最後の皮膚縫合を行う際の目印になるよう a ～ g 点の位置を 26G 針を用いてピオクタニンで tattoo しておく。続いて，術前デザインに沿って皮膚切開を行う。この際に，新たな乳頭乳輪となる位置の円弧切開は行わないように注意する。hbafgedch で囲む範囲内は切開をして構わないので，乳癌の位置によって乳腺外科医が切開線を選択する。

❷乳房部分切除

必要に応じて皮下剥離を行った後，乳房部分切除を施行する。切除した乳腺組織重量を測定し，その重量に合った組織を健側乳房から切除する。本症例の患側切除重量は 86 g，健側切除重量は 81 g であった。健側乳腺を切除する場合は，マーキングで囲まれた部分の皮膚，脂肪組織，乳腺を切除するのが一般的であるが，それでも切除重量が足りなければ，剥離した乳房皮弁下の脂肪や乳腺を削るように切除する。

> ①健側乳房の皮膚，脂肪組織，乳腺を切除する際に，3 点縫合が合わさる部分（点 adg）の脂肪組織，乳腺を取りすぎないように注意する。この部分の組織を取りすぎると，3 点縫合部が凹み，陥凹変形が目立つことがある。
> ②剥離した乳房皮弁下の脂肪や乳腺を削るように切除する場合は，乳房形態のバランスを確認しながら偏らないように注意する。

❸乳腺弁授動

患側乳房は残った乳腺を寄せてみて，乳房が最も良好な形態となるような方向に乳腺弁を合わせる（図3ⓐ，ⓑ）。通常は乳房が縦方向に若干短くなるので，縦方向に乳腺弁を寄せることが多い。乳腺弁を寄せた時に少し引きつれる場合は，大胸筋上で乳腺弁を少し剥離して寄せやすくする。しかし，血流を保つためにあまり剥離しすぎないように注意する。特に，穿通枝が立ち上がる乳房内側外側の剥離はできるだけ避けるようにする。その後，スキンブラジャー（乳房皮膚弁）を引き寄せて乳房の形態を確認する（図3ⓒ）。場合によっては，乳腺弁を授動し縫合しなくてもスキンブラジャーで締めるだけで残存乳腺が欠損部を埋めて，良好な乳房形態が得られることもある。

健側乳房は，皮膚，脂肪組織，乳腺を切除した後，乳頭乳輪を新しい位置に移動させる。移動が困難な場合は，容易に移動できるように乳房皮弁下を少し剥離する必要がある。

❹縫合

最初に 3 点縫合（点 adg）を 4-0 PDS でしっかり縫合した後，残りの創部の真皮埋没縫合を行う。

【術後】

創部が落ちついたら，放射線治療や薬物療法などの補助療法は通常通り施行する。本症例は術後 1 年で，縦方向の瘢痕の頭側端に dog ear を認めるが，乳頭形成に役立つため，特に修正は施さない（図 4）。

【乳頭乳輪形成】

放射線治療が終了して 6 カ月以上経過した段階で乳頭乳輪再建を計画する。本症例は，健側乳頭が小さく，患側乳頭再建予定部位に dog ear の組織の余剰があったために star flap（図 5）と tattoo による乳頭乳輪再建を行った。

術後 2 年でほぼ左右対称的な乳房が形成されている（図 6）。

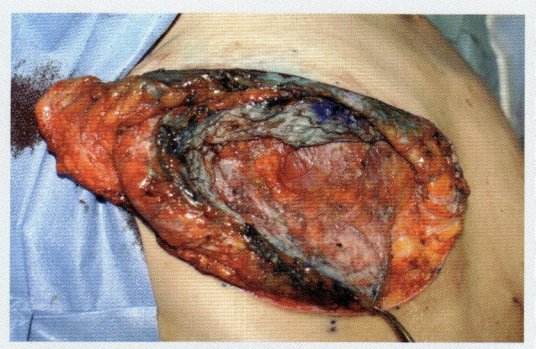

ⓐ乳腺組織が切除された状態

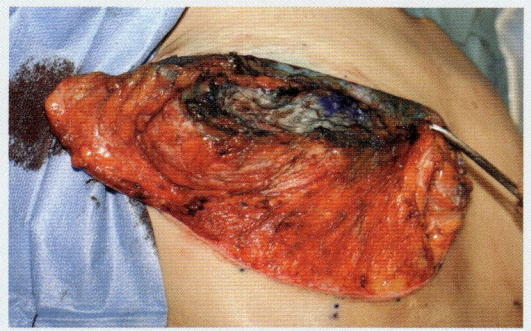

ⓑ縦方向に乳腺弁を授動し，合わせた状態

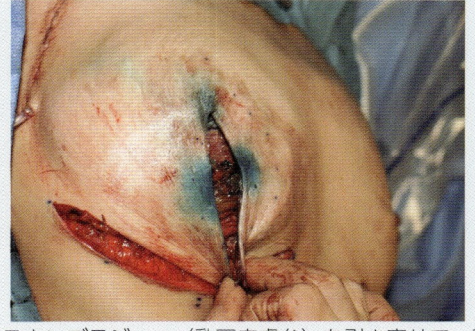

ⓒスキンブラジャー（乳房皮膚弁）を引き寄せて，乳房の形態を確認する。

図3 患側術中所見（症例1）

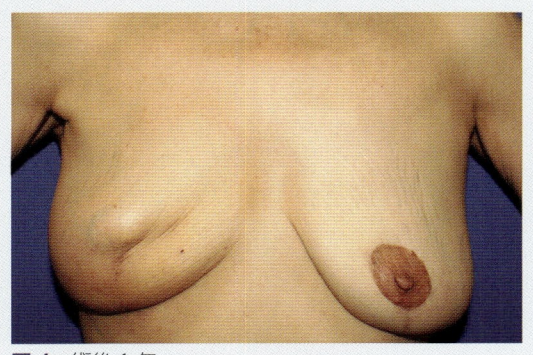

図4 術後1年
縦方向の瘢痕の頭側端にdog earを認めるが，乳頭形成に役立つため，特に修正は施さない。乳房の形態はほぼ対称的である。

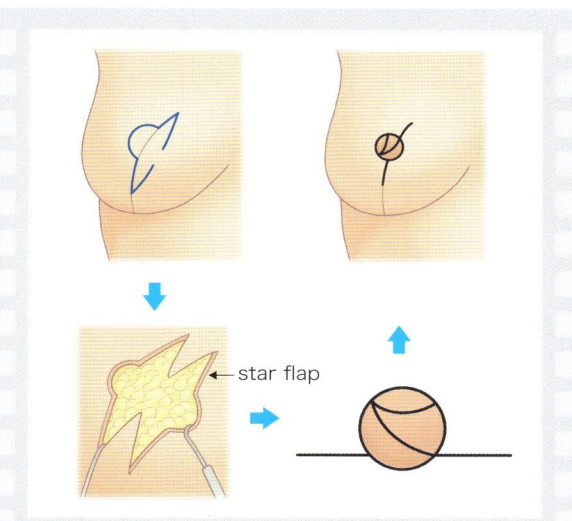

図5 乳頭の再建法の模式図
Modified star flapを用いて乳頭を再建した。

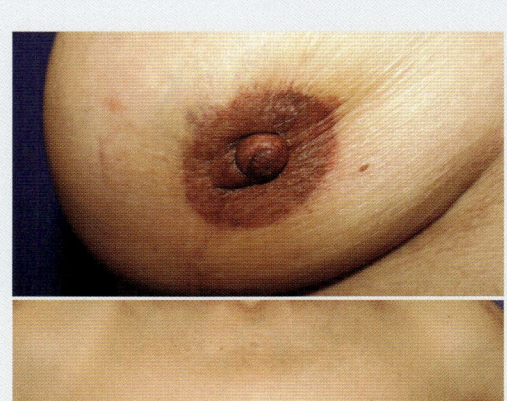

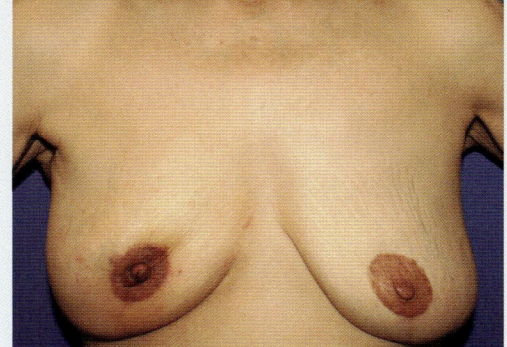

図6 術後2年
Modified star flapを用いて乳頭を再建した後，tattooを行った。ほぼ左右対称的であり，乳房尾側の縦方向の瘢痕も目立たない。

第2章 乳房温存術とoncoplastic surgery | 73

手術手技 II

乳頭乳輪を遊離移植する場合

❶術前デザイン

再建のためのデザインは，あらかじめ術前に立位で行う（図7）。デザインは基本的には前症例と同じであるが，患側乳頭乳輪を移植するため，患側の乳頭乳輪予定部位の皮膚も丸く切除するようデザインする（図8）。

❷皮膚切開

前症例と同じように術前デザインに沿って皮膚切開を行う。

> 乳頭乳輪部が切除予定ではない症例であっても，術中迅速病理検査で癌の浸潤があり乳頭乳輪も合併切除せざるを得ない症例もある。したがって，どのような症例であっても最初は前症例と同じように乳頭乳輪合併切除を想定した切開から乳房部分切除を行い，迅速病理検査を確認してから移植部位の円切開を行った方がよい。

❸乳房部分切除

必要に応じて皮下剥離を行った後，乳房部分切除を施行する。本症例の患側切除重量は140g，健側切除重量は110gであった。

❹乳腺弁授動

本症例では乳房尾側の乳腺組織が大きく切除された（図9ⓐ，ⓑ）。欠損部を充填するために頭側の残存乳腺弁を尾側に引き下ろすと，乳頭乳輪を適正な位置に配置することが不可能であった（図9ⓒ，ⓓ）。そこで，乳頭乳輪組織を切除し，遊離移植を行うこととした（図9ⓔ，ⓕ）。

❺縫合

創は最初に3点縫合部と乳輪下縁の2点縫合部を4-0 PDSでしっかり縫合した後，残りの創部の真皮埋没縫合を行う。移植した乳頭乳輪は周囲を絹糸で縫合し，タイオーバー固定を行う。

> 反省ではあるが，この症例では遊離移植を決定する前に移植部位の皮膚切除を行った。

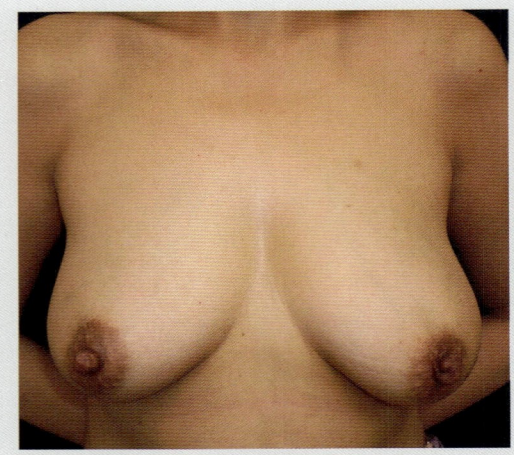

図7 術前の正面像（症例2）
乳房は大きく下垂している。

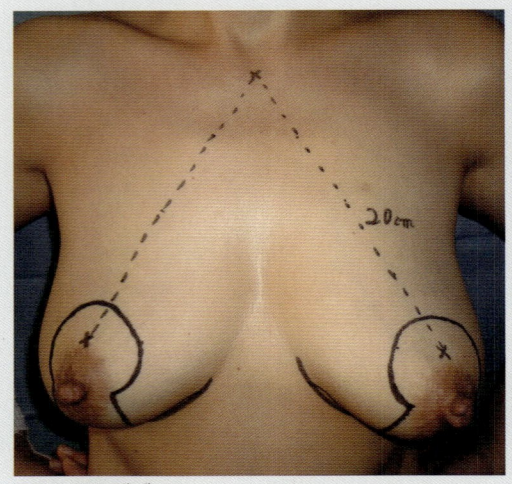

図8 術前デザイン
Inverted T skin incision（wise skin pattern）に準じたデザインを行った。胸骨切痕から乳頭まで20cm，乳輪下縁から乳房下溝までの距離は6cmとした。

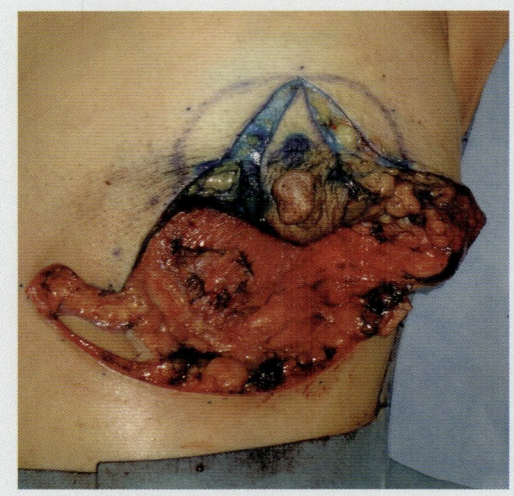

図9ⓐ 患側乳腺組織が切除された状態

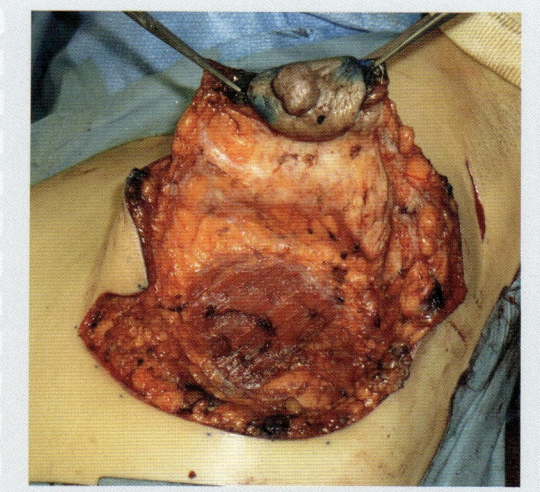

図9ⓑ　頭側の乳腺弁を挙上した状態

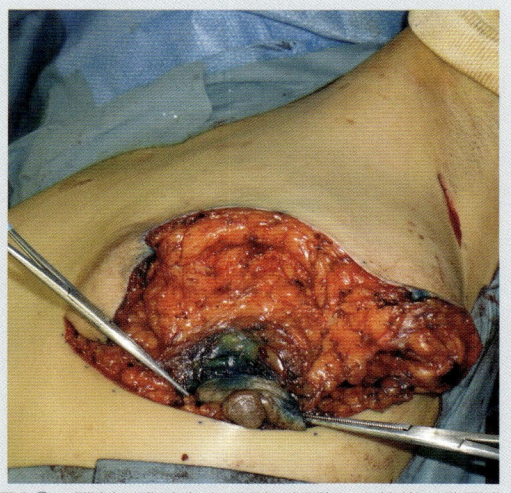

図9ⓒ　頭側の乳腺弁を尾側に授動した状態：乳頭乳輪組織は乳房下溝の場所に位置している。

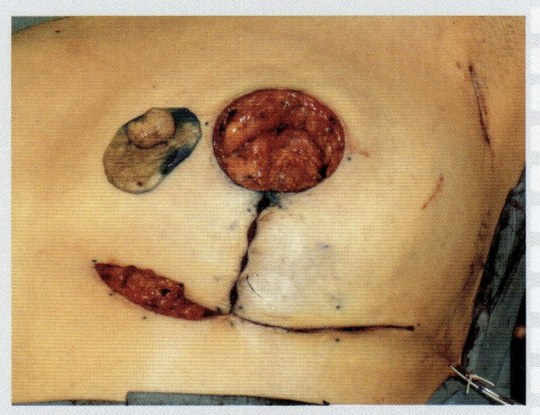

図9ⓓ　切除された乳頭乳輪組織

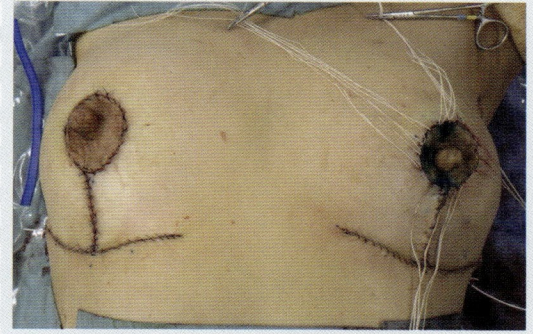

図9ⓔ　切除された乳頭乳輪組織を移植した。

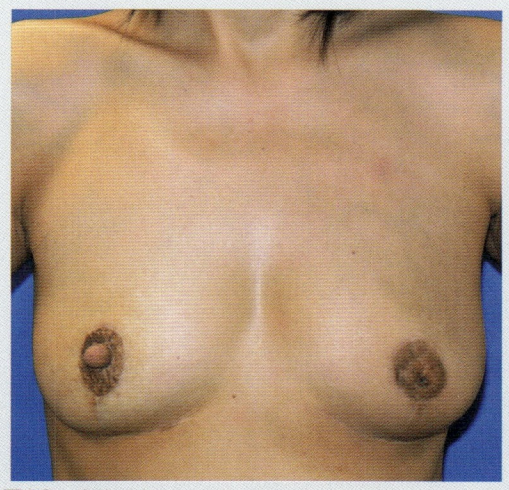

図10　術後1年
乳房の形態はほぼ対称的である。移植した乳輪はほぼ生着したが，乳頭は壊死に陥った。

【術後】

遊離移植した乳輪皮膚は生着したが，乳頭は生着せず，壊死に陥った。創治癒が完了した後，化学療法および残存乳房への放射線照射を施行した。術後1年で乳房の形態は良好であるが，患側の乳頭が欠損している（図10）。

そこで，健側乳頭からの半切移植を行った（図11, 12）。術後2年でほぼ左右対称な乳房が形成された（図13）。

第2章　乳房温存術と oncoplastic surgery　75

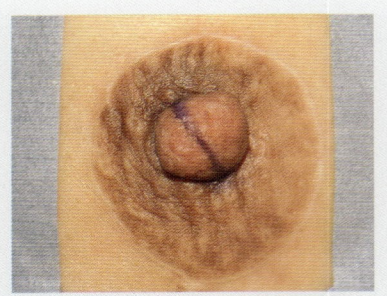

図11 健側乳頭の半切デザイン
乳頭の正中を垂直に切開し，半分切除する。

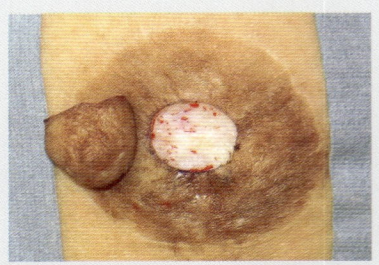

ⓐ患側乳輪中央部で約1cmの円形の上皮を切除する。
その横は採取した半切乳頭を示す。

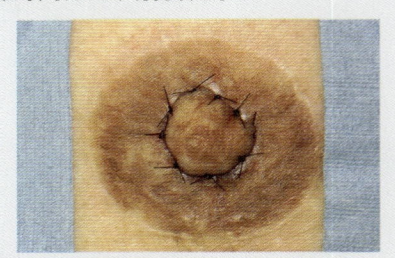

ⓑ乳頭を移植して縫合する。
図12 患側乳頭再建部

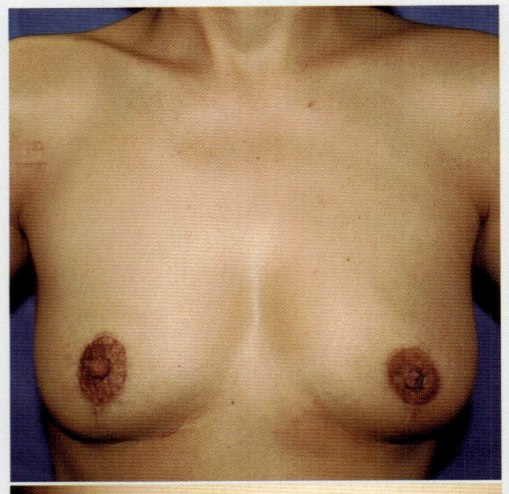

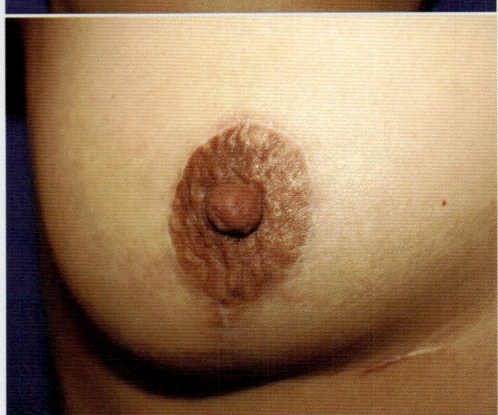

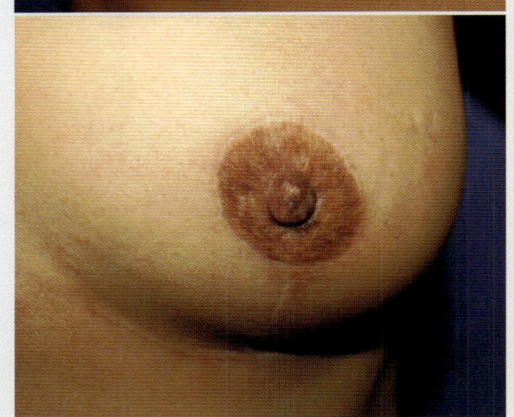

図14 術後2年
ほぼ左右対称的であるが，瘢痕は少し目立つ。
中：健側。乳頭採取創はまったく目立たない。
下：患側。移植した乳頭は完全に生着した。

ピットフォール

　乳頭乳輪が温存できることを確認してから乳頭乳輪予定部位の皮膚切開を行う。

　乳頭乳輪を温存できると予測していても，術中の迅速病理検査で乳頭乳輪組織の切除を余儀なくされる場合がある。また，乳頭乳輪が温存されたとしても乳腺弁を授動した場合に乳頭乳輪を適正な位置に移動させることができないことがある。したがって，乳頭乳輪が確実に温存可能で，適正な位置に移動できることを確認してから乳頭乳輪予定位置の皮膚を切除することを肝に銘じるべきである。

Tips

- 乳房縮小術に準じた乳房再建の場合，乳房切除量が最も問題となる。したがって，術前に乳房切除量の検討が重要となる。切除量が大きくなることが予想される場合には，皮弁や筋皮弁の充填術も考慮に入れ，患者に説明しておく必要がある。
- 乳頭乳輪組織を切除して遊離移植する場合，乳輪は植皮として生着しやすいが，乳頭は遊離複合組織移植となり完全生着することは難しい。生着率を上げるためには，乳輪と乳頭を切り離し別々に移植する，移植床は脂肪組織よりも真皮下血管網を温存した真皮を残して移植するという点に注意して行うとよい。

【文　献】

1) Munhoz AM, Montag E, ArrudaE, et al: Assessment of immediate conservative breast surgery reconstruction; A classification system of defects revisited and an algorithm for selecting the appropriate technique. Plast Reconstr Surg 121: 716-727, 2008
2) Fitoussi AD, Berry MG, Fam`a F, et al: Oncoplastic breast surgery for cancer; Analysis of 540 consecutive cases. Plast Reconstr Surg 125 : 454-462, 2010
3) Kronowitz SJ, Hunt KK, Kuerer HM, et al: Practical guidelines for repair of partial mastectomy defects using the breast reduction technique in patients undergoing breast conservation therapy. Plast Reconstr Surg 120: 1755-1768, 2007
4) 谷口真貴，矢野健二，高田章好ほか：乳癌術後乳房再建における乳房縮小術の応用．日美外報 34：86-93, 2012

7) B-plasty

三重大学乳腺外科　小川 朋子

概　念

　B-plasty は inverted-T mammaplasty より手術創の目立たない乳房縮小術として美容目的に施行されてきた手技である[1〜3]が，乳房温存術への応用も報告されている[4,5]。BD 領域の皮膚切除と乳頭乳輪周囲の皮膚を B 字状に切除することで，乳房部分切除と乳頭乳輪の位置補正を同時に行うのがオリジナルの乳房縮小術に準じた方法である（図1）。

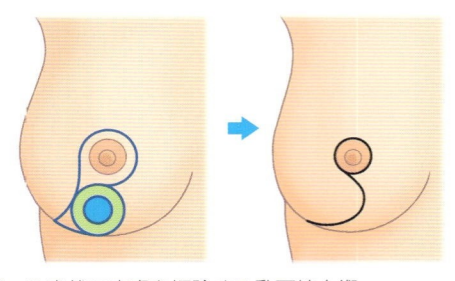

図1 B 字状に皮膚を切除する乳房縮小術

　しかし，乳房温存術へ応用する場合は腫瘍の部位にかかわらず，大きな皮膚切除を必要とする症例が対象になると報告されており，基本的にはすべての領域に適応可能な手技である。

　報告されている B-plasty を応用した乳房温存術[4,5]では，腫瘍直上の皮膚は大きく切除するが，乳頭乳輪の位置の修正は乳輪周囲をリング状に脱上皮化することで行っている。これは乳頭乳輪への血流を配慮してのことと考えられる。しかし，腫瘍が乳頭から離れていて乳頭乳輪部直下の乳腺切除が必要ない場合，乳頭乳輪への血流は直下の乳腺組織から得ることができるので，乳輪周囲の皮膚を全層性にリング状に切除して乳頭乳輪の位置補正を行っても乳頭乳輪への血流が悪くなることはないと著者は考えている。また，この場合，広範に皮下剥離を行うことで乳房切除時と同様の良好な視野が確保でき，部分切除の操作および乳房の形成が非常に容易となり，さらにこの創からセンチネルリンパ節生検や腋窩郭清を施行することも可能となること[6]より，著者は2つの方法を使い分けて行っている。

　本項では，オリジナルの乳輪周囲をリング状に脱上皮化する方法（手術手技Ⅰ）および乳輪周囲を全層で切開し，同心円状に皮膚を切除する方法（手術手技Ⅱ）を紹介する。

適　応

- 最も良い適応：大きな皮膚切除が必要であるが，乳房全体に対する部分切除量の割合は小さい比較的乳房の大きい症例。
- 乳房末梢の腫瘍で大きな皮膚切除を伴う症例。
- 欧米で行われている乳輪周囲をリング状に脱上皮化する方法[5]は，比較的大きな乳房で下垂が著明でない症例。
- 乳輪周囲を全層で切開し同心円状に皮膚を切除する方法[6]は，皮下を広範に剥離しても問題のない dense breast 症例。
- 基本的には全領域に適応可能であるが，欠損部を充填するための皮膚・乳腺・脂肪織が得られやすい部位が良い適応である（内側腫瘍には適応しにくい）。

禁　忌

- 中央部領域の腫瘍。
- 欠損部を充填するために皮下の広範剥離が必要となる場合，fatty breast は禁忌。

術前デザイン

　臥位で切除予定範囲をマークし，この際，皮膚切除が必要な範囲もマークしておく。

◆ B-plasty マーキングの要点

図2ⓐのように，乳房部分切除部位直上の切除する皮膚の円と乳輪周囲のリング状に脱上皮化する部位の円の2つの円がつながってBという字になるようなデザインを行う。最後に皮膚縫合を行う際のために，術前に距離を測定して対応する部位にマークをしておくと，皮膚縫合の時の目安になる（図2ⓑ）。

同心円の外円と腫瘍直上皮膚切除の皮膚切開線から新しい乳輪外縁を作るためには，腫瘍直上皮膚切除の皮膚切開予定線は片方を凸にして異なる長さにする（すなわちB字状にする）ことが必要である。

（欧米で行われているような）比較的大きく下垂が著明でない乳房で，切除量も比較的小さい症例では，残存乳房組織を皮膚とともに動かして少しスリムな乳房を形成するイメージとなる（図2ⓒ）。

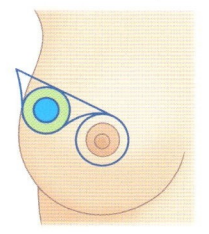

ⓐB字状のマーク：斜線部は脱上皮化予定部位

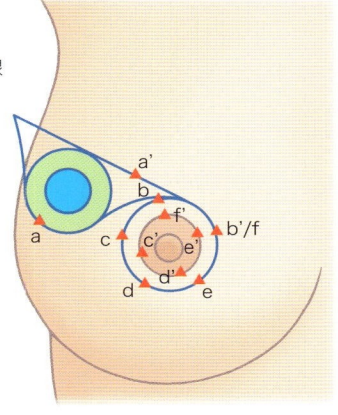

ⓑ皮膚縫合時に対応する部位の目安

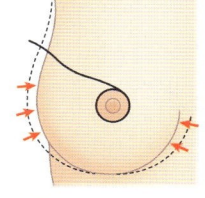

ⓒB-plasty後：ややスリムな乳房となる。

図2　マーキングの要点

◆ 切除量が大きく残存乳房組織だけでは欠損部充填が困難な場合：図3

切除量が大きく残存乳房組織だけでは欠損部の充填が困難な症例では，皮膚および乳腺・脂肪織の欠損部充填に乳房外の組織を利用しなければならないため，何を利用するかを術前に考えておかなければならない。したがって，欠損部が大きくなると考えられる症例では，術前デザインの時点で充填に利用する組織もマークしておく必要がある。

利用できるのは，乳房外側または尾側の皮膚・皮下脂肪織である。著者はD領域，BD領域に対しては乳房下溝線より尾側の皮膚・皮下脂肪

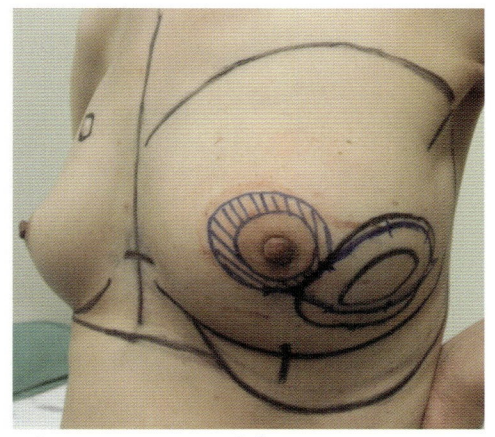

図3ⓐ　B-plastyの術前デザイン（坐位斜位）：乳房尾側の皮膚・脂肪織をadbdominal advancement flapとして充填に用いる。

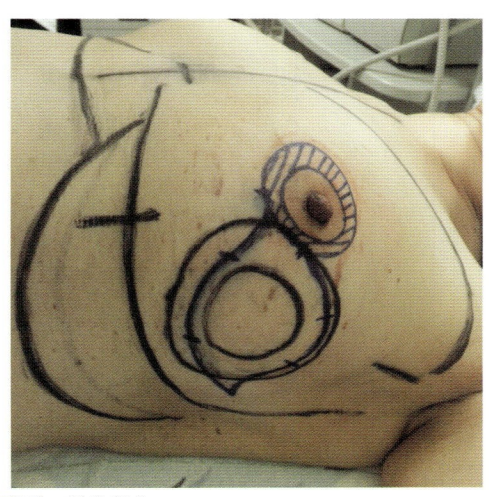

図3ⓑ　臥位斜位

第2章　乳房温存術とoncoplastic surgery

をabdominal advancement flapとして用いている．

これらを利用しにくいA領域，AB領域では，本手技を用いることは困難である．通常，AC領域，C領域の欠損に対しては乳房外側の皮下脂肪織を授動して用いている．

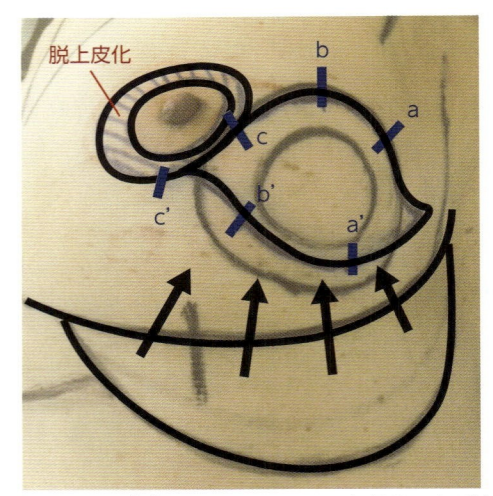

図3ⓒ　術前デザインのシェーマ：皮膚はそれぞれa-a'，b-b'，c-c'を合わせ，乳輪周囲は脱上皮化し，尾側の皮膚・脂肪織で欠損部を充填する．

手術手技 I

乳輪周囲をリング状に脱上皮化する方法

【乳房部分切除】

❶皮膚切開と脱上皮化（図4ⓐ）

術前デザインに沿って皮膚切開および乳輪周囲の脱上皮化を行う．なお皮膚切開を行う前に，最後の皮膚縫合を行う際の目印になるようa点，a'点，b点，b'点，c点，c'点の位置をピオクタニンで皮膚にマークしておく．

❷皮下剥離と乳房部分切除（図4ⓑ,ⓒ）．

皮下剥離を行った後，乳房部分切除を施行する．

> 乳房部分切除後は残存乳房組織を固定しにくくなり皮下剥離がやりにくくなる．このため皮下剥離は乳房部分切除前に（部分切除に必要な部位までではなく）乳房形成に必要な部位まで行っておく．

【乳房・皮膚の形成】

❸乳房形成と仮縫合（図4ⓓ,ⓔ）

皮膚切開前にピオクタニンでマークしたc点とc'点を合わせてステイプラーで仮縫合して新しい乳輪外縁を作成する（図4ⓓ）．この状態で乳房部分切除部周囲の乳腺・脂肪織を縫合して欠損部を閉鎖する．いったん，c点-c'点の仮縫合を外した後，ドレーンを皮下に留置し，abdominal advancement flapを引き上げ新しい乳房下溝線を作成した後，再度ステイプラーを用いて皮膚の仮縫合を行う．この際もピオクタニンでマークしたa点，a'点，b点，b'点を合わせるように仮縫合を行う（図4ⓔ）．

> 皮下剥離を広範囲に行わない症例では，c点とc'点をステイプラーで仮縫合した状態で周囲乳腺・脂肪織の縫合を行わないと，皮膚を合わせた際に皮膚にしわが生じやすい．したがって，c点とc'点を合わせた状態で周囲乳腺・脂肪織の縫合を行うことが重要である．ただし，広範に皮下剥離を行い，乳房の形成と皮膚の形成を別々に施行する場合は乳房形成を行った後，皮膚の形成を行うので問題ない．

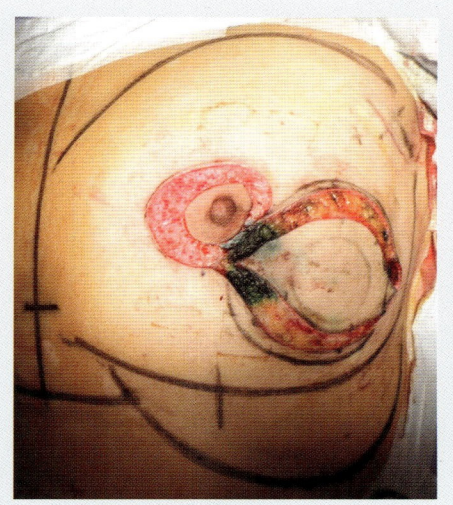

図4ⓐ 皮膚切開と脱上皮化後

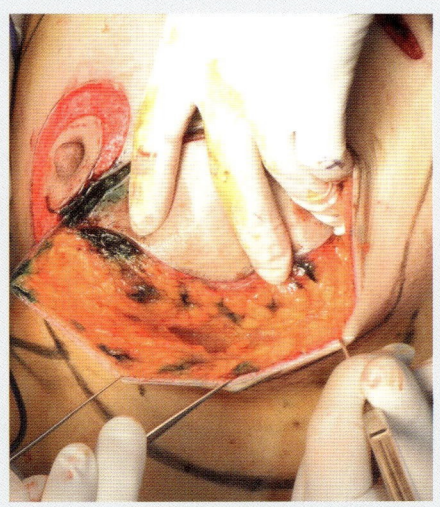

図4ⓑ 尾側の皮下剥離は乳房下溝線より尾側の abdominal advancement flapとして引き上げる予定の部位まで筋膜前面を剥離しておいた。

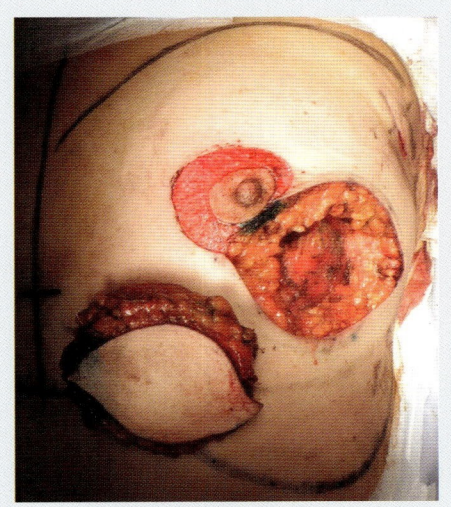

図4ⓒ 乳房部分切除後

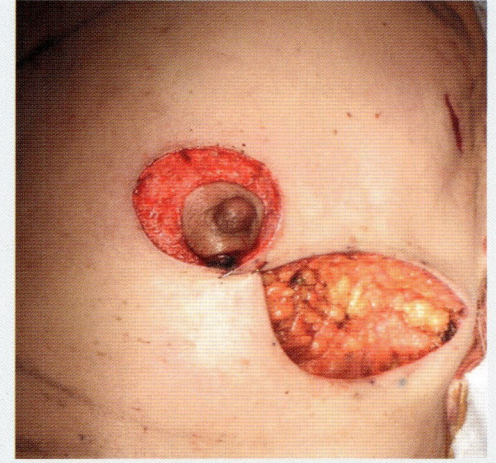

図4ⓓ c点とc'点を合わせて乳輪外縁を作成した状態で欠損部を周囲乳腺・脂肪織で閉鎖する。

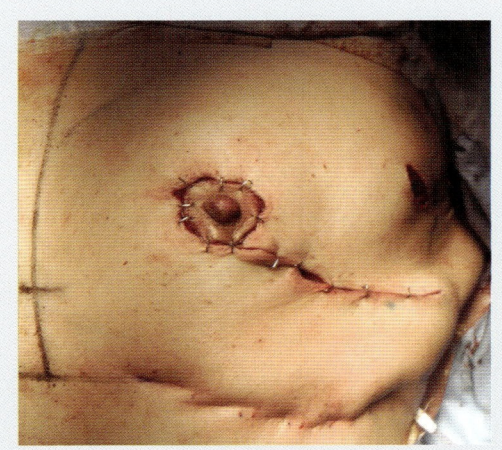

図4ⓔ c点-c'点の縫合をいったん外してドレーンを留置し，引き上げた皮膚・皮下脂肪を胸壁に固定して新しい乳房下溝線を作成した後，ステイプラーで仮縫合する。

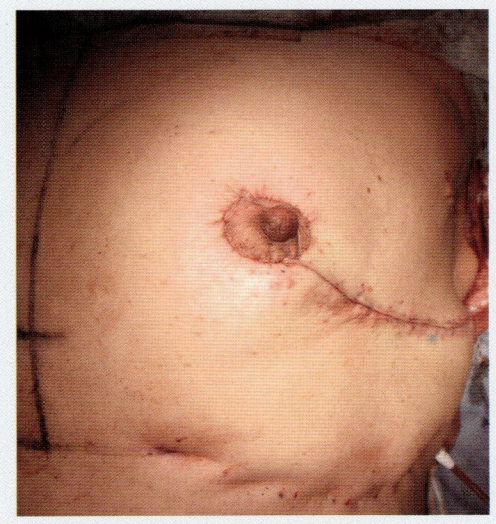

図4ⓕ 真皮埋没縫合後

第2章 乳房温存術とoncoplastic surgery | 81

❹縫合（図4ⓕ）

仮縫合のステイプラーを外しながら，4-0 PDSで真皮の埋没縫合を行う。

【術　後】

通常通り，創部が落ちついたら，放射線治療や薬物療法などの補助療法を施行する（図4ⓖ）。

手術手技Ⅱ

乳輪周囲を全層で切開し，同心円状に皮膚を切除する方法

広範皮下剥離が可能なdense breastでB-plastyを施行した症例で説明する。

【乳房部分切除】

❶術前デザイン（図5ⓐ～ⓒ）。

通常のB-plastyと同様，切除する皮膚の円と乳輪周囲のリング状の円の2つの円がつながってBという字になるデザインをマークする。広範に皮下剥離が可能な症例では乳房の形成と皮膚の形成を別々に行うことが可能である。したがって，デザインを行う際も乳房の形成に用いる組織を皮膚の形成とは別に考えてデザインしておくべきである。

❷皮膚切開

術前デザインに沿って皮膚切開を行う（図5ⓓ）。乳頭乳輪部が切除範囲に含まれていないdense breastでは通常のB-plastyとは異なり，乳輪周囲の皮膚を全層性に切開して広範に皮下剥離を行うことが可能である。そうすることで，乳房切除時と同様の良好な視野が確保できる。

❸乳房部分切除

広範に皮下を剥離した後，乳房部分切除を施行する（図5ⓔ）。

乳房部分切除を施行する前の方が皮下剥離は行いやすい。乳房形成のために広範な皮下剥離を予定

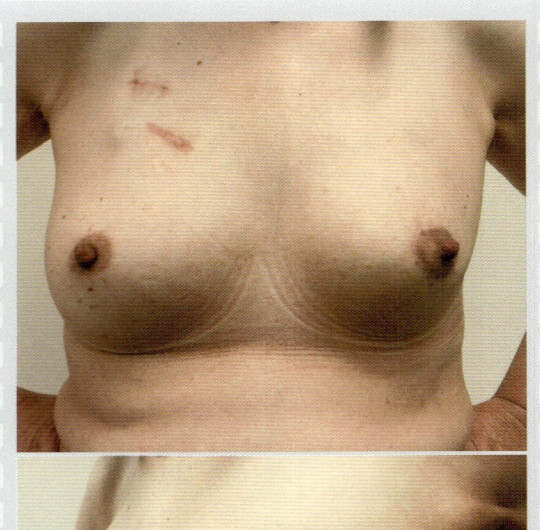

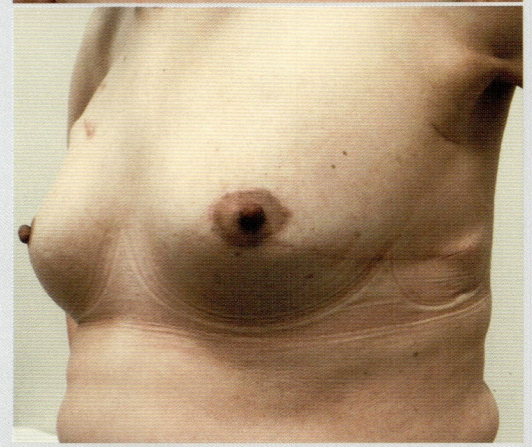

図4ⓖ　術後6カ月

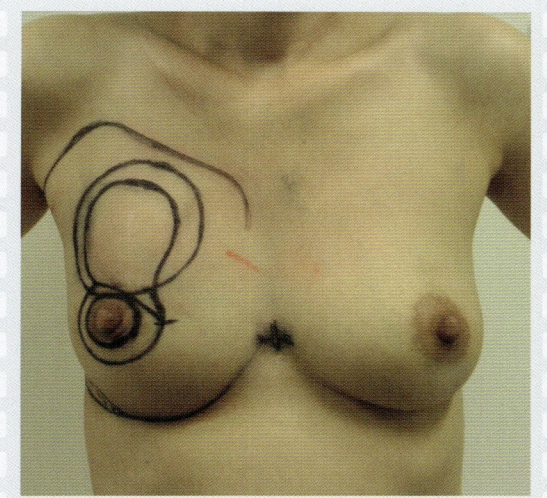

図5ⓐ B-plasty術前デザイン（坐位正面）

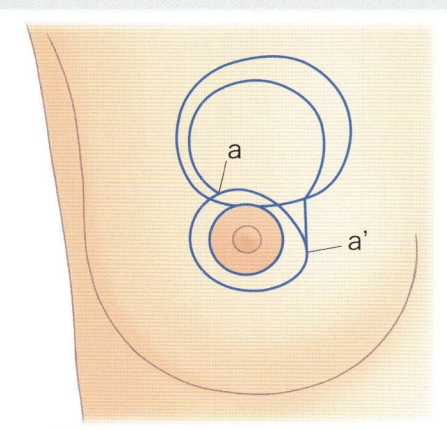

図5ⓑ aとa'を合わせて新しい乳輪外縁を作成する。

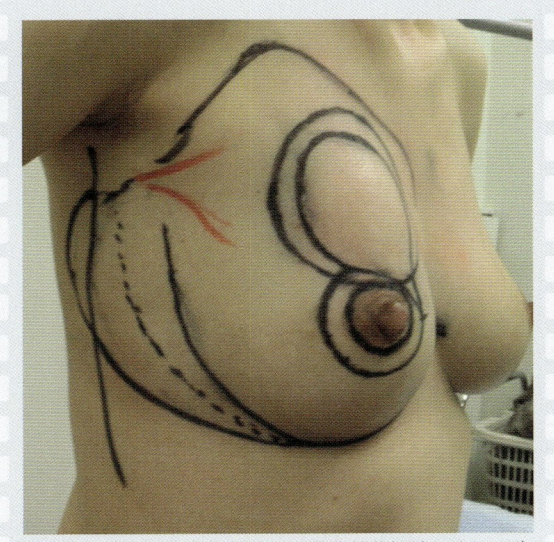

図5ⓒ 広範に皮下を剥離して乳房部分切除によって生じる実質の欠損と皮膚の欠損を別々に形成する予定としたため，外側の皮下剥離範囲は広背筋前縁を越える範囲まで（実線）とした．点線は新しい乳房外縁予定線．

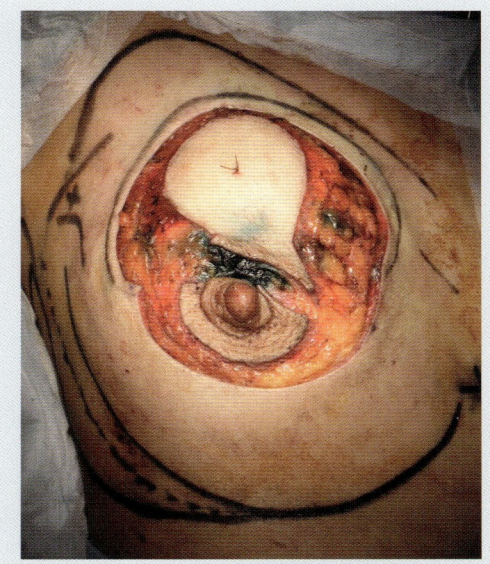

図5ⓓ 皮膚切開後：乳輪周囲の皮膚は全層性に切開してリング状に切除する．

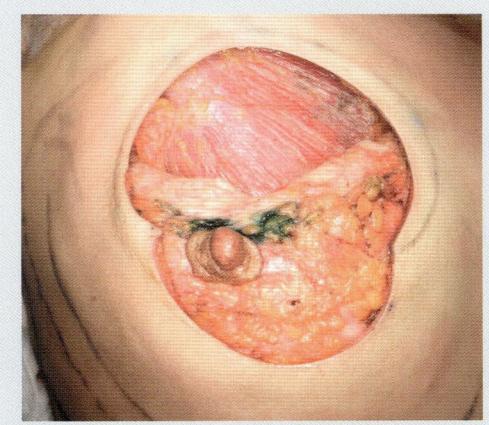

図5ⓔ 術前予定した広背筋前縁を越えるまで外側の皮下剥離を行い，外側の残存乳腺・脂肪織も大きく授動を行った後，乳房部分切除を施行する．

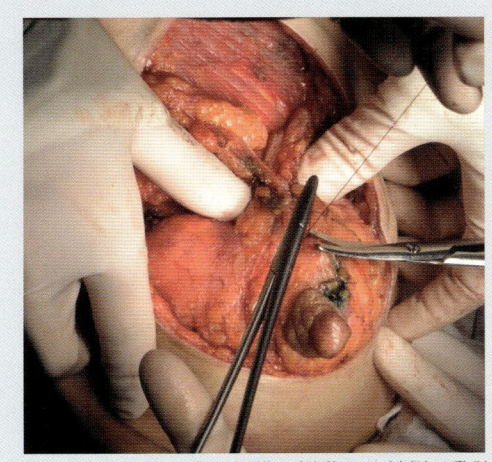

図5ⓕ 内側の残存乳腺組織と授動した外側の乳腺・脂肪織を縫合する．

第2章 乳房温存術とoncoplastic surgery

している場合は，乳房部分切除前に皮下剥離を行っておく．

【乳房・皮膚の形成】

内側の残存乳腺組織と授動した外側の乳腺・脂肪織を縫合して，乳房の形成を行う（図5ⓕ）．この症例では，外側胸動脈に栄養される乳房外側の皮下脂肪織を外側の残存乳腺・脂肪織とともに広範に授動して欠損部を充填し乳房の形成を行った．なお，乳房部分切除を施行した創からセンチネルリンパ節生検を行ったが，リンパ節転移を認め，腋窩郭清が必要となった．しかし，良好な視野が確保できていたため，同じ創から腋窩郭清を施行することが可能であった．

❹乳房皮膚の形成と仮縫合

術前にデザイン（図5ⓖ）した外側皮膚のa点とa'点を合わせて，新しい乳輪外縁を作成し（図5ⓗ），それより頭側の皮膚を合わせて仮縫合を行う．頭側端の皮膚はdog earとなるため，余分な皮膚（図5ⓖの点線部）を切除してdog earの修正を行う．

❺縫合

創を仮閉鎖後，新しく作成した乳輪外縁の径を巾着縫合で縫縮し，4-0 PDSで真皮の埋没縫合を行う（図5ⓘ）．

【術　後】

化学療法および残存乳房への放射線照射を施行し，術後1年9カ月の現在，整容性は良好である（図5ⓙ）．

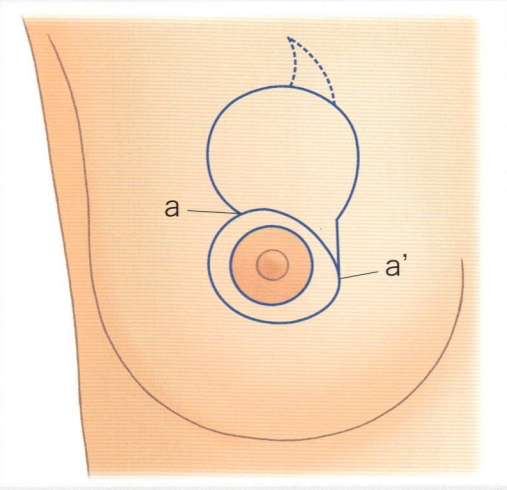

図5ⓖ　乳房皮膚の形成：点線はdog ear修正のために皮膚を切除する．

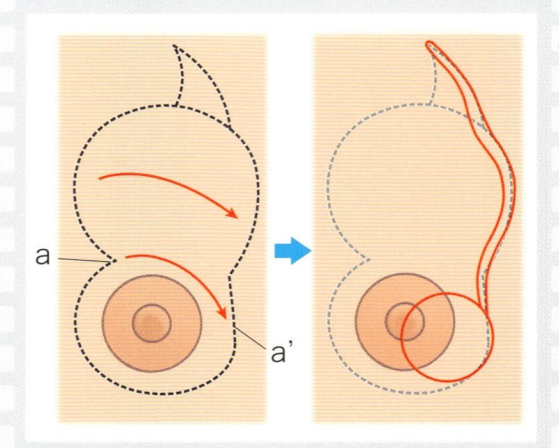

図5ⓗ　a点とa'点を合わせて新しい乳輪外縁を作成する．

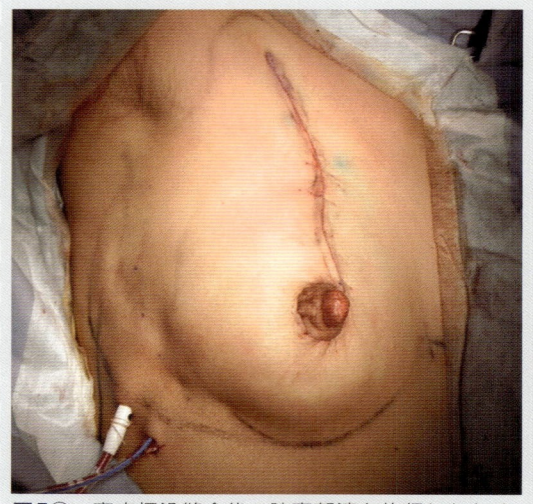

図5ⓘ　真皮埋没縫合後：腋窩郭清を施行したため，ドレーンは皮下と腋窩部の2本留置した．

図5① 術後1年9カ月

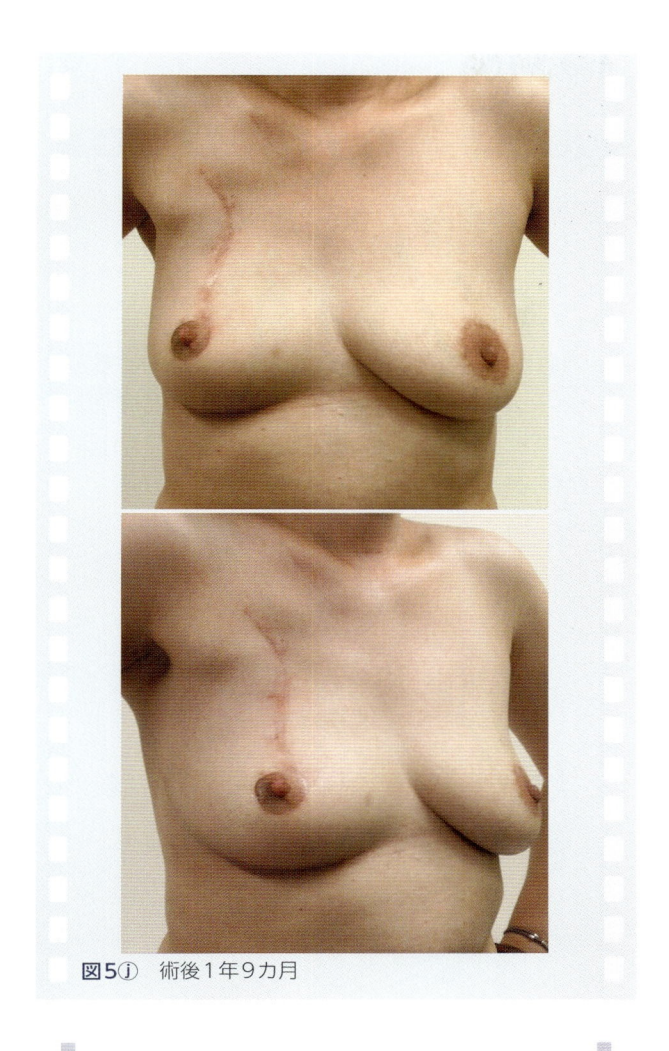

ピットフォール

> ◆充填に利用できる乳房外組織が確保されない場合は，整容性不良となってしまうため適応とならない

あまり大きくない乳房で皮膚だけでなく部分切除の範囲も大きい場合は周囲の乳房内組織だけで欠損部を充填することは困難であり，周囲の乳房外組織を充填に利用しなければ整容性不良の乳房になってしまう。日本人の乳房は欧米人ほど大きくないため，この手技を用いる場合，利用できる乳房外組織があるかどうかを術前にしっかり考えてデザインすることが重要である。この手技がもともと大きな乳房に対する美容目的で行われてきた手技であることを肝に銘じておく必要がある。

Tips

欧米では fatty breast が多く，皮下剥離を広範に行って乳腺・脂肪織を授動すると脂肪壊死を起こしやすいため，乳腺は基本的に皮膚と一緒に動かすことが多い。したがって，日本人でも fatty breast の症例では，欧米で行われているように乳輪周囲はリング状に脱上皮化し，周囲の乳房組織に皮膚を付けたまま動かして欠損部を充填する方法を施行すべきである。一方，日本人では dense breast で，大きく授動しても脂肪壊死を来たしにくい乳房が多い。このような症例では広範な皮下剥離を伴う乳房組織の授動を行って乳房を形成することが可能である。したがって，乳房内組織のみでは欠損部の充填が困難な症例に対しても，今回紹介した乳輪周囲を全層で切開し同心円状に皮膚を切除する方法が適応になると思われる。また，この方法では広範な皮下剥離を行えることから，この創からのセンチネルリンパ節生検や腋窩郭清の施行も可能である。

【文 献】

1) Giovanoli P, Meuli-Simmen C, Meyer VE, et al : Which technique for which breast? A prospective study of different techniques of reduction mammoplasty. Br J Plast Surg 52 : 52-59, 1999
2) Regnault P : Breast reduction and mastopexy, an old love story : B technique update. Aesthetic Plast Surg 14 : 101-106, 1990
3) Parenteau JM, Regnault P : The regnault "B" technique in mastopexy and breast reduction : A 12-year review. Aesthetic Plast Surg 13 : 75-79, 1989
4) Schöndorf NK : The technique of B-, S-, or W-reduction mammaplasty in the conservative therapy of breast carcinoma : Experiences with a new surgical technique. Breast 10 : 501-507, 2001
5) Schöndorf NK : Reconstruction of parcial mastectomy defects : The B-plasty. Oncoplastic Breast Surgery ; A Guide to Clinical Practice, Fitzal F, et al, pp107-113, Springer, Wien, New York, 2010
6) 小川朋子, 花村典子, 山下雅子ほか：広範皮膚切除を必要とした AC 領域乳癌に対し B-plasty 応用の乳房温存手術を施行した1例. 乳癌の臨床 27 : 745-749, 2012

1) Abdominal advancement flap

三重大学乳腺外科　小川 朋子

概念

　Abdominal advancement flap（以下 AAF）は，本来の乳房下溝線（inframammary fold：以下 IMF）より尾側の皮膚・皮下脂肪織を頭側に引き上げて用いる flap である。この flap は乳房切除後の人工物や自家組織による乳房再建術の際，不足した皮膚やボリュームを補い，IMF をきれいに再建するために古くから形成外科領域で報告されてきた手技[1)～5)]である（図 1）。

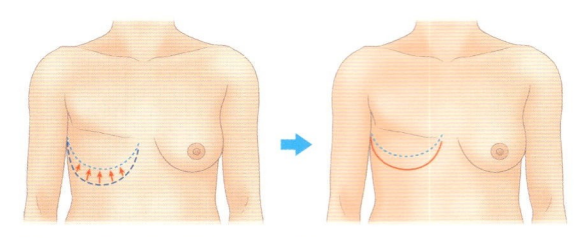

図1　乳房全摘後再建時の AAF

　上腹部の皮膚と皮下脂肪は多くの女性で少したるんだ状態になっており，これを数 cm 引き上げることは手技的にも容易であることから，著者はこの手技を乳房温存術に応用して行っている[6)7)]。
　本項では，乳房温存術時の AAF について紹介する。

適応

- IMF より尾側に欠損部充填に使用可能な皮膚・皮下組織の余剰があり，乳房部分切除によって下部領域のボリュームが不足する症例。
- 基本的に乳房部分切除の部位に下部領域が含まれる症例が対象となる。
- 下垂乳房や肥満体型も適応となる。
- 皮下脂肪の薄い症例では得られるボリュームは少なくなるが，禁忌ではない。

禁忌

- IMF に皮膚切開をおく症例。
- AAF 作成のための十分な視野を得ることが困難な症例。具体的には，皮膚切開の位置が IMF からかなり離れている症例や皮膚切開自体が小さい症例。
- IMF がはっきりしない症例。

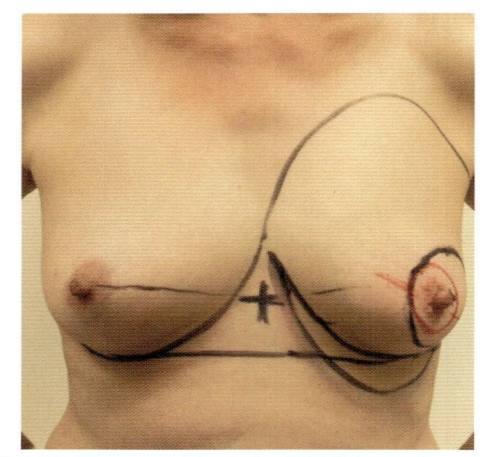

ⓐ坐位正面：IMF 尾側の皮膚・脂肪織を AAF として用いる。

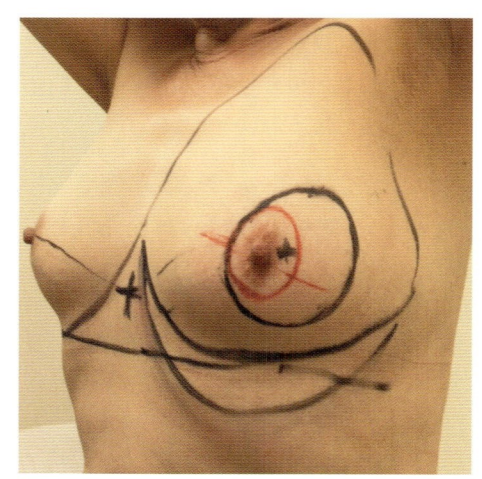

ⓑ坐位斜位：IMF より 3～4 cm 尾側に neo-IMF のラインをマークする。赤線：皮膚切開予定線（乳頭乳輪合併切除症例）

図2　術前デザイン

術前デザイン

臥位で切除予定範囲をマークし，この際，皮膚切除が必要な場合はその範囲もマークしておく。坐位でIMFのマークを行い，さらにIMFより尾側の皮膚と皮下脂肪織を引き上げてAAFとして用いるため，IMFより3〜4cm尾側に新しいIMF（neo-inframammary fold：以下neo-IMF）のラインもマークしておく（図2）。

IMFを越えて広範に皮下を剥離しAAFを作成するためには良好な視野が必要である。必要な視野を確保できる皮膚切開を予定する。
Neo-IMFの位置を決定する際は，IMF尾側の皮膚をつまんで，どのくらいの余剰皮膚・脂肪があるかを確認し，無理なく挙上できる幅とする。
AAFで確保できるボリュームは通常10〜15%程度なので，欠損部が大きい場合は他の手技との併用も考慮する。

SURGICAL TECHNIQUES

手術手技

【乳房部分切除】

❶皮膚切開および皮下剥離（図3 ⓐ，ⓑ）

術前デザインに沿って皮膚切開を行い，皮下の剥離を行う。著者は通常，この時点で部分切除に必要な部位までではなく，neo-IMF予定部位まで皮下剥離を行っている。乳房部分切除後は残存乳房組織を固定しにくくなり皮下剥離がやりにくくなることと，広範に皮下を剥離しておく方が部分切除をしやすくなるからである。なお，術前にマジックでマークしたneo-IMFのラインは術中に消えてしまうことが多いので，ピオクタニンを26G針で刺青している。

> IMFより尾側の皮膚・皮下脂肪織はすべて乳房形成のボリュームになるので，IMFより尾側はできるだけ皮膚側に脂肪を付けるように皮下の剥離を行う（図3 ⓑ）。

❷乳房部分切除（図3 ⓒ）

皮下剥離を広範に行った後，乳房部分切除を施行する。AAF作成を予定している症例は，通常，良好な視野が確保されているので，乳房部分切除までの操作は短時間で施行可能である。

【乳房・AAFの形成】

❸乳房形成（図3 ⓓ）

下部領域が切除部に含まれている場合，単純に部分切除による欠損部を閉鎖するとIMF周囲のボリューム不足で整容性不良となる。そのため下部のボリュームをAAFで補填するのであるが，まずは乳房部分切除部周囲の乳腺・脂肪織を授動し，縫合して欠損部を閉鎖する。

❹AAFの形成（図3 ⓔ〜ⓖ，図4 ⓐ〜ⓕ）

Neo-IMFより尾側からドレーンを挿入留置後（通常，広範な皮下剥離を施行するため，皮下に15Frドレーンを留置している），AAFの形成に移る。引き上げる皮下組織が厚い場合，内腔側から予定したneo-IMFの位置に糸をかけることは技術的にかなり難しい。皮下組織が厚い場合，著者はneo-IMFの皮膚側から18G針（または20G針：20G針の方が出血しにくいので，最近は20G針を使用している）を刺入して糸を誘導する方法で確実にneo-IMFを引き上げるようにしているので，その方法について述べる。

術前にマークしたneo-IMFに対し，まず皮膚側から18G針を直角に刺入する（図3 ⓔ，4 ⓐ）。なお，術前にマークしたneo-IMFのラインは消えてしまっていることが多く，手術開始前に刺青したピオクタニンをつなぐように皮膚

第2章 乳房温存術とoncoplastic surgery

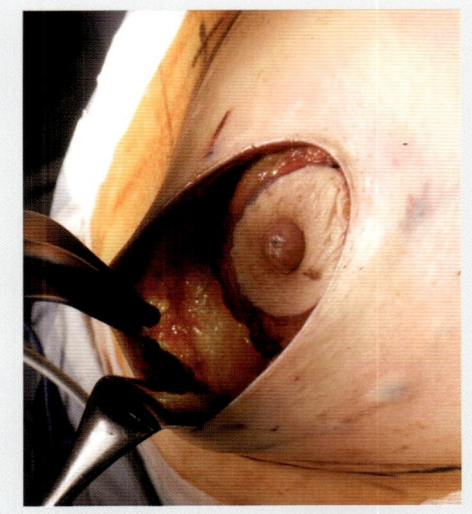

図3ⓐ Neo-IMFの部位まで皮下を剥離する。

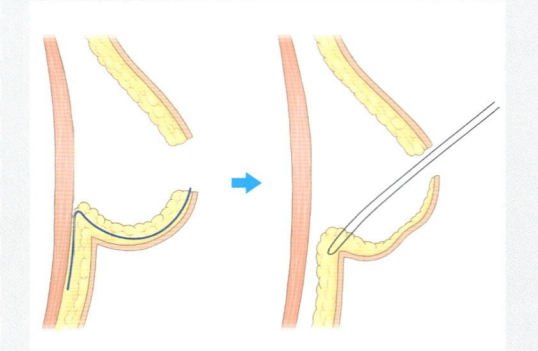

図3ⓑ IMFより尾側はできるだけ皮膚側に脂肪を付けるように剥離を行う。青線：皮下剥離ライン。

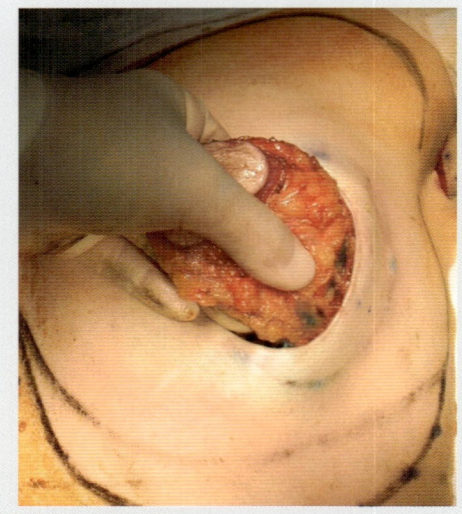

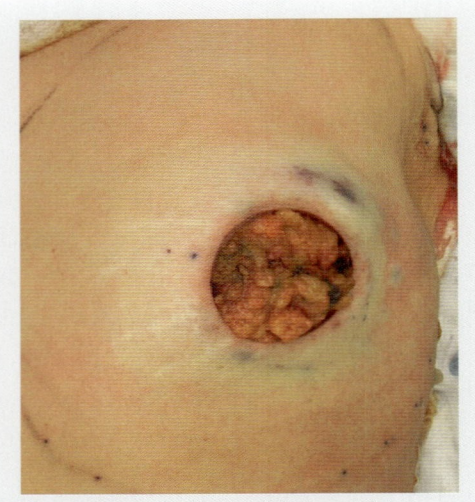

図3ⓒ 乳房部分切除

図3ⓓ 欠損部を周囲乳腺・脂肪織で閉鎖する。

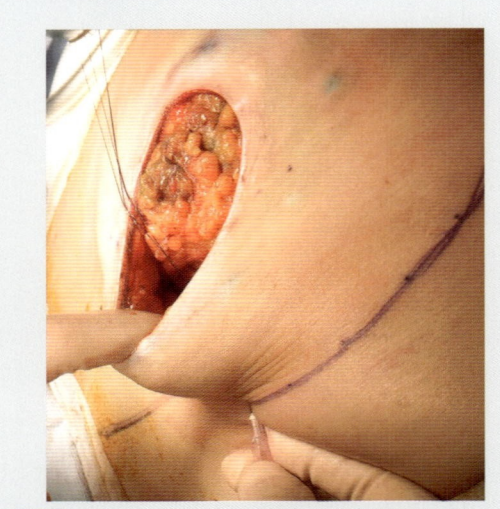

図3ⓔ Neo-IMFのラインから18G針を刺入する。

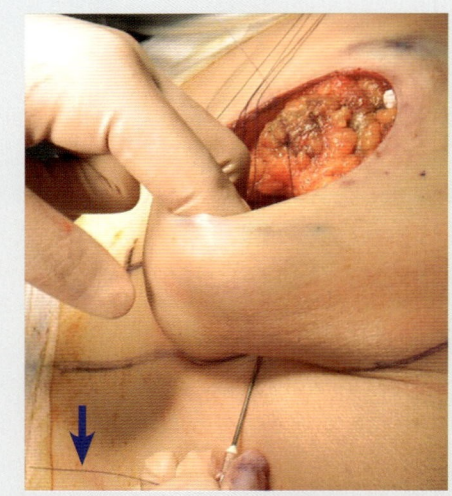

図3ⓕ 18G針の中を通って皮膚側に出た4-0バイクリル糸（青矢印）。

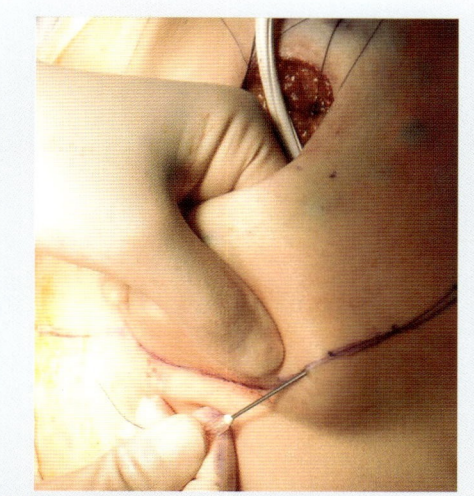

図3ⓖ 18G針を寝かせて皮下を通す。

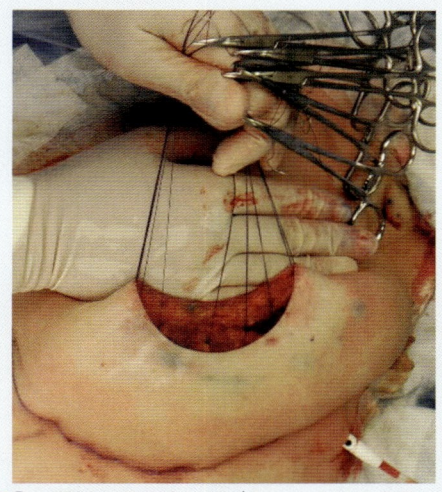

図3ⓗ 頭側から圧迫しながらneo-IMFの皮下にかけた糸を牽引してきれいなneo-IMFが作成できていることを確認する。

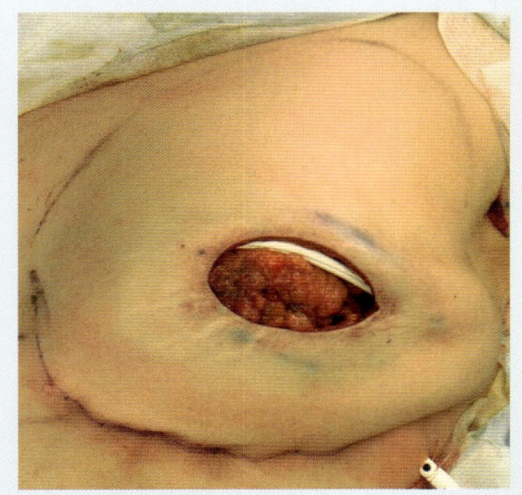

図3ⓘ neo-IMF作成後

図4ⓐ 皮膚側から18G針を刺入する。

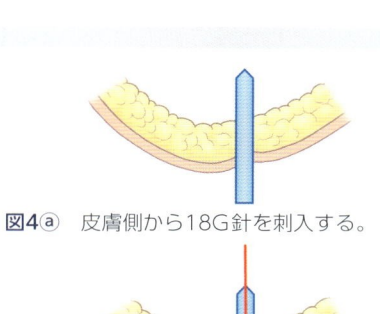

図4ⓑ 18G針の中に内腔側から皮膚側へ吸収糸を通す。

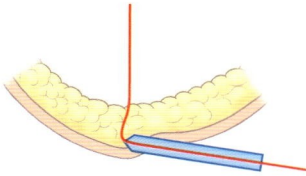

図4ⓒ 18G針を皮下まで引き抜く。

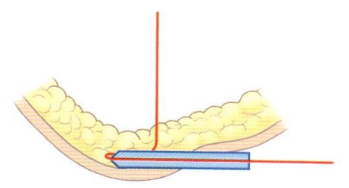

図4ⓓ 18G針を寝かして約5mm皮下を通す。

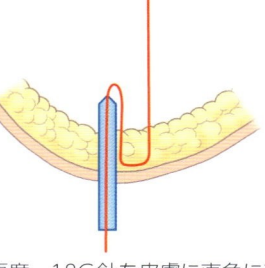

図4ⓔ 再度，18G針を皮膚に直角に刺入する。

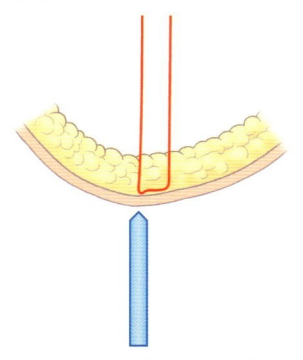

図4ⓕ 18G針の中を通っている糸を内腔側へ引き出した後，18G針を引き抜く。

第2章 乳房温存術とoncoplastic surgery

ペンで再度 neo-IMF のライン書いておく。次に内腔側から 3-0 または 4-0 の針付きの吸収糸（著者は通常 3-0 または 4-0 バイクリル CR を使用している）を 18G 針の中に通して皮膚側まで出す（図3 ⓕ, 4 ⓑ）。18G 針を皮下まで引き抜き（図4 ⓒ），皮下を約 5 mm 通す（図3 ⓖ, 4 ⓓ）。再度，18G 針を皮膚に直角にして内腔側へ刺入する（図4 ⓔ）。内腔側から 18 針の中を通っている糸を引き出した後，18G 針を引き抜く（図4 ⓕ）。以上の操作を約 2 cm 間隔で繰り返して neo-IMF 全長の皮下に糸をかけた後，これらの糸をすべて頭側に牽引しながら頭側より用手的に圧をかけ，きれいな neo-IMF が作成できているかを確認する（図3 ⓗ）。その後，この糸をそれぞれ胸壁の筋肉（固定する部位に肋骨がある場合は肋骨の骨膜にも糸をかけるようにする）へ結紮・固定して neo-IMF を作成する（図3 ⓘ, ⓙ）。

なお，引き上げる皮膚が薄い場合は容易に内腔側から neo-IMF に 4-0 バイクリルをかけることができるので，内腔側からかけている。

> きれいな neo-IMF を作成するためには，胸壁に糸を固定する前に坐位にするか頭側からしっかり圧迫してラインを確認することが重要である。正面から見た時，内側・外側はラインがずれていると特に目立つので，注意が必要である。
> また，下垂が強い症例ではもともとの IMF の皮下脂肪織に線維化が起こって硬くなっていることがある。その際は，線維を格子状に切開して伸びやすい状態にする必要がある。
> 18G 針（または 20G 針）の中に糸を通す際，糸が湿っていると通しにくいので，糸を湿らせないように注意する。

❺縫合

皮膚は通常通り真皮の結節埋没縫合を行う（図3 ⓚ）。

【術後】

通常通り，創部が落ちついたら，放射線治療や薬物療法などの補助療法を施行する（図3 ⓛ）。

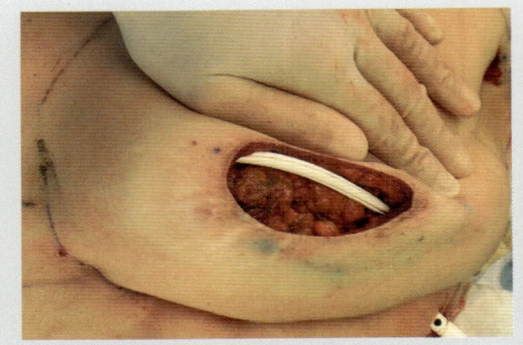

図3ⓙ 頭側から圧をかけて neo-IMF を確認する。

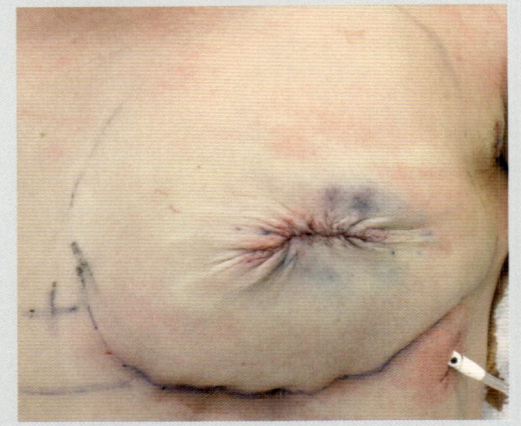

図3ⓚ 真皮埋没縫合後：創縁を縫縮してから真皮縫合を行ったため，しわがよっている。

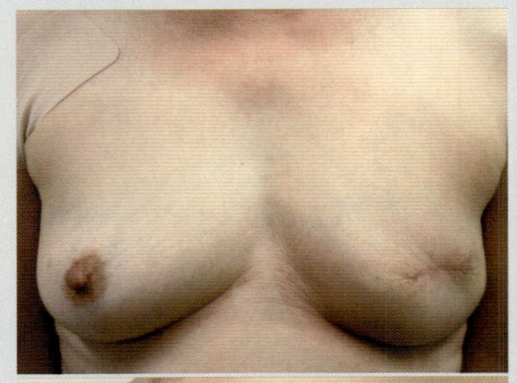

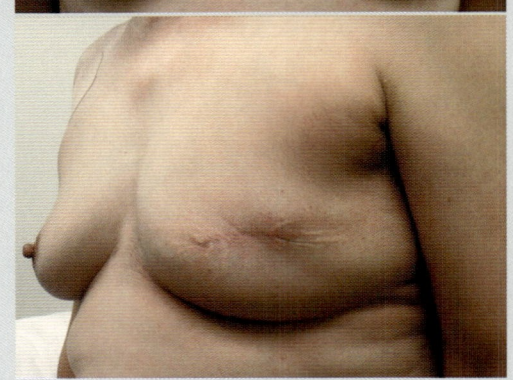

図3ⓛ 術後5カ月：創縁を縫縮してよったしわは目立たなくなっている。

ピットフォール

◆ AAFで得られるボリュームは10～15％程度と少ない

AAFは合併症が少なくドナーサイトへの負担も少ないvolume replacement techniqueであるが，得られるボリュームは10～15％程度と少なく，IMFより尾側の皮膚・皮下組織にかなり余裕のある症例でも，せいぜい20％程度である。術前に切除量をしっかりと評価し，20％を超える切除量の場合は他の方法を考慮するか，他の手技を併施することを考慮すべきである。

Tips

AAFの手技は十分な視野が得られる症例であれば，ほとんどの症例に使用可能である。AAF単独で充填できるボリュームは10～15％程度と少ないが，他の手技と組み合わせて使用することが容易であることから，著者はしばしば他のvolume displacement techniqueと組み合わせて利用している。十分な視野の確保が可能であるlateral mammaplasty, medial mammaplasty, modified round techniqueなどのvolume displacement techniqueをAAFと組み合わせることで，30％以上の切除を要する症例でも良好な整容性を得ることが可能となる（第2章「3. 手技の組み合わせ」）など，AAFは非常に応用範囲の広い手技である[7,8]。

【文 献】

1) Lewis JR Jr：Use of a sliding flap from the abdomen to provide cover in breast reconstructions. Plast Reconstr Surg 64：491-497, 1979
2) Ryan JJ：A lower thoracic advancement flap in breast reconstruction after mastectomy. Plast Reconstr Surg 70：153-160, 1982
3) Delay E, Jorquera F, Pasi P, et al：Autologous latissimus breast reconstruction in association with the abdominal advancement flap；A new refinement in breast reconstruction. Ann Plast Surg 42：67-75, 1999
4) Leal PR, de Souza AF：Breast reconstruction by expansion and advancement of the upper abdominal flap. Aesthetic Plast Surg 21：175-179, 1997
5) Fitoussi A, Berry MG, Couturaud B, et al：Abdominal advancement flap and the IMF. Oncoplastic and Reconstructive Surgery for Breast Cancer, pp48-52, Springer-Verlag, Berlin Heidelberg, 2009
6) 小川朋子，花村典子，山下雅子ほか：広範皮膚切除を必要とした乳房Paget病に対する乳房温存手術；Abdominal advancement flapを用いた乳房形成術．乳癌の臨床 27：625-628, 2012
7) Ogawa T, Hanamura N, Yamashita M, et al：Abdominal advancement flap as oncoplastic breast conservation；Report of seven cases and their cosmetic results. J Breast Cancer 16：236-243, 2013
8) 小川朋子，花村典子，山下雅子ほか：Racquet mammoplastyとabdominal advancement flapを組み合わせたoncoplastic surgery．乳癌の臨床 28：207-212, 2013

2) Crescent technique

国立がん研究センター中央病院形成外科　茅野 修史

概 念

　Crescent technique は，BD 領域の欠損を充填するために，乳房下溝線（inframammary fold：IMF）尾側に局所皮弁を作成し，それを脱上皮化して折りたたみ，欠損部に充填する方法である[1]。

　同部位に充填する方法として，上腹部脂肪筋膜弁（inframammary adipofascial flap）や外側肋間動脈穿通枝皮弁（lateral intercostal artery perforator flap）などがある。また，欠損が大きい場合には，広背筋皮弁を用いる方法もある。本法は穿通枝を確認しなくても皮膚からの血流で生着するので，より安全で簡便である[2)3)]。さらに，広背筋皮弁のように筋体を採取しないので，侵襲も小さく手術時間も短い。

　岡崎らの発表（第18回日本乳癌学会総会，2010年）では皮弁縦幅を5cmにしており，Aljarrah らの発表[1)] では同 1.5cm にしているが，本項では岡崎らの方法に準ずる。

適 応

- 最も良い適応：BD 領域で，乳房の 1/5～1/4 程度の欠損。
- IMF 尾側の皮下脂肪が多い。
- 小から中程度の大きさの乳房。
- 部位では B ＞ BD ＞ D の順に整容結果が良い。

禁 忌

- 乳房の 1/4 以上の欠損。
- IMF 尾側の皮下脂肪が少ない。
- 断端がはっきりせず，残存乳房切除の危険が高い。
- 大きい乳房：IMF 尾側の皮下脂肪が，欠損に比べて少ないことが多いため（ただし，太っていて IMF 尾側の皮下脂肪が十分な症例は，適応となる）。
- 皮膚切開線の長さを気にする症例。

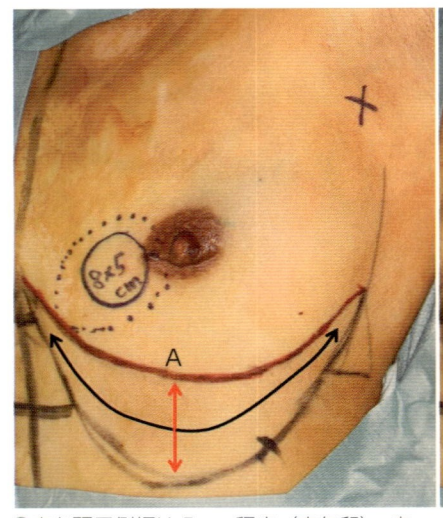

ⓐ皮弁頭尾側幅は5cm程度（赤矢印），皮弁内外側幅は15cm程度（黒矢印）。
ⓑ実線部の皮膚皮下脂肪を筋膜上まで切開し，点線部は切開せず皮弁の茎とする。

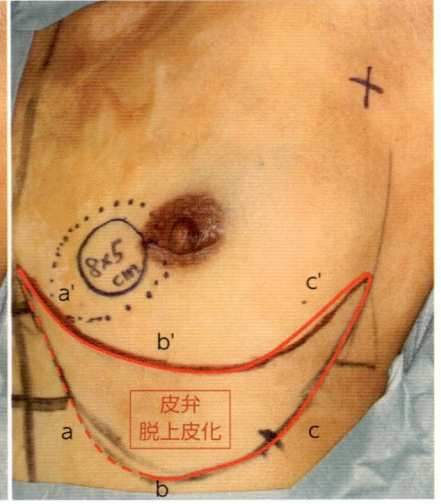

図1　デザイン

術前デザイン

乳頭から尾側に伸ばした線と IMF が交差する点を A とする。A から頭側に 1 cm，尾側に 4 cm 伸ばした線を皮弁の縦径とする（合計 5 cm）。もしくは A から尾側に 5 cm 伸ばしてもよい。横径は IMF の内側端から外側端とする。つまり内側は胸骨正中線，外側は前腋窩線とする（図 1）。

手術手技

【乳房部分切除】

❶皮膚切開

作図した皮弁の頭側の皮膚を切開し，乳房の皮下剥離を行い型通りに部分切除を行う（図 2 ⓐ～ⓒ）。腫瘍が皮膚に近い場合は直上の皮膚を合併切除する。

> Crescent flap の皮弁頭側の端から端まで切開すると，皮下剥離と展開を広範囲に行うことが可能で部分切除が容易になる。鉤引きによる皮膚創縁損傷を予防できる。

【乳房・皮膚の形成】

❷皮弁作成，皮弁脱上皮化

部分切除後の欠損が内側なら，crescent flap は内側茎にする。同様に乳腺欠損部が外側なら外側茎，正中なら正中茎とする。茎は crescent flap 尾側皮膚と連続性をもたせておく。それ以外の crescent flap 尾側は皮膚全層を切開する。さらに肋骨弓まで皮下穿通枝を結紮切離しながら筋膜上を剥離して，crescent flap 尾側を頭側に引き上げやすくしておく。その後，crescent flap の皮膚は脱上皮化する（図 2 ⓓ）が，もし皮膚が合併切除されている場合は，その部に皮島が露出するようにしてもよい。

> Crescent flap 挙上の際に皮弁尾側の脂肪をひとまわり大きく採取すると，充填する組織量を増やすことができる。ただし，採り過ぎると血流が悪くなって脂肪硬化するため，注意が必要である。

❸皮弁と残存乳腺を縫合

Crescent flap を頭側に牽引して，crescent flap 尾側の創縁皮下と乳房下溝に位置する筋膜を 2-0 ナイロンで 5 針程度固定する。この牽引により皮弁採取部が縫い閉じられるようになる。皮弁を折りたたみ，乳腺欠損部に充填して残存乳腺と 2～3 針固定する。この際，乳腺を皮膚と大胸筋から剥離して少し授動してもよい。乳腺と皮弁を固定しすぎると，乳腺上の皮膚が皮弁に引っぱられて，ノッチになるので注意する（図 2 ⓔ）。

> 2-0 ナイロンで固定する部位は，対側乳房の IMF を参考にする。対側乳房より 1～2 cm 尾側くらいがよい。あまり頭側に固定すると IMF が引き込まれてしまう。

❹皮膚縫合

閉創前に仮縫いをして坐位で乳房の形を確認したのち，吸引ドレーンを皮下に留置して皮膚縫合を行う（図 1 ⓑ a'-a, b'-b, c'-c）。患側乳房はやや尾側に牽引されているのが普通である（図 2 ⓕ）。

> Crescent flap 茎部は通常，真皮縫合できない。5-0 ナイロンで皮膚縫合のみ行う。

【術後】

通常通り，創部が落ち着いたら，放射線照射などを行う。

なお，欠損部位が外側の場合は皮弁茎を外側として折りたたむ（図 3）。欠損部位が正中の場合は皮弁茎を正中として折りたたむ（図 4）。

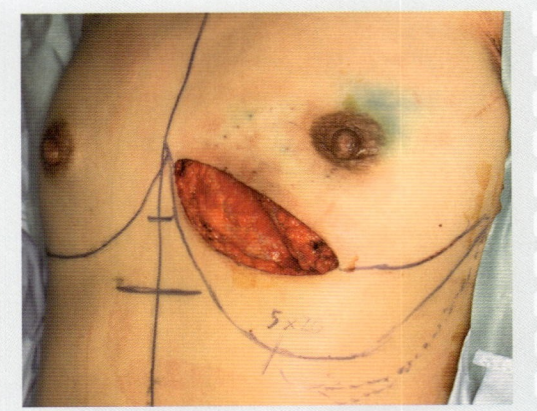

図2ⓐ 部分切除終了時

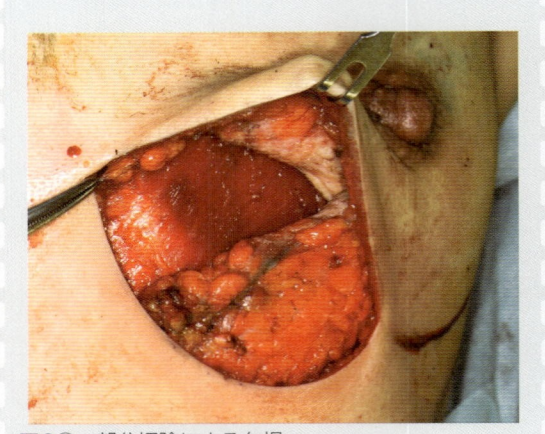

図2ⓑ 部分切除による欠損

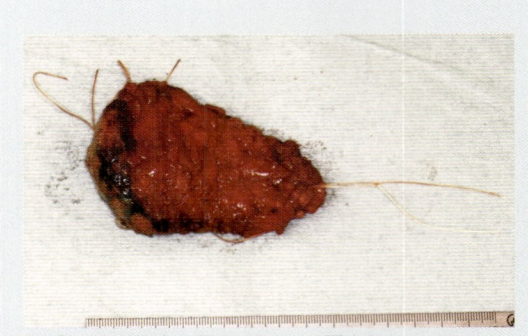

図2ⓒ 摘出標本：径8×6cm，厚さ2cm，46g

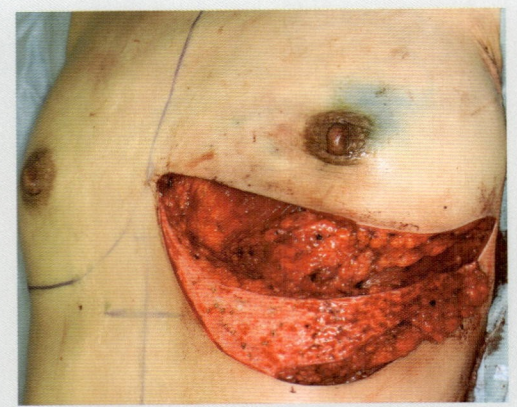

図2ⓓ 皮弁下筋膜上を尾側の肋骨弓まで剥離する。皮弁の脱上皮化を行う。

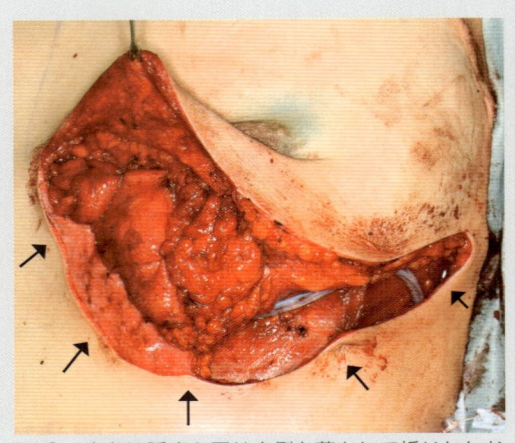

図2ⓔ 皮弁は腫瘍と同じ内側を茎として折りたたむ。皮弁を頭側に引き上げ，残存乳腺と縫合する。皮弁尾側皮膚を筋膜上に4～5カ所固定する（矢印）。

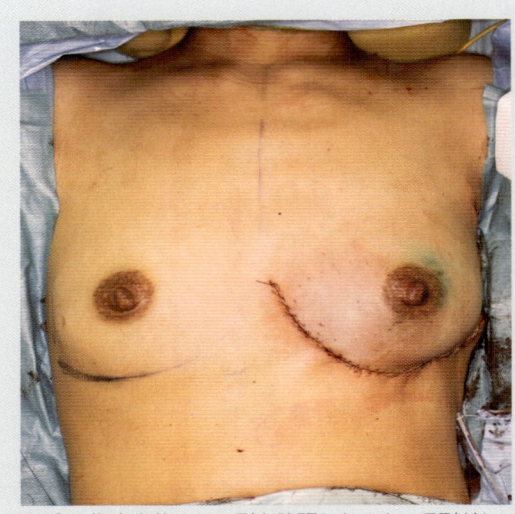

図2ⓕ 術中坐位にして形を確認したのち，吸引ドレーンを留置して閉創する。

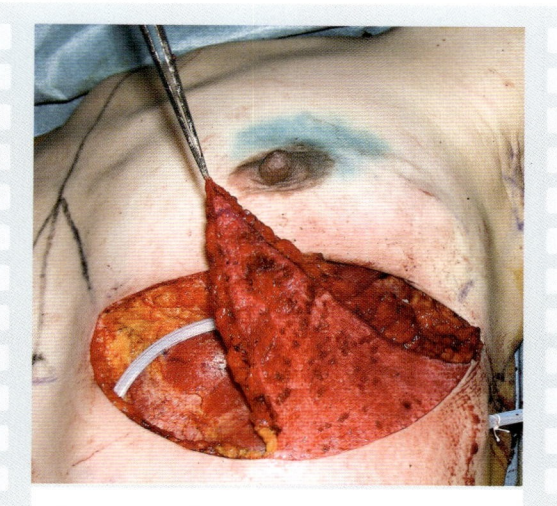

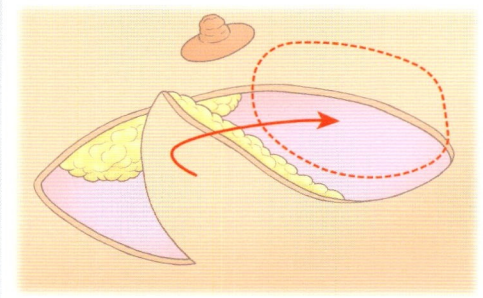

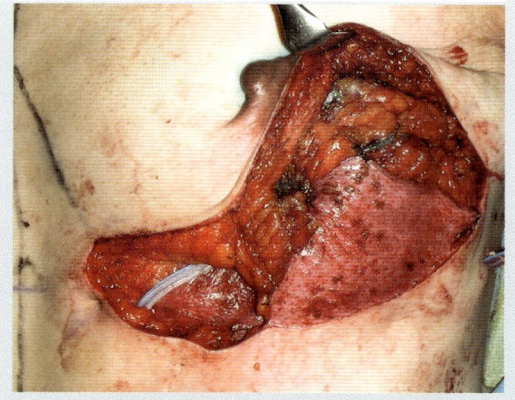

図3 欠損が外側（D領域）の場合は，皮弁外側を茎として折りたたみ，欠損部に充填する。

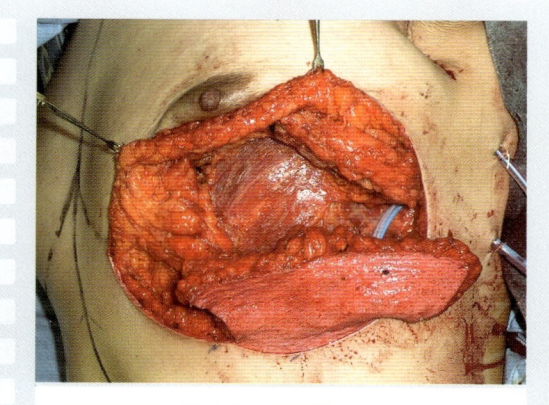

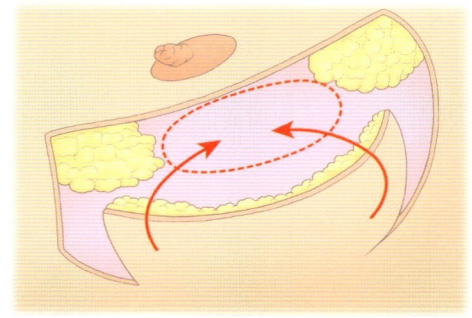

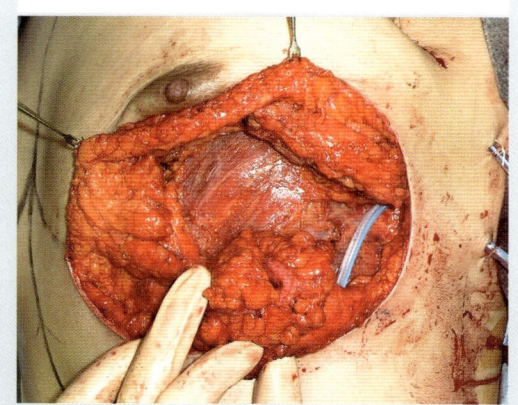

図4 欠損が中間（BD領域）の場合は，皮弁中間を茎として折りたたみ，欠損部に充填する。

第 2 章　乳房温存術と oncoplastic surgery

ピットフォール

◆手技は比較的容易だが，整容的に良好な結果を得るには細心の注意を要する

最も重要なのは，切除容量と皮弁で採取できる容量の把握である．後者が前者に比べて少ないと，良い結果は得られない．次に重要なのはIMFのラインをきれいに作成することである．皮弁茎の部分と乳房皮膚との縫合線が乱れやすいので，丁寧な皮膚縫合が必要である．

Tips

Crescent techniqueで作成する皮弁は，皮膚が連続している部分（茎）の皮下血管網から栄養されるrandom patternの皮弁である．したがって，茎はできるだけ幅広い方が血行が安定する．また，茎から遠い皮弁先端部の血行が最も悪い．経験的に，茎の幅は最低でも5cmはあった方が安全である．茎の血流が保たれるように，止血は出血点のみバイポーラで行い，筋膜上剥離操作中は，筋鉤で茎を圧迫しすぎないように注意するなどatraumaticな操作を行う．

症 例

◆症例1：37歳，左乳癌

BD領域に27mmの腫瘍があった．乳房切除は乳房の約1/5，切除乳房サイズは8×6×2cm，切除重量は46gであった．皮弁の大きさは内側茎で20×5cmとした．術後は50Gyの放射線照射を行った．術後1年6カ月（放射線終了後10カ月）現在の整容性は良好で，本人の満足度も高い（図5）．

◆症例2：52歳，右乳癌

BD領域に16mmの腫瘍があった．乳房切除は乳房の約1/4，切除乳房サイズは6.5×4.5cmであった．皮弁の大きさは内側茎で15×5cmとした．術後は50Gyの放射線照射を行った．術後1年（放射線終了後10カ月）現在の整容性は良好で，本人の満足度も高い（図6）．

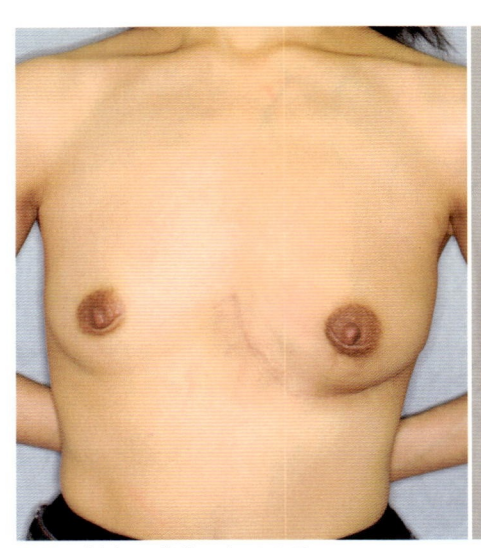

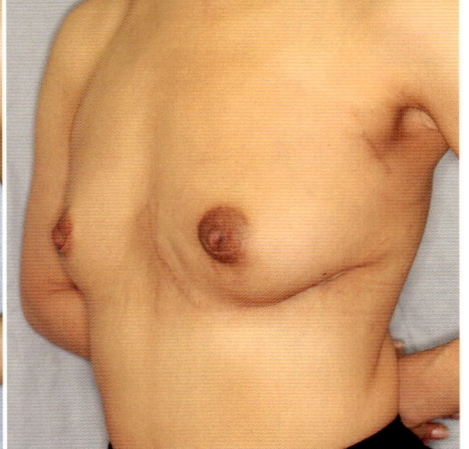

図5　症例1：術後1年6カ月

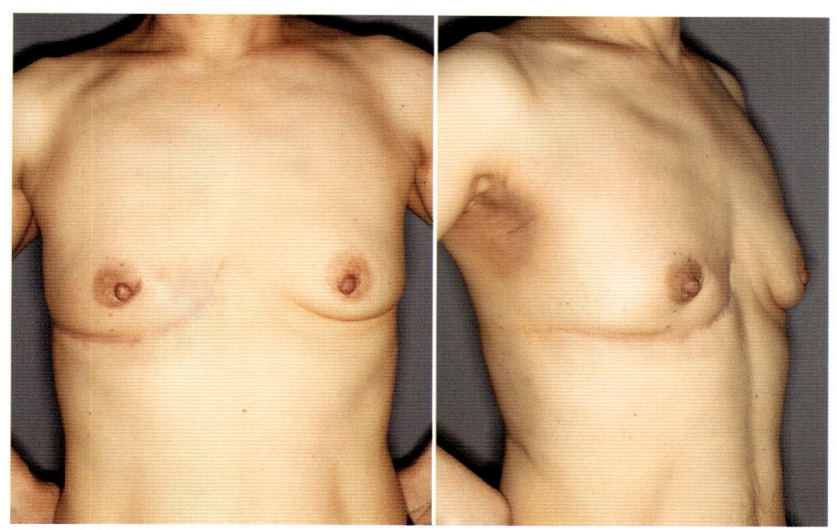

図6　症例2：術後1年

【文　献】

1) Aljarrah A, Nos C, Nasr R, et al : Updated follow-up of patients treated with the oncoplastic "Crescent" technique for breast cancer. Breast 21 : 475-479, 2012
2) Hamdi M, Spano A, Van Landuyt K, et al : The lateral intercostal artery perforators ; Anatomical study and clinical application in breast surgery. Plast Reconstr Surg 121 : 389-396, 2008
3) Kijima Y, Yoshinaka H, Hirata M, et al : Immediate reconstruction using a modified inframammary adipofascial flap after partial mastectomy. Surg Today 43 : 456-460, 2013

3）乳房下溝線部脂肪筋膜弁

三重大学乳腺外科　小川 朋子

概　念

　乳房下溝線部脂肪筋膜弁（inframammary adipofascial flap）は酒井ら[1)2)]が乳房全摘後の二次的乳房再建に対して報告したflapで，乳房下溝線より尾側の上腹部から皮下脂肪織に筋膜を付けた脂肪筋膜弁を舌状に起こし，乳房マウンドとして用いる手技である。この方法は小さな乳房が作成できるくらいのボリュームが得られる。また，術中の体位変換を必要とせず，血管吻合などの手技も必要なく，乳腺外科医のみで施行可能であることから，著者はこのflapを比較的欠損部の大きな下部領域乳癌の乳房温存術に応用して行っている（図1）[3)～6)]。

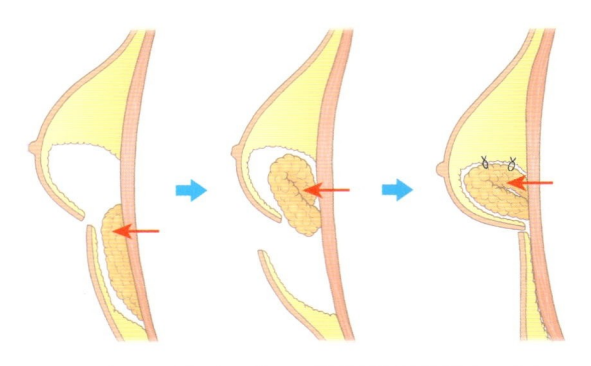

図1　乳房温存術時の乳房下溝線部脂肪筋膜弁：赤矢印：脂肪筋膜弁

　本項では，乳房温存術時の乳房下溝線部脂肪筋膜弁について紹介する。

適　応

- この方法に最適と考えられるのは，乳房下垂が比較的少ない高濃度乳房症例。
- 基本的に乳房部分切除部位が乳房下溝線に近い下部領域乳癌症例が対象となる。
- 乳房切除量が多い症例に対しては，外側や頭側の乳腺・脂肪織の授動も加えることで，かなり大きな部分切除（30%以上）についても対応可能である。

禁　忌

- 下垂の強い脂肪性の乳房：このような症例は上腹部に余剰脂肪が多いため手技としては容易であるが，脂肪筋膜弁が脂肪壊死に陥りやすいので安易に用いるべきではない。
- 上腹部の皮膚余剰が目立つ症例もドナーサイ

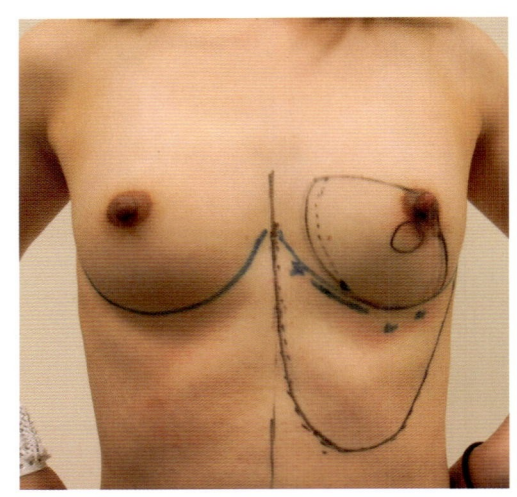

ⓐ坐位正面：部分切除範囲，乳房下溝線，脂肪筋膜弁採取部位をマークする。青×印：ドプラエコーで確認した穿通枝の位置。

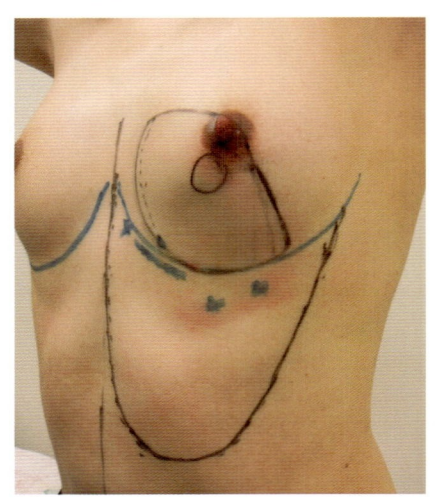

ⓑ坐位斜位

図2　術前デザイン

トの変形を起こしやすく，他の再建方法を考慮することが勧められる。

術前デザイン

臥位で乳房部分切除予定部位をマークしておく。この際，エコーを使用するので，同時にドプラエコーを用いて，乳房下溝線周囲の穿通枝の位置も確認しておく。また，脂肪筋膜弁を採取する部位の皮下脂肪厚もエコーで確認しておき，脂肪筋膜弁を採取する際の皮弁の厚さの目安にする。

坐位で乳房下溝線および乳房下溝線より尾側の脂肪筋膜弁採取部位のマークを行う。この脂肪筋膜弁は乳房下溝線を基部とした舌状とし，術後若干萎縮する可能性を考慮して，乳房切除予定量より充填量が多くなるようにマークを行う（図2）。

手術手技

【乳房部分切除】

❶皮膚切開および皮下剥離
術前にマークした乳房下溝線に沿って皮膚切開を行い，乳房部分切除のための皮下剥離を行う。

❷乳房部分切除（図3ⓐ）
皮下剥離を行った後，乳房部分切除を施行する。なお，センチネルリンパ節生検などの腋窩操作は腋窩に別の手術創を置いて行う。

【脂肪筋膜弁による乳房形成】

❸脂肪筋膜弁採取部位の皮弁作成（図3ⓑ）
術前のマークに従い，乳房下溝線より尾側の皮下剥離を進め，予定の範囲近くまで剥離したら徐々に深く入り，筋膜上の脂肪を薄めにして腹直筋鞘前葉に達する。

> 脂肪筋膜弁採取部位の皮下剥離の際，術前に確認しておいた皮下脂肪の厚さによって皮弁の厚さを決定する。すなわち，皮下脂肪が薄い場合はできるだけ皮下脂肪をしっかり脂肪筋膜弁側に付けるようにし，皮下脂肪の厚い場合は，この採取部位のdeformityが目立たないように，もとの脂肪厚の半分程度は皮膚側に残す厚さとする（図3ⓑ）。さらに採取部位の辺縁近くでは段差ができないように，徐々に皮弁を厚くしていくことを心がける。

❹脂肪筋膜弁の採取と欠損部への充填（図3ⓒ, ⓓ）
脂肪弁のみでは引きちぎれやすいので腹直筋前鞘や外腹斜筋膜を脂肪弁に付着させて採取し，挙上する（図3ⓒ）。乳房部分切除部位にこの脂肪筋膜弁を充填し，周囲の残存乳房組織に吸収糸で固定後，仮閉創し乳房が左右対称となることを坐位にて確認する。

> 術前にマークした穿通枝が入る部位近傍まで脂肪筋膜弁を挙上してきたら，穿通枝を損傷しないようにより注意深く剥離を行い，穿通枝を確認・温存する。なお，剥離しすぎてから戻すことはできないので，ある程度剥離したところで，いったんこの脂肪筋膜弁を欠損部に充填し，皮膚を仮閉創して坐位にて左右の対称性を確認する。どの程度剥離を追加すべきかを確認した後，再度臥位に戻して，最適な部位までの剥離を行う。形の良い乳房を形成するためには，手間を惜しまず，良い形になるまでこの確認を何度も行うことが重要である。なお，確認・温存した穿通枝が剥離部位より尾側になった場合，周囲は剥離しても可能な限り穿通枝は温存する（図3ⓓ）。

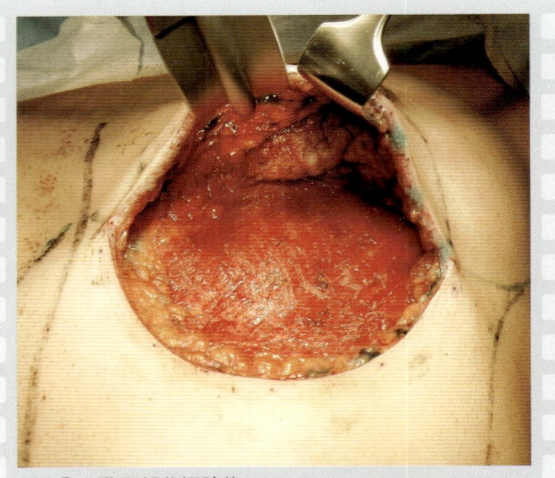

図3ⓐ　乳房部分切除後

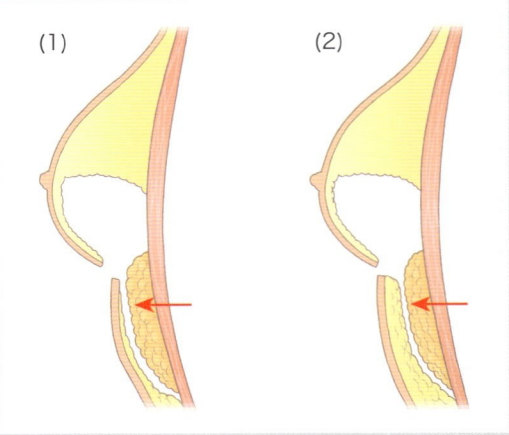

図3ⓑ　脂肪筋膜弁作成時の皮弁の厚さの調節
(1) 皮下脂肪の薄い症例：できるだけ皮下脂肪をしっかり脂肪筋膜弁側に付ける。
(2) 皮下脂肪の厚い症例：採取部位のdeformityが目立たないように，厚めの皮弁にする。
(赤矢印：脂肪筋膜弁)

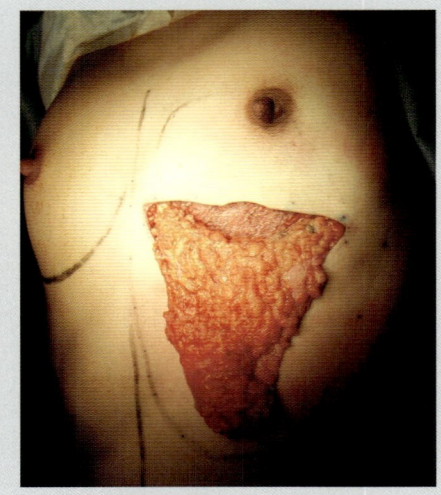

図3ⓒ　脂肪筋膜弁の採取

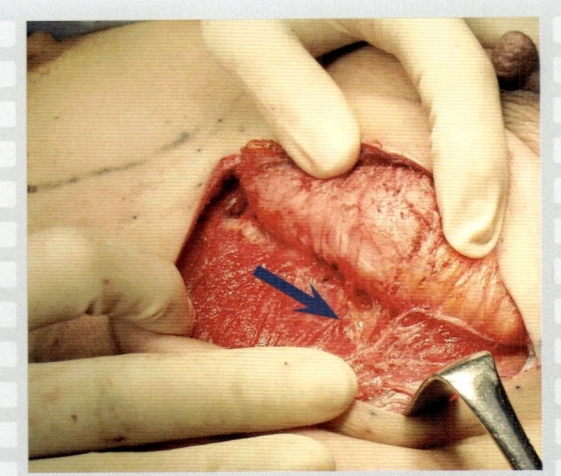

図3ⓓ　穿通枝の確認・温存：青矢印は温存した穿通枝

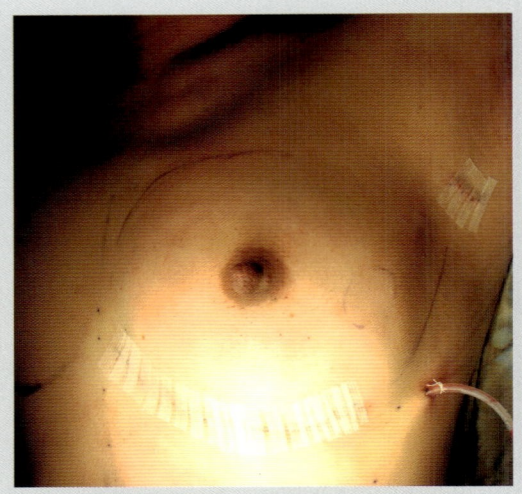

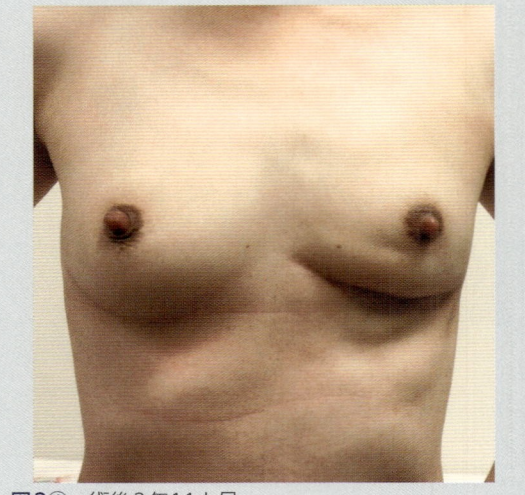

図3ⓔ　閉創後

図3ⓕ　術後3年11カ月

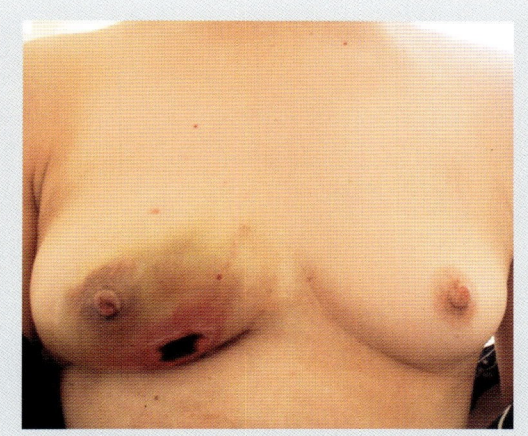

ⓐ 術後2週

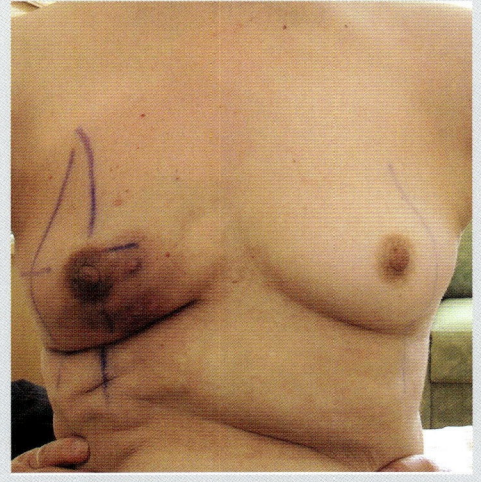

ⓑ 術後4カ月（放射線治療後）：脂肪筋膜弁採取部位の変形も目立つ。

図4 乳房皮膚に皮弁壊死を来たした症例

❺ 創の閉鎖（図3ⓔ）

　脂肪筋膜弁を採取した部位にドレーンを挿入し，乳房下溝線で皮膚縫合を行い，脂肪筋膜弁採取部位を圧迫固定し，手術を終了する。

　脂肪筋膜弁採取部位に脂肪の多い症例では，術後，ドレーンの排液量が減少しにくいことがあるが，液貯留が遷延すると採取部位のdeformity形成の要因となる。この部を早く癒着させるために，皮弁の皮下と筋肉を吸収糸にて数針固定する。また，皮切部を乳房下溝線に一致させるために，切開部の皮下も脂肪筋膜弁翻転部直下の筋肉に吸収糸で固定する。

【術後】

　脂肪筋膜弁採取部位を圧迫し，排液30ml以下でドレーンを抜去する。創部が落ちついたら，放射線治療や薬物療法などの補助療法を施行する（図3ⓕ）。

　脂肪筋膜弁採取部位の圧迫は，術後出血を予防し，立位時に乳房の台座になって脂肪筋膜弁や皮膚に過度の牽引がかかることを防ぐが，圧迫しすぎて皮膚が虚血にならないよう注意が必要である。乳房部分切除のための皮下剥離の際，皮弁を強く牽引すると皮弁壊死を引き起こす可能性がある（図4）ので，愛護的に扱うことが重要である。

ピットフォール

◆脂肪が多い症例ほど脂肪壊死になりやすい

　この手技は乳房下溝線より尾側の皮下脂肪が厚い症例を良い適応と考えてしまいがちであるが，そういう症例は挙上してきた脂肪筋膜弁が脂肪壊死に陥ったり，壊死までいかなくても硬化してしまう可能性が高い。脂肪筋膜弁は細い穿通枝で栄養されているだけの組織で，あまり血行が良くない。脂肪への血流が問題なければ脂肪筋膜弁を充填した部分も他部位と変わらないくらいに柔らかくなり，マンモグラフィ上も異栄養性の石灰化を来たすことはない（図5）。

しかし，脂肪への血流が不良な場合，たとえ形は悪くなくても非常に硬くなりマンモグラフィ上も異栄養性の石灰化を来たしてしまう（図6）。また，完全脂肪壊死に陥った場合は脂肪融解を起こして強い変形を残してしまうこともある（図7）。したがって，脂肪が多くてとりやすそうだからという理由で安易にこの方法を選択すべきではない。比較的やせ形の症例の方が利用できる脂肪の量は少なくても，脂肪壊死に陥るリスクは少なく，ドナーサイトの変形も起こしにくいので，最近はそういう症例で他の方法では十分な組織が得られにくい場合に限ってこの方法を行っている。

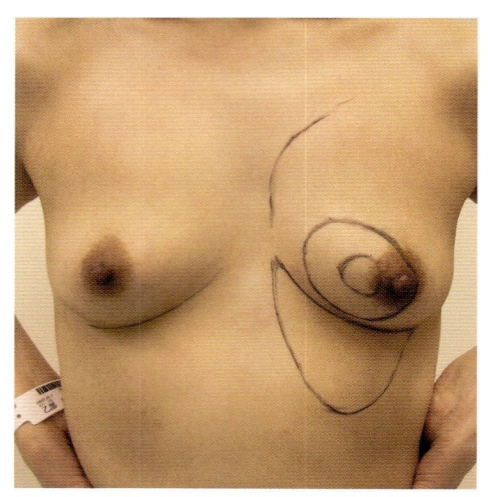

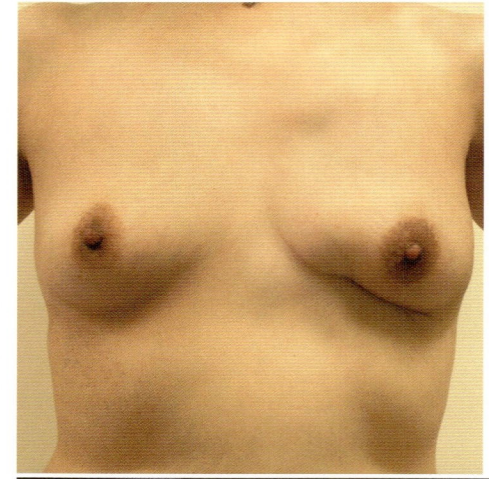

ⓐ術前デザイン
ⓑ術後6年8カ月：脂肪筋膜弁は柔らかく，対側とほぼ変わらない硬さになっている。
ⓒ術後6年8カ月のマンモグラフィ：脂肪筋膜弁充填部に異栄養性石灰化は認められない。

図5　脂肪筋膜弁による再建例：若年非肥満症例

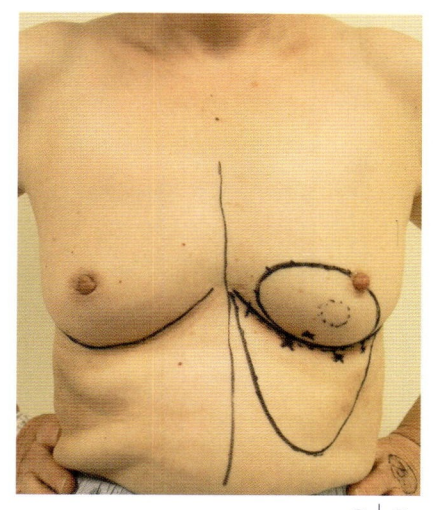

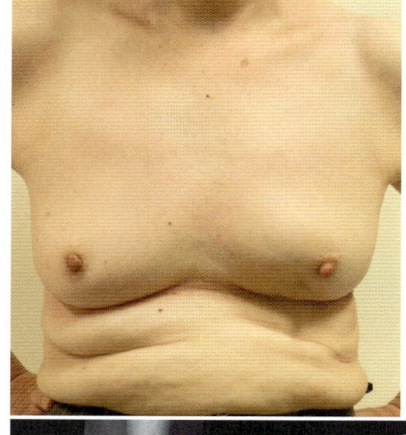

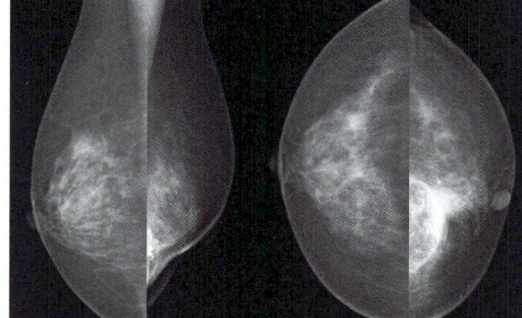

ⓐ 術前デザイン
ⓑ 術後3年：充填部のボリュームは保たれているものの，かなり硬くなっており，ドナーサイトの変形も目立つ。
ⓒ 術後3年のマンモグラフィ：脂肪筋膜弁充填部に異栄養性石灰化を認める。

図6 脂肪筋膜弁による再建例：乳房下溝線より尾側の皮下脂肪は厚いが，血流は不良の症例

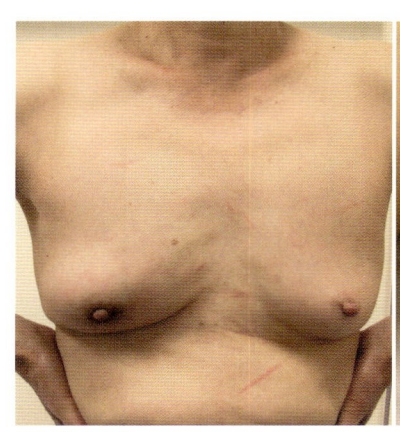

ⓐ 術後4カ月
この時点では整容性は良好である。

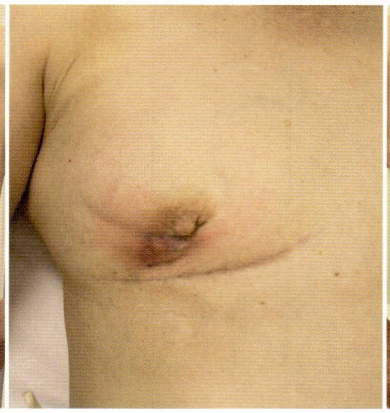

ⓑ 術後3年4カ月
脂肪壊死を起こした部分が融解し，皮膚に瘻孔を形成した。

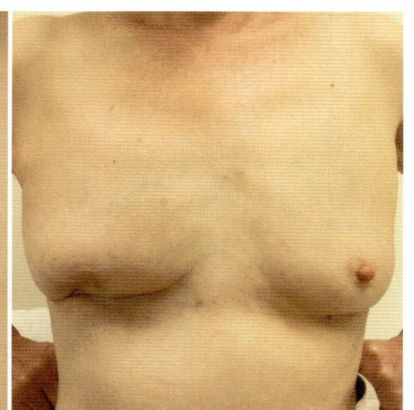

ⓒ 術後5年6カ月
充填した脂肪筋膜弁が完全に融解し，変形を来たした。

図7 脂肪筋膜弁が完全脂肪壊死を来たした症例

第2章 乳房温存術と oncoplastic surgery

Tips

　この手技は手術時間や出血量も通常の手術と大差なく[4]，大きな切除に対しても比較的良好な整容性を得ることができる。したがって，症例を選べばBD～B領域乳癌の乳房温存術において整容性を向上させる手技の1つとして有用である。脂肪筋膜弁の採取になれてきたら，皮膚切除が必要な腫瘍に対しても皮膚切除創を利用してこの再建を行うことが可能である

（図8）[7]。また，切除量が多い症例に対しては，頭側の乳腺・脂肪織を広範に授動するvolume displacementの手技と組み合わせることで（第2章「3. 手技の組み合わせ」），かなり大きな部分切除についても充填が可能となる[8]。ただし，大きな切除が必要となるような広範な拡がりをもった腫瘍の場合，再手術となる可能性も高くなる。手術方法の選択にあたっては，メリット・デメリットを十分説明したうえで行うことが重要である。

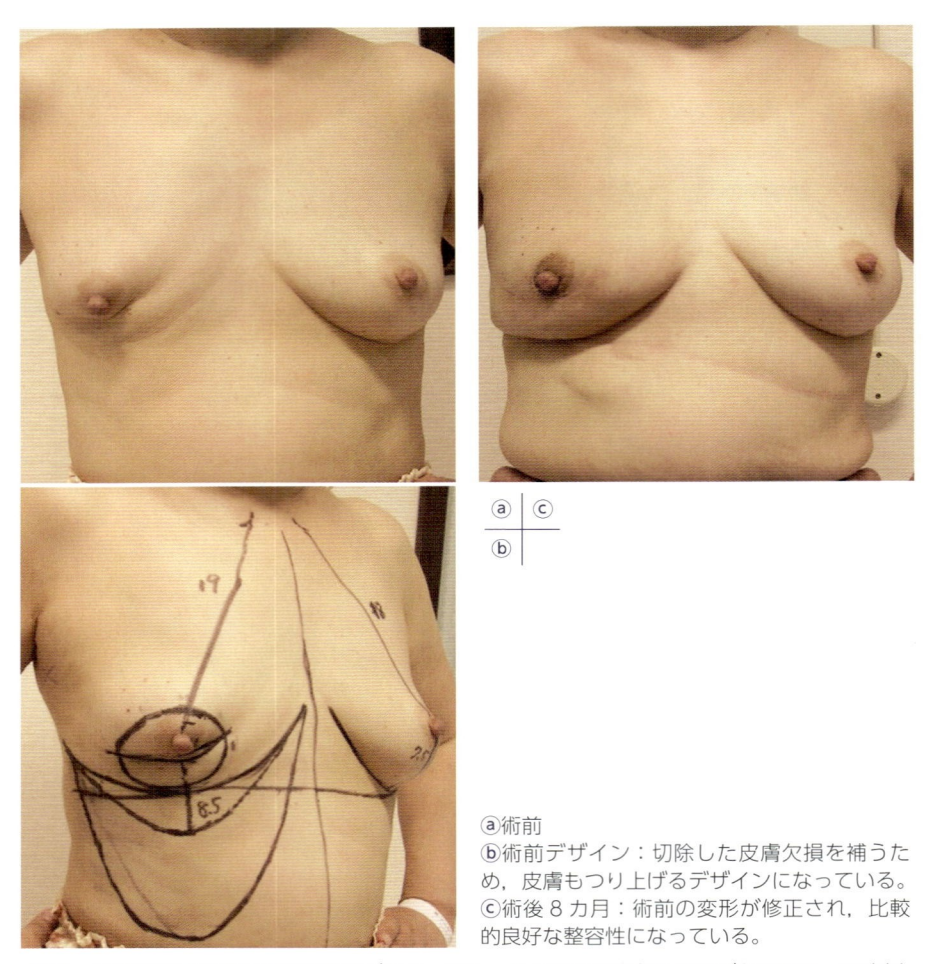

a	c
b	

ⓐ術前
ⓑ術前デザイン：切除した皮膚欠損を補うため，皮膚もつり上げるデザインになっている。
ⓒ術後8カ月：術前の変形が修正され，比較的良好な整容性になっている。

図8 以前に受けた摘出生検の変形が強く，また，その際の手術創も切除が必要であった症例

【文 献】

1) Sakai S, Suzuki I, Izawa H : Adipofascial (anterior rectus sheath) flaps for breast reconstruction. Ann Plast Surg 29 : 173-177, 1992
2) 酒井成身：Inframammary adipofascial flap による乳房再建．形成外科 42 : 309-315, 1999
3) 小川朋子，藤井幸治，谷口健太郎ほか：乳房下溝線部脂肪筋膜弁法を用いて乳房温存術後一期的再建を施行した2例．乳癌の臨床 20 : 335-338, 2005
4) Ogawa T, Hanamura N, Yamashita M, et al : Usefulness of breast-volume replacement using an inframammary adipofascial flap after breast-conservation therapy. Am J Surg 193 : 514-518, 2007
5) 小川朋子：乳房下溝線部脂肪筋膜弁による再建法．PEPARS 52 : 34-40, 2011
6) Ogawa T, Hanamura N, Yamashita M, et al : Long-term results of breast volume replacement using an inframammary adipofascial flap after breast-conserving surgery. Breast Cancer 2011 Jun 28 [Epub ahead of print]
7) 小川朋子，福間英祐，比嘉国基ほか：皮膚切除を必要とするBD領域乳癌に対し脂肪筋膜弁による一期的再建を施行した1例．乳癌の臨床 23 : 547-551, 2008
8) Ogawa T, Hanamura N, Yamashita M, et al : Oncoplastic technique combining an adipofascial flap with an extended glandular flap for the breast-conserving reconstruction of small dense breasts. J Breast Cancer 15 : 468-473, 2012

4）広背筋皮弁

大阪大学形成外科　矢野 健二

概　念

　広背筋は背部のおよそ半分を覆う扁平な筋肉であり，腰背部に幅広い起始部をもち，上腕骨に停止する。この筋体上に皮島をデザインして筋皮弁としてさまざまな再建に用いることが多い。有茎筋皮弁として使用する場合は，栄養血管である胸背動静脈が存在する腋窩部を支点として振り子のように円弧を描いて，目的とする部位に移動することが可能である。さまざまな再建に利用される有茎広背筋皮弁であるが，乳房再建での利用が最も多く，最も有効に活用できる手技の1つである。しかし，広背筋皮弁の採取量には限界があり，最も良い適応は乳房部分切除術後である。ただ，乳癌の部位やステージによって乳房の欠損部位や大きさが変わるため，広背筋皮弁に工夫する必要がある。今回は乳癌部位別の乳房部分切除術後再建法を中心に紹介する。

適　応

- 乳房部分切除術後。
- 比較的乳房の小さい skin (nipple)-sparing mastectomy 後。
- 比較的乳房の小さい胸筋温存乳房切除術後。

禁　忌

- 乳房の大きい skin(nipple)-sparing mastectomy 後。
- 乳房の大きい胸筋温存乳房切除術後。
- 皮膚切除量の大きな症例。

解　剖

　広背筋は第6〜8胸椎以下の棘突起，腰背腱膜浅葉，腸骨稜，第9〜10以下の下位肋骨および肩甲骨下角から起こり，上縁はほとんど水平に外方へ，下縁は次第に斜め外上方へ向かう。停止部は上腕骨の小結節稜である。主たる栄養血管は，腋窩動静脈の枝である肩甲下動静脈が肩甲回旋動静脈を分枝した後の胸背動静脈である。胸背動静脈だけで広背筋全体が栄養され，多数の筋肉皮膚穿通枝を分枝しており，広背筋上の広範な皮膚皮下組織も栄養されている。したがって広背筋上のいずれの位置に皮島をデザインしても血行は良好である。また，広背筋の運動支配神経は胸背神経である。

　広背筋上皮膚の知覚を支配する神経はTh6〜12の胸神経後枝である。胸神経後枝は胸椎の横突起間を通って体幹の後壁に出て，外側皮枝と内側皮枝とに分かれて，広背筋を貫き，直上の皮膚に分布する[1,2]。したがって，広背筋皮弁採取後，一過性の背部知覚麻痺を生じる。

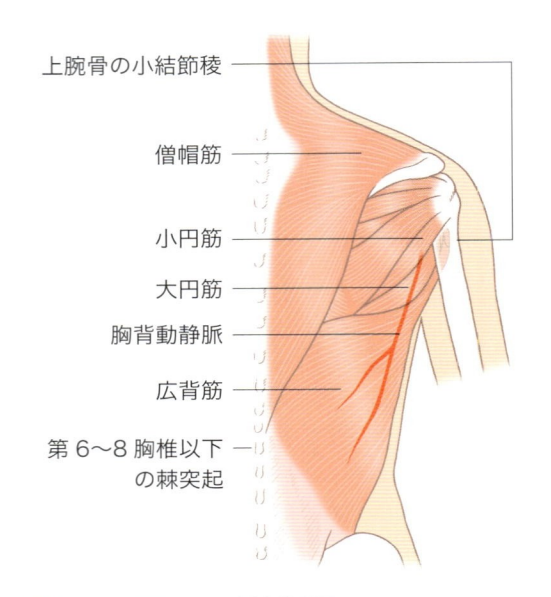

図1　広背筋皮弁の解剖学的所見
広背筋は腰背部から起こり，上腕骨の小結節稜に停止する。広背筋の栄養血管は胸背動静脈で，運動支配神経は胸背神経である。

術前

◆術前の組織欠損量の評価

乳癌術式，乳房の大きさ，背部脂肪の厚さなどを総合的に評価して再建術式を決定する。一次再建であれば，乳房皮膚や乳腺組織の切除量を術前に乳腺外科医に確認し，広背筋皮弁による再建が可能か否かを評価する。広背筋皮弁で再建を予定する場合は術前に立位で背部のブラジャーラインをマーキングし，皮島を作成する時の参考とする（図2）。

◆皮弁のデザイン

皮弁のデザインは乳癌手術が終了し，切除組織の形や重量を検討した後，体位を側臥位に移してから行う。広背筋皮弁における皮膚切開線は基本的にブラジャーラインに沿った横方向の紡錘形切開とし，切除組織量に応じて通常3〜6×13〜15 cmの皮島をデザインする（図2）。

紡錘形に採取した部位の創を縫縮した時に生じる外側端のdog earは目立つことが多く，患者が鏡に向かって正面視した時に飛び出して見えるため治療を希望することもある。それに対して内側端のdog earはしっかり持ち上がったとしても，数カ月すると下着装着や就寝時の荷重による圧迫効果により平坦になり目立たなく

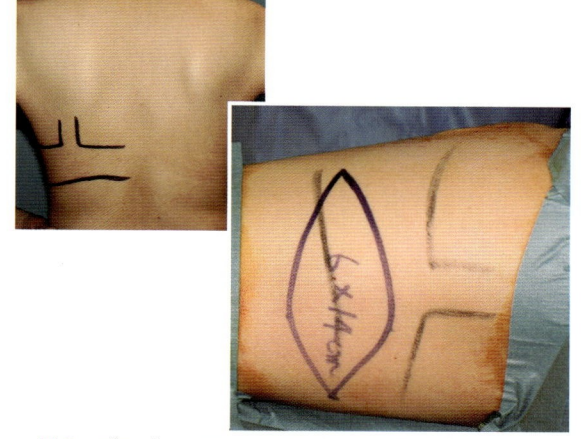

図2　ブラジャーラインと広背筋皮弁のデザイン
広背筋皮弁で再建を予定する場合は術前に立位で背部のブラジャーラインをマーキングし，皮島を作成する時の参考とする。外側にdog earを作らないように皮島のデザインは外側を狭く正中側を広くデザインする。

なることが多い。そこで，皮島のデザインは外側を狭く正中側を広くデザインする。皮島の幅は最も広い部分で8 cm程度であれば縫縮可能である。

乳房部分切除術であっても切除量が大きい場合は，多くの移植組織量を必要とするため横型切開ではなく背部皮膚の皺襞の方向である斜め方向の皮膚切開とし，通常6〜9×17〜20 cmの皮島をデザインする。この時のデザインも外側端の角度は小さくする。

SURGICAL TECHNIQUES

手術手技

【広背筋皮弁の挙上】

❶皮弁の切開
① 20万倍ボスミン液をデザイン線に沿って注射する。

> ボスミン注射後，止血効果が現れるまで5分程度待機する。

② 皮膚切開はほぼ垂直に浅筋膜まで行う。
③ 皮膚切開線から外側斜め方向に切開を加えて，創縁真皮下の脂肪組織を皮弁に含めすぎない方がよい（図3）。

> 創縁の脂肪組織を取りすぎると縫合時に真皮が下床の筋肉と癒着して背部皮膚の強い突っ張り感を生じることがある。

❷浅筋膜下での剥離（図4）
① 浅筋膜まで切開を加えて，単鉤で創縁を引き

上げながら浅筋膜下で剥離を行う。
②最初に創縁から頭側に向かって剥離を行う。
③頭側は肩甲骨の下端まで，頭外側は乳房切除時に切開した創まで皮下トンネルを作成する。皮下トンネルと乳房外側部の切開創を連続させ，筋皮弁が前胸部に引き抜ける大きさの開口部を作成する。
④内側に向かって剥離を進めていくと僧帽筋の外側縁が見えてくるので，剥離はそこまで行う。
⑤創縁から尾側に向かって同じ層で剥離していくが，剥離する範囲は乳腺の切除量に応じて決定する。

> 尾側の筋体は非常に薄くすぐに筋膜となり，浅筋膜下にある脂肪組織も少ないため，剥離範囲を多くしてもそれほど採取量の増加にならない。採取量の調整は，皮島の大きさつまり皮島の皮下脂肪の量で調整すべきである。筋皮弁の増量を図るために浅筋膜上の脂肪組織も皮弁に含めたくなるが，術後背部の陥凹変形を来たしやすいため避けるべきである。

❸広背筋の外側縁の剥離（図 5）
①広背筋の外側縁より外側は胸郭部分では前鋸筋，腹壁部分では外腹斜筋が存在するので筋体の走行をよく確認して境界を見極める。

> 広背筋はほぼ縦方向に走行し，前鋸筋は水平方向，外腹斜筋は斜め方向に走行するので，注意すればすぐに広背筋の外側縁は判別できる。

②広背筋の外側縁を挙上し，裏面を剥離して剥離部位に指を挿入すると容易に剥がれる層が広背筋裏面である。
③続いて広背筋を把持して軽く引っ張り上げながら電気メスで裏面を剥離する。

❹広背筋の尾側での切離
（筋体の尾側における切離レベルは必要な組織充填量により決定する）
①筋体の切離部位まで裏面を剥がしたら，筋体を水平に切離する。
②筋体の切離を行いながら筋体裏面の剥離も進

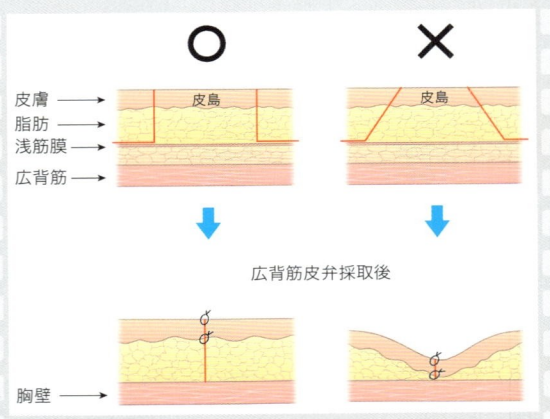

図 3 皮膚切開
ほぼ垂直に浅筋膜まで行う。皮膚切開創から外側斜め方向に切開を加えて創縁の脂肪組織を取りすぎると下床と癒着して陥凹や拘縮を来たす。

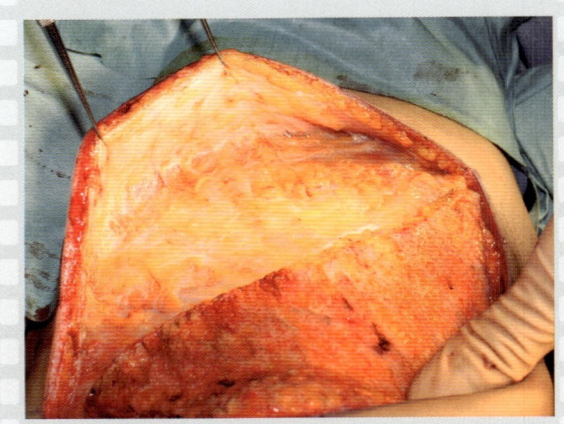

図 4 浅筋膜下での剥離
浅筋膜下で広背筋上を広範囲に剥離する。

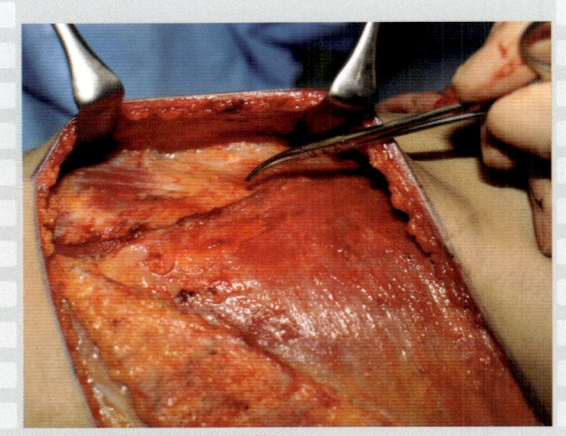

図 5 広背筋外側縁の剥離
前鋸筋や外腹斜筋の走行をよく確認して境界を見極めた後，広背筋の外側縁で剥離を行う。

める。

筋体は内側に行くほど薄くなり腱膜状となり、腰背腱膜浅葉や下位肋骨に強固に付着する。

❺広背筋の内側縁の切開（図6）

最内側まで筋体を剥がしたら、先ほど確認した僧帽筋の外側縁を広背筋の頭側端から尾側端まで切開する。

この時点で広背筋の内外尾側縁が切離されたことになる。

❻広背筋筋体裏面の剥離

①広背筋の周囲を切離した後、筋体を尾側端から剥離する。

②剥離する際は、助手が筋体の断端を生食ガーゼで把持して軽く引っ張り上げた状態にして、術者は筋体下の脂肪層を有鉤鑷子で下方に引き下げて筋体直下で電気メスを用いて剥がしていく。

筋体裏面に脂肪組織を付着させ、剥離しやすい層で上方に剥離していくと、前鋸筋や大菱形筋下の層に入るので注意が必要である（図7）。

③肋間から立ち上がる肋間動静脈の枝は電気メスやバイポーラで止血するか、太い血管は絹糸で結紮切離する。

④特に僧帽筋外側縁に沿って広背筋を頭側に切り上げていく時には、筋間から多くの穿通枝が立ち上がっているため止血に注意する。

❼広背筋の上縁の剥離（図8）

①広背筋の上縁まで僧帽筋外側縁を切り上げていくと広背筋起始部は終了し広背筋上端に達する。広背筋上端は遊離縁であり、ほぼ水平に腋窩方向に走行するため、筋体を引っぱりながら容易に剥離を進めることができる。

その際には大円筋との境界部に注意して剥離する。

②乳房外側の切開創のレベルまで筋体裏面を剥離したら、その創から広背筋皮弁を前方に引き出す。

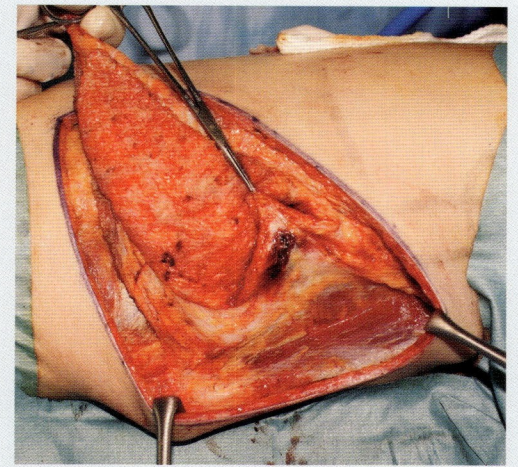

図6　広背筋内側縁の剥離
僧帽筋の外側縁を広背筋の頭側端から尾側端まで切開する。

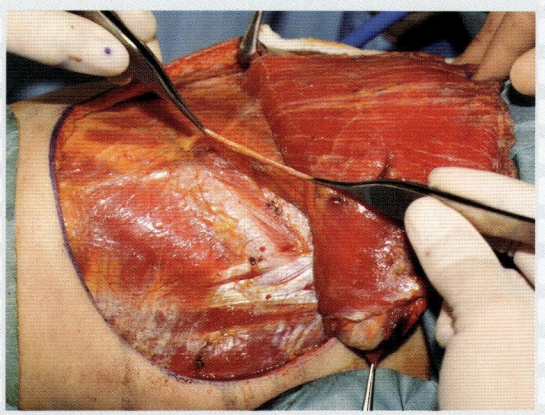

図7　広背筋裏面の剥離
広背筋裏面は筋体直下を剥離する。筋体裏面に脂肪組織を付着させ、剥離しやすい層で上方に剥離していくと、前鋸筋や大菱形筋下の層に入るので注意が必要である。

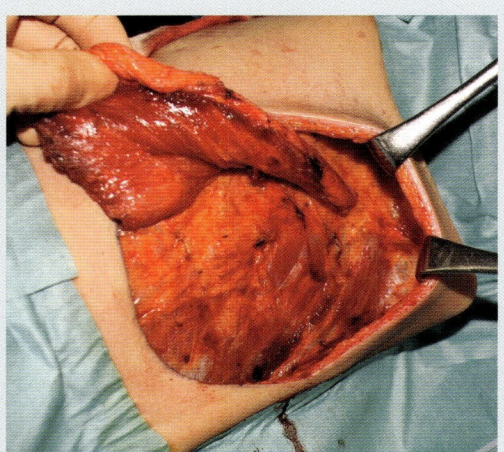

図8　広背筋上縁の剥離
広背筋上端はほぼ水平に腋窩方向に走行するため、筋体を腋窩方向に引っぱり剥離を進める。

❽前胸部からの広背筋の剥離
① 術者は患者の前面に位置を変え，乳房外側部の創から筋皮弁を前方に引っ張りながら，筋体の表面と裏面の剥離を続ける。
② 筋体裏面の剥離を腋窩方向に進めていくと，栄養血管である胸背動静脈が透けて見えてくる。それをさらに剥離し，胸背動静脈が前鋸筋枝と分岐する部位を同定する。

> 胸背動静脈は前鋸筋枝の分岐部よりも末梢で筋体に入り込んでおり，分岐部よりも中枢では動静脈は筋体と離れて走行している。

③ 筋体と胸背動静脈の隙間を剥離し，筋体と神経血管束を完全に分離する。

❾筋体の停止部の切離（図9）
① 筋体と胸背動静脈の隙間に術者の左示指を挿入し，左示指よりも中枢側で広背筋を電気メスで離断する。
② 筋皮弁を乳房方向に伸展させ，まだ十分な可動性が得られない場合は，神経血管束周囲の結合組織を剥離剪刀で剥離し，拘縮を来たしている結合組織を切離する。

> 神経血管束周囲の結合組織を剥離しすぎると，皮弁を組織欠損部に充填した時に神経血管束が過緊張となり血流障害を生じることがあるため，剥離しすぎないように注意する。

③ この時点で，広背筋皮弁は神経血管束のみで繋がった島状筋皮弁となる。

❿広背筋皮弁の充填（図10）
　広背筋皮弁による乳房温存手術に対する再建は，切除する乳腺の大きさ，腫瘍の占拠部位，皮下脂肪量，乳房の大きさなどにより若干再建手技が異なる。

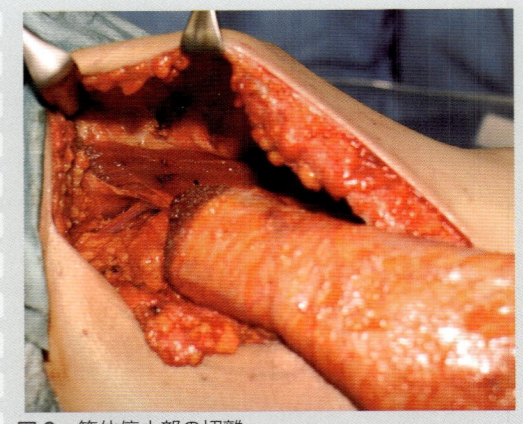

図9 筋体停止部の切離
筋体と胸背動静脈の隙間を剥離し，筋体と神経血管束を完全に分離した後，広背筋を電気メスで離断する。

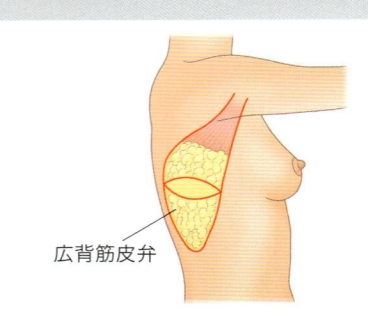

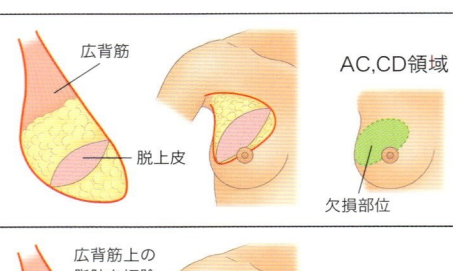

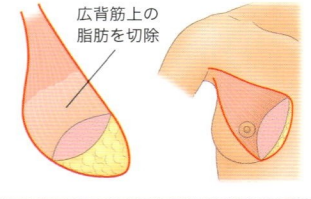

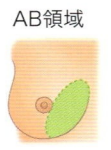

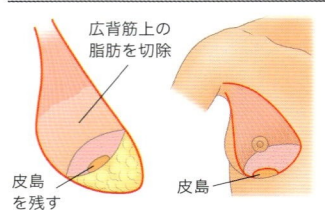

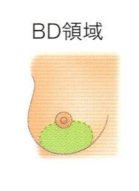

図10 AC，CD領域の欠損に対しては広背筋皮弁を充填するだけでよい。AB領域の欠損に対しては，残存乳腺下を通過する部位の広背筋上の脂肪を切除する。BD領域の欠損に対しては，乳房下溝に小皮島を露出し皮弁をしっかり固定する。

【乳房頭外側（AC, CD）領域の部分切除】

❶広背筋皮弁採取量の決定
①再建手術前に乳癌手術で切除された組織を不潔野で拡げてその形や厚みを観察し，手袋をした両手でその組織量を感じ取ることが大事である。その際に切除組織の重量を計測しておく。
②両手でつかんだ組織量に合わせて広背筋皮弁の挙上量を決定する。

> 乳房温存療法は術後に放射線治療があるため，それによる組織の減少と廃用性萎縮による筋体の減少を加味して，採取する組織量を決定する。

③通常は切除量の 20 ～ 30% 増の量を目標に採取するようにする。

❷広背筋皮弁の固定
①AC または CD 領域に乳腺組織を切除したあとの皮下ポケットが存在するため，基本的にはそのポケット内に十分量の組織を充填しておくだけでよい。
②ポケット内に十分量の組織が充填できれば，ポケット奥での縫合糸による組織の固定は特に必要としない。
③広背筋皮弁は主体が筋肉であり，筋肉の収縮による後戻り防止のためにポケット入口部での固定を行う。ポケット入口部で広背筋と大胸筋外側縁を 3 ～ 4 針吸収糸で縫合固定する。

❸縫合とガーゼ固定
①乳房皮下ポケット内に陰圧吸引ドレーンを挿入し，乳房外側部の創を縫合する。

> ドレーンは皮弁の裏面と表面に 2 本挿入すると血腫形成予防に有用である。

②背部皮下に陰圧吸引ドレーンを挿入し，背部創を縫合する。
③創縫合終了後，患者の体位を仰臥位に戻す。
④皮弁充填部の乳房を左右に振動させて皮弁が均一に充填されるように手直しをする。
⑤皮弁が後戻りしないように乳房外側部と皮弁充填部直上にガーゼを当てて伸縮テープにより圧迫固定する。

【乳房内側(AB)領域の部分切除で，乳房外側(CD)領域の乳腺脂肪組織が残存している場合】

❶広背筋皮弁採取量の決定
①AB 領域の部分切除は広背筋の筋体の一部がいったん CD 領域の残存乳腺の下を通るため，その部分の広背筋上の脂肪を切除して薄くする（図11）。
②CD 領域下を通過する筋体以外の皮弁が組織欠損部に充填されるため，広背筋皮弁は皮島を少し大きめにデザインして挙上する。

❷広背筋皮弁の固定
①腋窩から AB 領域の組織欠損部に至るトンネルを CD 領域の乳腺下に作成し，筋皮弁を通す。
②トンネルを作成する時には十分広く作成する。乳房下溝や乳房外側縁の形状を崩さない程度に十分なスペースを作成するようにする。

> 理由①：正常乳腺下に広背筋を通すのでボリュームアップとなり，CD 領域が膨隆する。したがって，CD 領域を通る広背筋はなるべく薄く拡げて通過させる。
>
> 理由②：術後に筋体や周囲組織の腫脹により相対的にトンネルのスペースが狭くなり筋体が圧迫され，血管柄が圧迫されることがある。

③筋肉の収縮による後戻り防止のための固定は必要である。トンネル部で広背筋とその周囲

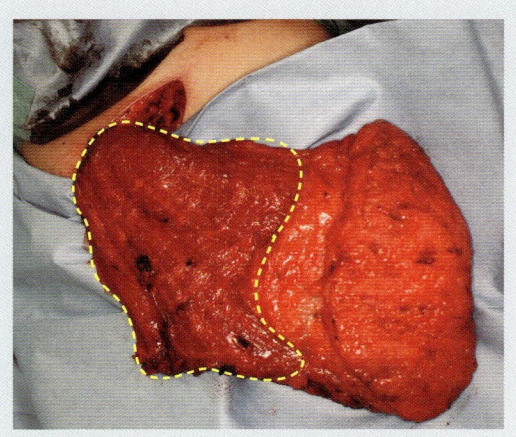

図11 AB 領域乳癌に対する広背筋皮弁再建
AB 領域の部分切除は広背筋の筋体の一部がいったん CD 領域の残存乳腺の下を通るため，その部分の広背筋上の脂肪を切除して薄くする（点線の範囲）。

の大胸筋外側縁および正常乳腺を3〜4針吸収糸で縫合固定する。

❸縫合とガーゼ固定
縫合後，乳房外側と乳房全体をガーゼで軽く圧迫する。背部の創は，乳房形成時に同時進行で縫合閉鎖する。

> 術後のガーゼ貼付時にCD領域の過度の圧迫は血管柄の圧迫につながるため禁忌である。

【乳房下部（BD）領域の部分切除】

❶広背筋皮弁採取量の決定
① BD領域は広背筋皮弁を移動する際に最も遠い部位となるため，背部に作成する皮島を少し大きめにデザインし，位置を通常よりやや尾側に作成する。そして，遠位部に最もボリュームが届くようにする。
② C領域の乳腺下または外側を通る皮弁はできるだけ薄い方がよいため，その部分は脂肪を付けずに広背筋の筋体のみとする。

> BD領域の部分切除もAB領域の部分切除と同様に，広背筋の筋体の一部がC領域の残存乳腺下または外側を通るため，その部分のボリュームを除いて皮弁の採取量を決定する。

❷広背筋皮弁の固定
① BD領域の部分切除は乳房下溝や乳房外側縁を越えて剥離されることが多いため，もとの位置に本来の乳房下溝の真皮を縫合固定し乳房下溝を再構築しておく必要がある。

> 術前に乳房下溝線から外側縁をしっかりマーキングする。術中はピオクタニンでラインを書くだけではなく，26G針の針先をピオクタニン液に漬けて4〜5カ所ラインに沿ってtattooする。

② この部位における最も大事なポイントは皮弁の固定である。

> BD領域は乳房の最も遠位部の再建であり，広背筋の筋体に軽い緊張がかかった状態で再建される。そこで，皮弁の固定を強固に行わなければ筋体の収縮により皮弁の後戻りによる乳房の変形は必発である。

③ この部位の再建では筋体を周囲の組織に固定するだけでは不十分であり，皮弁の皮島そのものを固定する必要がある。

> 乳房の皮膚欠損がある場合はその部位に皮弁を露出させて縫合固定すればよいが，皮膚欠損がない場合でも乳房下溝に小切開を加え，小さい皮弁を露出させて縫合固定する必要がある。BD領域の部分欠損により乳房皮膚が収縮して乳輪-乳房下溝間距離が短縮する傾向があるが，乳房下溝に皮弁を挿入することにより予防できる。

❸縫合とガーゼ固定
創閉鎖後，術後のガーゼ貼付時にC領域の過度の圧迫は血管柄の圧迫につながるため禁忌である。乳房外側と乳房全体をガーゼで軽く圧迫する。

ピットフォール

◆背部の浸出液の貯留

背部は皮下を広範囲に剥離するため浸出液が貯まりやすく，陰圧吸引ドレーンの挿入が必須である．ドレーンの抜去には2週間ほどかかることが多く，抜去後も貯留ししばしば漿液腫（seroma）といった状態となる．その場合は外来で1週間に一度ずつ注射器で漿液を吸引するが，最長4〜6週で消失する．

> われわれの症例の調査では，広背筋皮弁採取後の漿液腫の発生率は約20%であった．漿液腫の発生頻度と危険因子についての検討では，50歳以上，BMI 23以上，より侵襲の大きな乳癌術式において発生頻度が高い傾向があった[3]．

◆皮弁の部分壊死

胸背動静脈が開存していれば広背筋全体と筋体上にデザインされる皮弁はまず問題なく生着する．術中に注意しないといけないのは血管柄のねじれや圧迫による狭窄や閉塞である．広背筋皮弁は広背筋の停止部を切離し血管柄のみの島状筋皮弁とするため特に注意しなければならない．乳房再建部に皮膚欠損がある場合は血管柄をねじらずにそのままの状態で乳房部に移植する．乳房再建部に皮膚欠損がない場合は皮下脂肪を内側にして外側を筋体で包むことが多いため，血管柄を180°回転して乳房部に移植する．180°の回転であれば問題はないが，360°や540°血管柄が回転するようであれば血管の狭窄や閉塞を生じ皮弁の部分壊死や全壊死を生じる可能性がある．したがって，術中に血管柄のねじれに十分注意を払う必要がある．また，術後のガーゼ貼付時の過圧迫にも注意する．

◆血腫

乳房再建部の皮下ポケット内にも陰圧吸引ドレーンを挿入するが，通常皮弁の裏面にチューブが挿入されるため皮弁の表面に血腫を生じることがある．したがって，皮弁やポケット内の止血を十分行うことは当然であるが，皮弁の表面にもドレーンを挿入しておくと血腫の予防策となる．

◆術中の体位は側臥位

広背筋皮弁を採取するためには患者を側臥位としなければならず，術中の体位変換は本法の欠点の1つである．ただ，乳房温存術では乳房部分切除後に皮下ポケットが形成されており，その中に切除された組織よりやや大きめの筋皮弁を充填すればよいので，側臥位のまま再建して手術を終了することが可能である．そして手術終了後，仰臥位に戻した後，皮弁の状態を用手的に整えればよい．

◆広背筋皮弁の組織量は皮島で調整する

広背筋は非常に薄い筋肉であり，広背筋の筋体のみ採取して乳房再建を行うのは困難であることが多い．そこで，広背筋上にデザインした皮島の皮下脂肪で組織量を調整する．

◆術後筋肉が萎縮する

筋肉は廃用性萎縮により術後若干萎縮する．したがって，広背筋皮弁の充填量は摘出された組織よりも大きめに充填する．特に術後に放射線治療を行う乳房温存術の場合はさらに萎縮する可能性が高いため，摘出された組織の2割増くらいの量を充填する必要がある．

◆移植した皮膚のcolor match, texture matchが少し悪い

乳房表面の皮膚に欠損がある場合はその欠損部に背部皮膚が露出する．しかし，乳房表面の皮膚と背部の皮膚は皮膚の色調や厚さが異なる．したがって，乳房表面に露出した背部皮膚はcolor match, texture matchが悪く，目立つ場合が多い．そこで，小範囲の皮膚であれば術後に切除し，乳頭乳輪周囲の皮膚であれば乳頭乳輪の大きさに露出皮膚の大きさを減じて乳頭乳輪を作成するといった工夫が必要である．

◆術後に広背筋の収縮運動を生じることがある

術後，移植した筋肉の収縮により，一過性に乳房の変形を来たすことがある。筋肉の収縮には個人差があり，収縮する程度が大きく頻度が高い人もいればまったく収縮しない人もいる。しかし，ある程度術後期間が経過すれば収まってくることが多い。筋肉の収縮を予防するために胸背神経の切離は有効であるが，筋体の萎縮がより強く生じ整容性が損なわれるため，特別な事情を除き行わない方がよい。

Tips

◆本法は乳房温存術後の二次再建にも使用可能である

本法は乳房温存術後の二次再建には第1選択の筋皮弁と考えている。ただ，乳房温存術後変形は放射線治療後でもあり，強い拘縮を来たしていることが多く，乳房表面に背部皮膚を露出させて拘縮を解除する必要がある。そのためパッチワーク的な外観となることが欠点である[4]。

症例

◆症例1：左CA領域の乳癌（広背筋皮弁再建症例）

腋窩部切開と乳輪上縁切開から乳房頭外側約1/3切除（239g）とセンチネルリンパ節生検施行後，広背筋皮弁充填術を施行した。若干切除量が大きかったので背部の皮島は7×17cmでデザインした。手術後50Gyの放射線治療を受けた。術後5年の状態は筋体が通過しているC領域の若干の盛り上がりとリンパ節郭清による腋窩部の陥凹は認めるが，乳輪周囲と腋窩部の瘢痕は目立たず，乳房の大きさ・形ともほぼ対称的である。背部ドナー瘢痕も目立たない（図12）。

◆症例2：左AB領域の乳癌（広背筋皮弁再建症例）

腋窩部切開と乳輪半周切開から内視鏡補助下に乳房内側約1/3切除と腋窩リンパ節郭清術施行後，広背筋皮弁充填術を施行した。手術後50Gyの放射線治療を受けた。術後7年の状態は筋体が通過しているC領域の若干の盛り上がりとリンパ節郭清による腋窩部の陥凹は認めるが乳輪内側と腋窩部の瘢痕は目立たず，乳房の大きさ・形ともほぼ対称的である。背部ドナー瘢痕も目立たない（図13）。

◆症例3：右BD領域の乳癌（広背筋皮弁再建症例）

乳房外側切開および乳房下溝切開からBD領域の乳腺部分切除術施行後，腋窩リンパ節郭清術を施行した。乳房切除量の大きさ・形をよく確認し，広背筋皮弁を挙上した。広背筋皮弁は乳房下溝に皮弁の一部を露出させて固定し，充填術を施行した。術後7年の状態であるが乳房の大きさ・形ともほぼ対称的である。乳房下溝部に露出した小皮弁は目立たない（図14）。

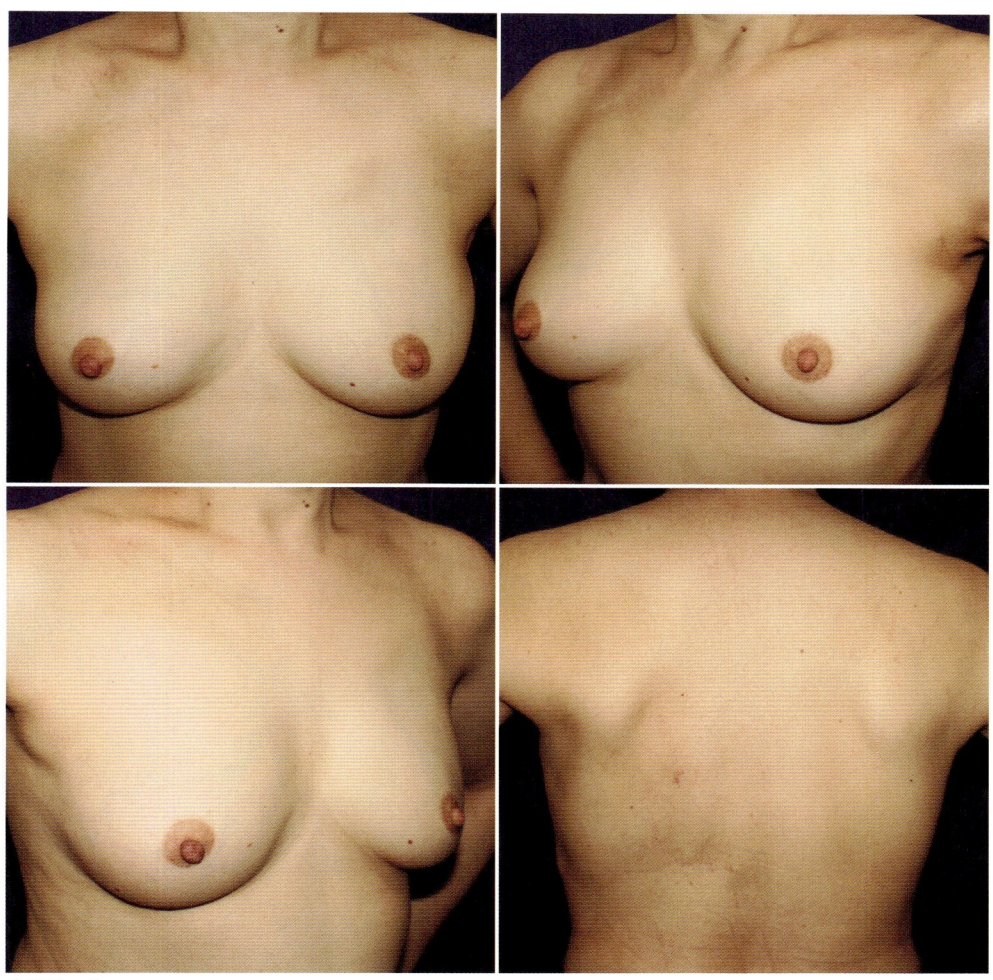

ⓐ術後5年

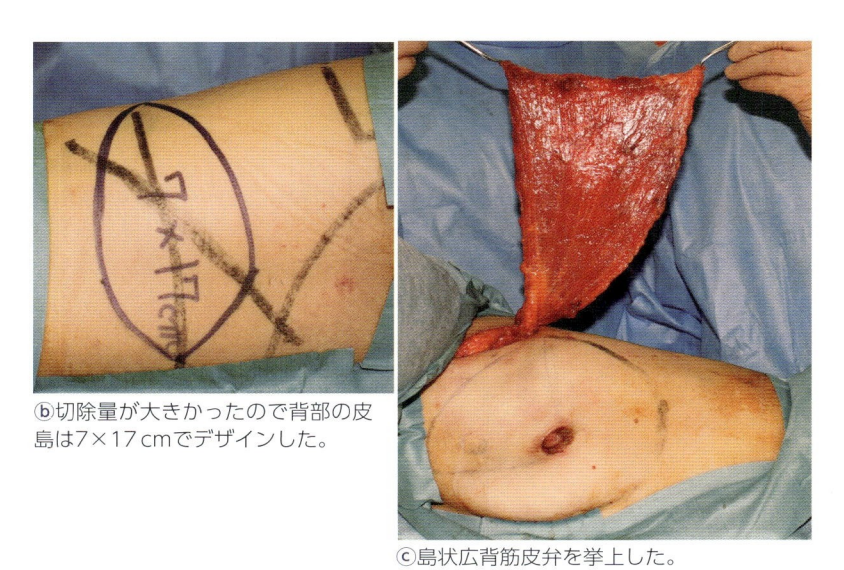

ⓑ切除量が大きかったので背部の皮島は7×17cmでデザインした。

ⓒ島状広背筋皮弁を挙上した。

図12 症例1：左 CA 領域の乳癌

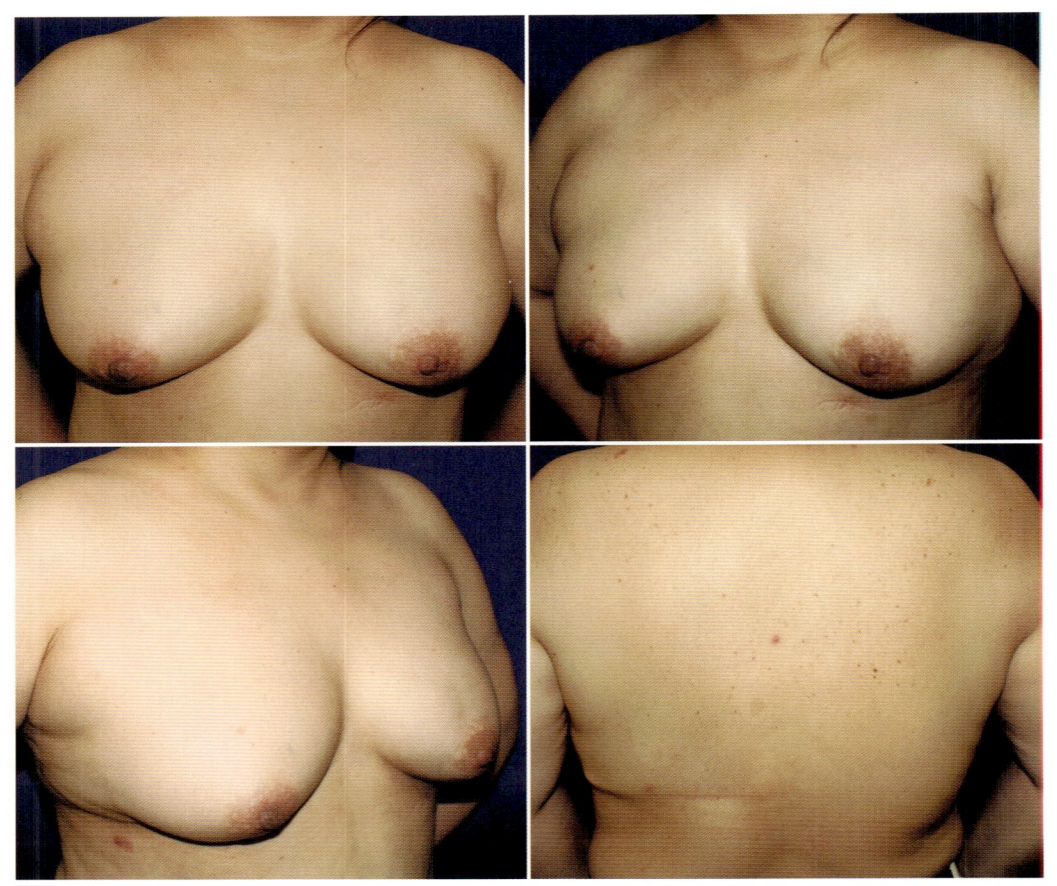

術後7年

図 13 症例 2：左 AB 領域の乳癌

ⓐ術後7年

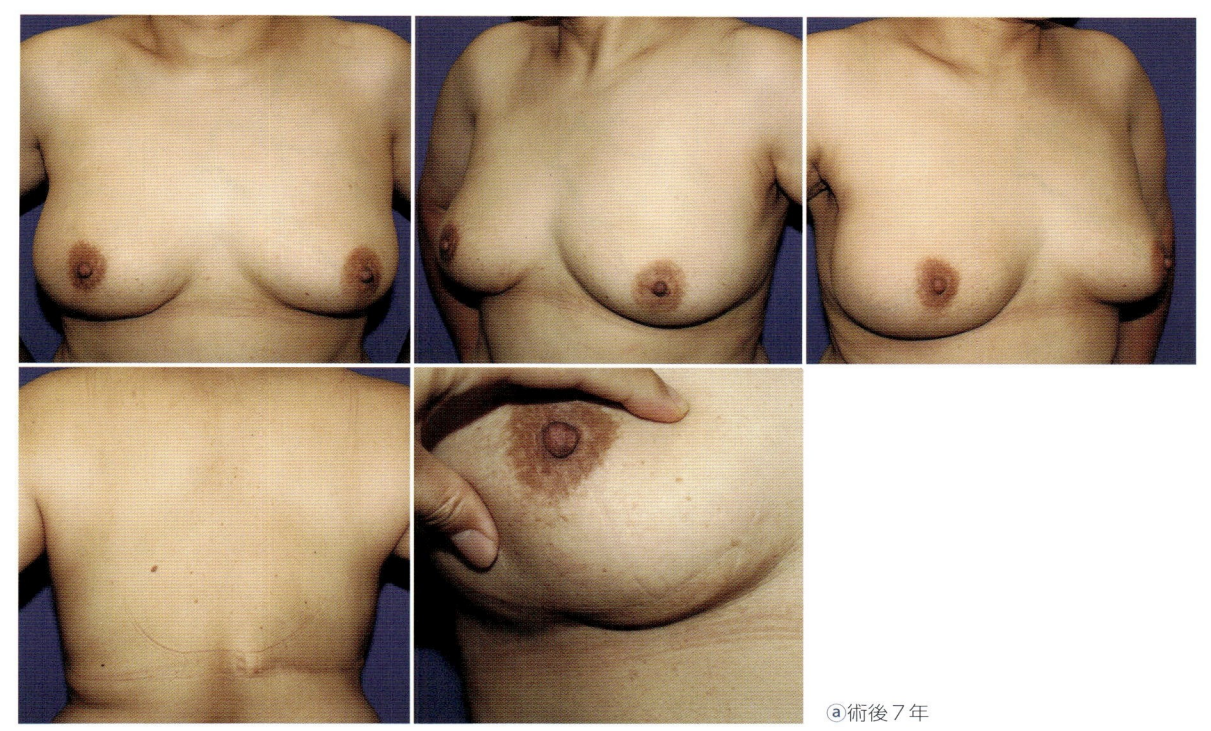

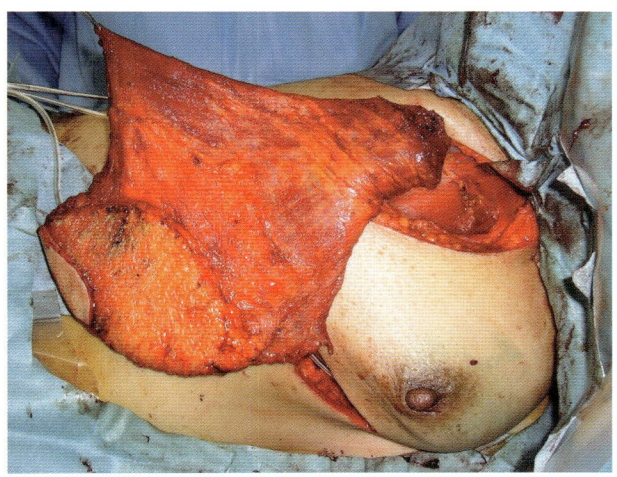

ⓑ島状広背筋皮弁を挙上した。乳房下溝に一致して切開線を認める。

図14　症例3：左BD領域の乳癌

【文　献】

1) Yano K, Hosokawa K, Takagi S, et al : Breast reconstruction using the sensate latissimus dorsi musculocutaneous flap. Plast Reconstr Surg 109 : 1897-1902, 2002

2) Tomita K, Yano K, Hosokawa K : Recovery of sensation in immediate breast reconstruction with latissimus dorsi myocutaneous flaps after breast-conservative surgery and skin-sparing mastectomy. Ann Plast Surg 66 : 334-338, 2011

3) Tomita K, Yano K, Masuoka T, et al : Postoperative seroma formation in breast reconstruction with latissimus dorsi flaps ; A retrospective study of 174 consecutive cases. Ann Plast Surg 59 : 149-151, 2007

4) 矢野健二：乳房部分切除術後再建の二次修正術. 形成外科 53：365-371, 2010

5）有茎穿通枝皮弁

千葉大学臓器制御外科　藤本 浩司

概念

　穿通枝皮弁は従来の筋皮弁と異なり，筋体を含まず血管茎のみで皮弁血行を維持し，生着可能な皮弁である。筋体を犠牲にせず，侵襲が少ないため，微小血管吻合を伴う深下腹壁動脈穿通枝皮弁（DIEP flap）は有力な乳房再建法の1つとなっている。しかし，穿通枝は全身に多数存在し，乳房周囲の穿通枝皮弁を用いれば，微小血管吻合の必要はなく，乳房の1/4程度までの欠損であれば補うことが可能である[1]。

　本項では乳房部分切除時における穿通枝皮弁を用いた同時部分再建について紹介する。

　同時に行う利点としては以下のものがある。
- 切除検体を直接確認でき，補うべき皮弁の量，形を想像しやすい。
- 穿通枝を手術操作，放射線照射の及んでいない状態で確実に用いることができる。
- 穿通枝の位置まで，十分なmarginを確保することができる。

　欠点としては，術後の病理学的検索で腫瘍の残存が判明する可能性があることが挙げられる。

　腫瘍の残存が確認されても，再切除を行うことは可能であるが，せっかく得られた対称性を幾分，犠牲にすることになる。これを少しでも減らすため，有用性には議論があると思うが，断端部は術中迅速病理診断で確認するようにしている。

　CおよびD領域の欠損部を補うために背部組織をドナーとした胸背動脈穿通枝皮弁（thoracodorsal artery perforator flap：TAP flap）もしくは外側肋間動脈穿通枝皮弁（lateral intercostal artery perforator flap：LI-CAP flap）を用いる方法（手術手技I），およびB領域の欠損部を補うために乳房下部組織をドナーとした前肋間動脈穿通枝皮弁（anterior intercostal artery perforator flap：AI-CAP flap）を用いる方法（手術手技II）について紹介する。

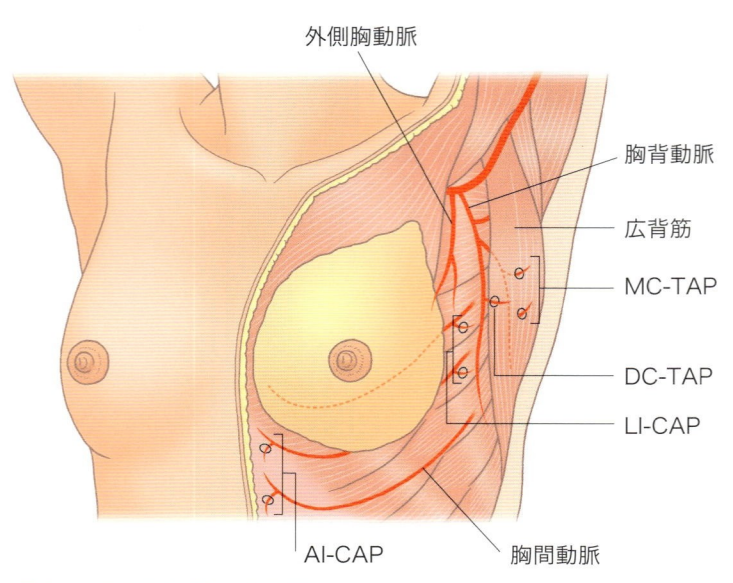

図1　乳房周囲に存在する穿通枝

解剖

TAP flap, LI-CAP flap はともに側胸部より生じる穿通枝であり, Hamdiら[2)3)] がその解剖について詳細に報告している.

胸背動脈は前鋸筋枝を分枝した後, 広背筋を貫く数本の筋体内穿通枝 (musculocutaneous perforator : MC-TAP) を分枝する. 近位の穿通枝は後腋窩ひだの約8cm下方, 広背筋前縁の2～3cm後方から筋を貫き, 皮下組織へと分布する. 2本目の穿通枝は, さらにその2～4cm下方に胸背動静脈に沿って存在する. 胸背動静脈穿通枝には前鋸筋枝から派生し, 広背筋前縁前方より筋を貫かず直接皮下組織に分布する直達皮膚穿通枝 (direct cutaneous perforator : DC-TAP) も存在し, こちらの方がより欠損部に近く, 皮弁の挙上が容易である (図1).

肋間動脈は胸部大動脈と内胸動脈をつなぐアーケードであり, 肋骨部の穿通枝を外側肋間動脈穿通枝 (lateral intercostal artery perforator : LI-CAP), それより前方の穿通枝を前肋間穿通枝 (anterior intercostal artery perforator : AI-CAP) と呼んでいる[5)]. LI-CAPは広背筋前縁から大胸筋外縁の間で同定される. 優位な穿通枝は第4～8肋間 (特に第6, 第7肋間) で広背筋前縁より平均3.5cm前方に存在する.

SURGICAL TECHNIQUES

手術手技 I

背部組織をドナーとしたTAP/LI-CAP flap

【適応】

- C, D領域乳房部分切除症例で, volume displacement では変形が回避できない症例.
- 従来, 広背筋皮弁を用いて乳房の欠損を補っていた患者の多くに用いることが可能である.
  - ・部分切除後の再建
  - ・乳房温存術後変形の二次修正
  - ・進行癌症例の胸部皮膚欠損の被覆
  - ・遊離皮弁の部分壊死後の修復
- 腋窩リンパ節郭清症例は必ずしも禁忌としてはいない.

また, 病変範囲の特定が難しくなるため, 術前化学療法施行症例も対象とはしていない.

【禁忌】

- 乳房の欠損量に比べて, 背部皮下組織の薄い症例.
- 背部に創が及ぶことを望まない症例.

切開創はできる限り下着のラインに隠れるように設定するが, 水着や背中の開いたドレスなどで背部が露出する場合, 創が見える可能性があることを説明する.

【術前デザイン】

❶穿通枝の評価

皮弁のデザインに先立ち超音波カラードプラ診断装置を用いて穿通枝の評価を行う. 上肢を挙上した手術体位と同様の側臥位にし, 前述の解剖を参考に体表用のプローブを用いて, 穿通枝を検索する. 後腋窩ひだ下方5～15cmで乳房外縁から広背筋前縁の5cm後方までの範囲で走査を行う (図2, 3).

❷皮弁のデザイン

穿通枝の評価を終えたら, 立位になり, 見つけた穿通枝を皮弁内に含めるように乳房外縁から後方に向かって紡錘形の皮弁をデザインする. 皮島の幅は頭尾方向に最大7cmまでとし, pinch testを行い過度な緊張が起きない程度に加減する. 皮島の上縁は肩甲骨下角にかからないようにする. 近位側は乳房外縁, 遠位側は脊柱の2cm外側までとする. 皮弁の頭側に2～4cm,

尾側に 4 〜 6 cm の脂肪弁を付ける。ドナー採取部の縫合創がブラジャーのサイドベルトに隠れるのが望ましいので，可能であれば皮島上下縁の中線をベルトの高さに一致させる（図4, 5 ⓐ）。

【手術手技】

❶乳房部分切除

切開前に 23G 針の先にピオクタニンを付けて穿通枝の位置や乳房下溝線など重要な線を点墨しておく。C,D 領域の病変が対象となるので腫瘍には外側切開でアプローチする（図5 ⓑ）。切開前に止血と hydrodissection の目的で皮下に 25 万倍ボスミン生食を注入するが，穿通枝周囲は避けておく。

❷皮弁挙上

切除が終了した後，切除部位を被覆し，側臥位へと体位変換する。患側上肢は肩関節 90°上方挙上，肘関節 90°屈曲とする（図5 ⓒ）。皮膚切開は紡錘形の切開とし，浅筋膜浅層までの深さとする。切開時に脂肪層に深く切りこみすぎると以遠の脂肪織の血流を障害する恐れがあるので慎重に行う。

> 切開創水平方向の両端は脂肪層に垂直に達するようにする。緊張の強くなる皮弁中央部の皮膚切開は，外へ向かって斜めに角度をつける。これは閉創時の埋没縫合で盛り上げやすくするためである。

組織採取量を増やすため，背部皮弁を薄くすることは背部の違和感や皮膚壊死につながるため行わない。層の脂肪を頭尾方向へと延長し脂肪弁を作成する（図5 ⓓ）。

皮弁は脊柱側から側胸部に向かって挙上していく。

> 皮弁挙上は穿通枝から離れている間は電気メスで行う。この際，広背筋の筋収縮を避けるため，筋体よりやや筋膜よりで切開する方がよい。穿通血管に近づいたら形成剪刀やバイポーラによる処理とする。穿通枝は予定より遠位のものもベッセルループをかけてできるだけ残しておき，乾燥や牽引に注意する。

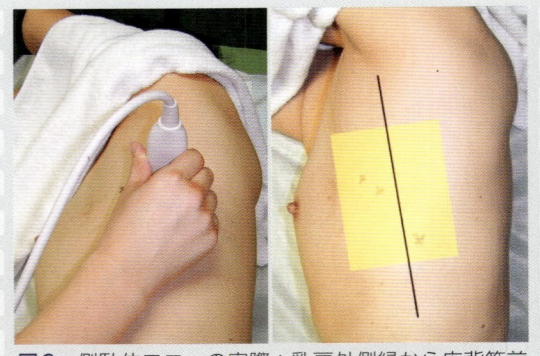

図2 側臥位エコーの実際：乳房外側縁から広背筋前縁（黒線）の 5 cm 後方，後腋窩ひだから 5 〜 15 cm までの高さ（黄色の範囲）で穿通枝を検索，筋から皮下組織に出てくる部位を体表でマーキングする。

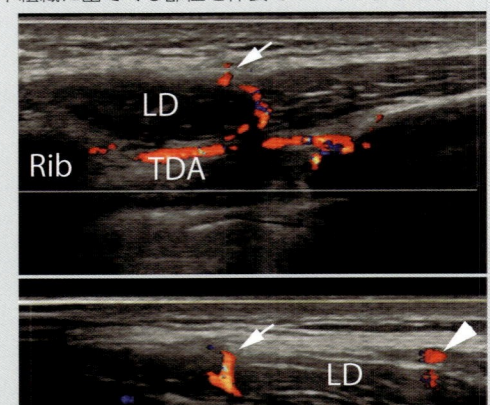

図3 TAPのUS像（上段：縦操作，下段：横操作）：広背筋内を穿通してくる血管が確認できる（矢印，矢頭）。LD：広背筋，Rib：肋骨，TDA：胸背動脈

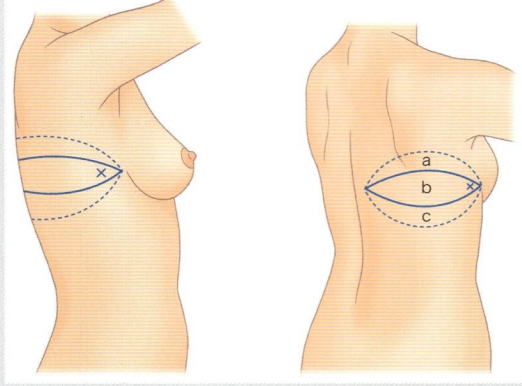

図4 TAP flapのシェーマ：横幅；乳房外縁〜脊柱外側2cmまで。通常，約18 〜 24 cm。縦幅；皮島（実線）の幅（b）は最大で7cmまで。頭側（a）に 2 〜 4 cm，尾側（c）に4 〜 6cmの脂肪弁（点線）を付け，皮弁内に穿通枝（X）を含めるように紡錘形の皮弁をデザインする。

図5ⓐ　術前デザイン

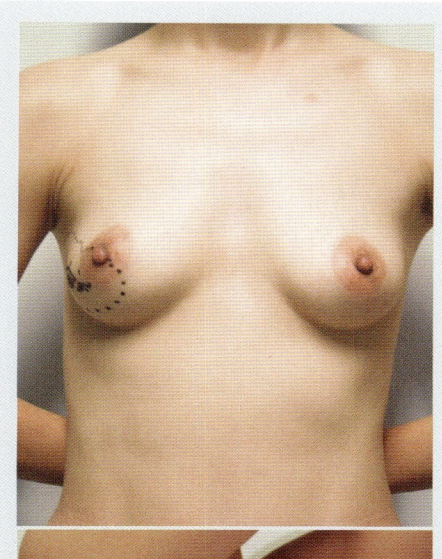

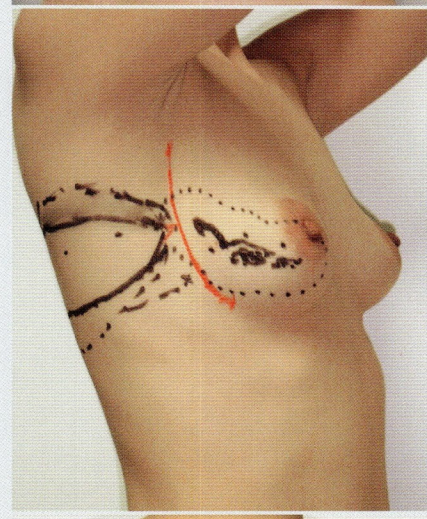

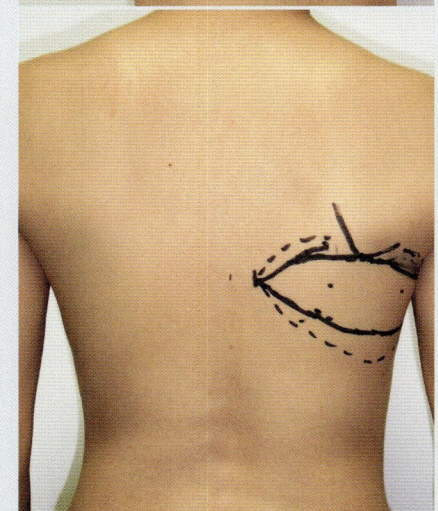

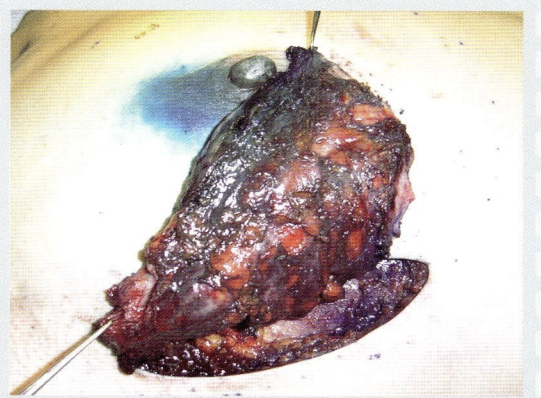

図5ⓑ　乳腺切除：外側切開にてアプローチする。背側方向に切開を進める際は術前マーキングした穿通枝の位置に注意しながら行う。

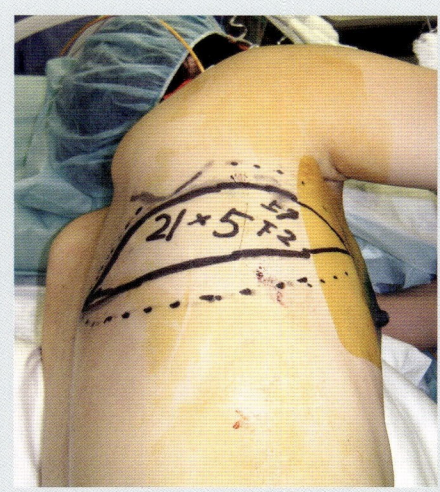

図5ⓒ　皮弁採取時の体位：側臥位で患側上肢は肩関節90°上方挙上，肘関節90°屈曲とし，背部で手術操作がしやすいようにやや胸部方向に斜めに倒す。

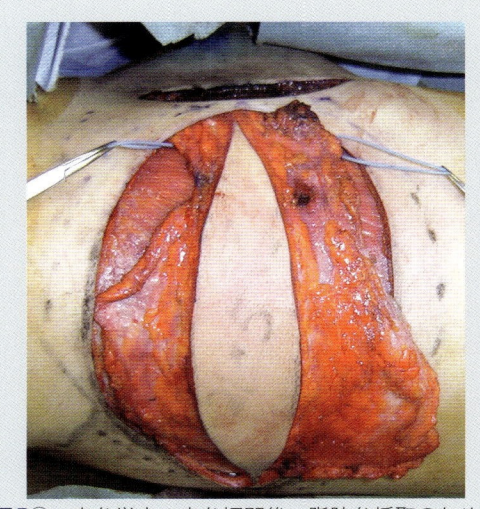

図5ⓓ　皮弁挙上：皮弁切開後，脂肪弁採取のため頭尾方向に浅筋膜の層で剥離を進める。

第2章　乳房温存術と oncoplastic surgery | 121

広背筋前縁付近で筋体を貫通する MC-TAP，筋前縁をまわる DC-TAP，より前方の LI-CAP から太さ，欠損部までの距離などを考慮に入れ，適切な穿通枝を選択し，他は切離する．

術中の穿通枝の拍動の確認には超音波カラードプラやハンディタイプの超音波ドプラ血流計を用いる．残すべきか迷う穿通枝があればマイクロ用の血管クリップで把持したうえで，皮弁出血や ICG 造影により確認し，十分な血行を確認できれば切離する（図5ⓔ）．

皮膚は脱上皮化する．この際，皮弁血行が良好であれば鮮紅色の出血を認める．処理中に誤って皮弁を牽引しすぎないよう注意が必要である．

❸欠損部の充填

穿通枝が1本であれば水平方向の rotation，2本であれば turn over により皮弁を欠損部に充填する（図9）．必要に応じ，欠損部の形に合わせて皮弁を 3-0 吸収糸により数針縫合して軽く形を整える．この際，切除標本の形をイメージするとよい．乳頭下まで切除が及び，充填皮弁に厚みをもたせたい場合には，血行が不安定な皮弁遠位端を深部に折り込むようにする．

充填後は段差ができないように乳腺断端と皮弁の縫合を行う（図5ⓕ，ⓖ：一連とは別症例）．

❹閉創

ドナー採取部皮下と乳房皮下にドレーンを挿入し，背部の縫合を行う（図5ⓗ）．その際，側胸部にて皮弁基部が締め付けられないように注意する．乳房切開線は仮縫合とし，テガダーム®で被覆する．再度仰臥位にし，上半身を挙上してバランスをチェックする．問題がなければ真皮縫合にて閉鎖する（図5ⓘ）．

【術後】

ドレーンは1日量が 30 ml 以下になった時点で抜去し，創部はテーピングを3カ月間継続する．術後10日間は患側肩関節の運動を制限するが，以降，異常がなければ通常の乳癌術後上肢リハビリテーションを進めていく．補助療法は通常の乳房温存術同様に放射線照射および薬物療法を施行する．

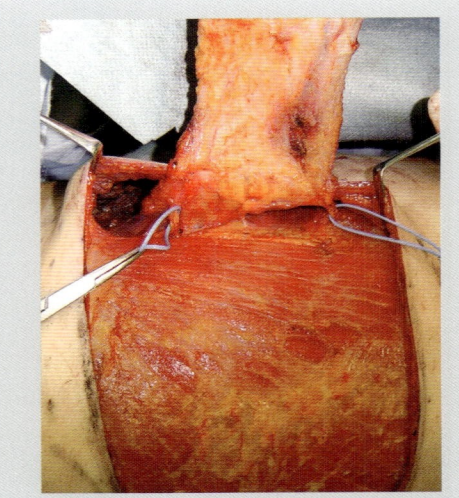

図5ⓔ 挙上した皮弁と穿通枝：確認された穿通枝はベッセルループで確保する．

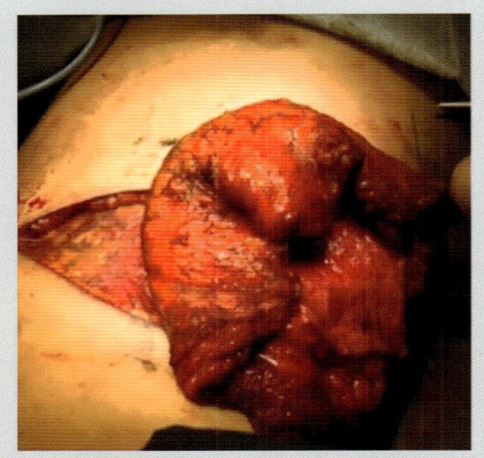

図5ⓕ 皮弁の形成：脱上皮化した後，欠損部に合わせ，必要に応じて皮弁の形を整える．

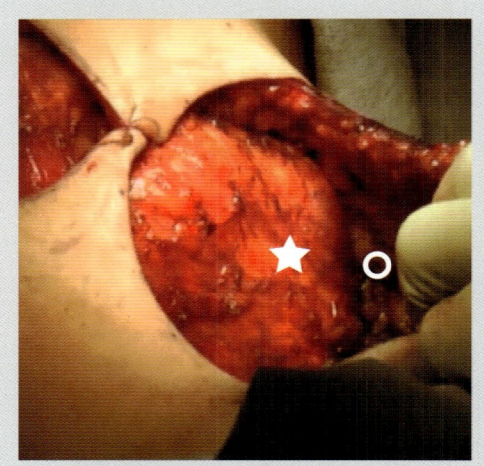

図5ⓖ 皮弁の充填：皮弁を turn over して挿入し，段差ができないように皮弁（星印）と乳腺断端（丸印）を縫合する．

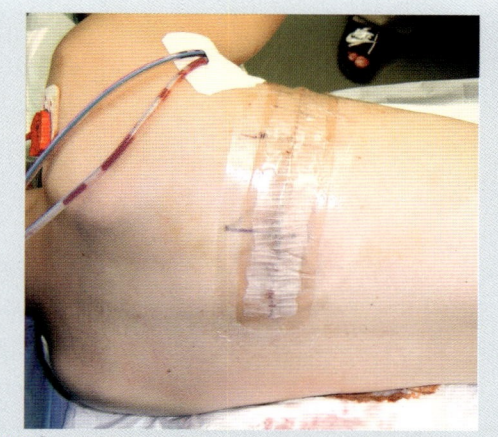

図5ⓗ 背部創：腋窩よりドレーンを背部皮下，乳房皮下に挿入し，背部を閉創する。

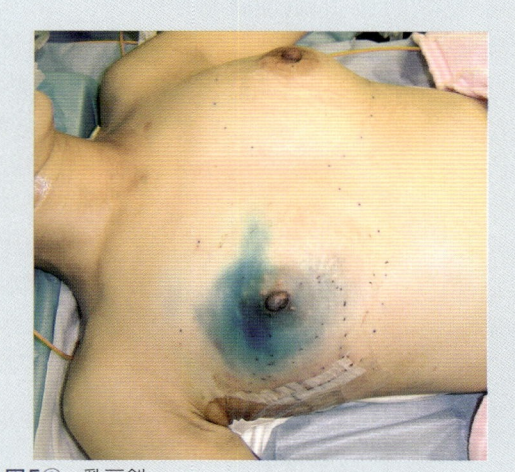

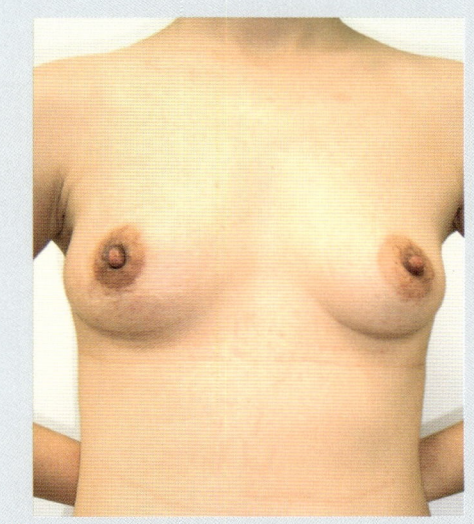

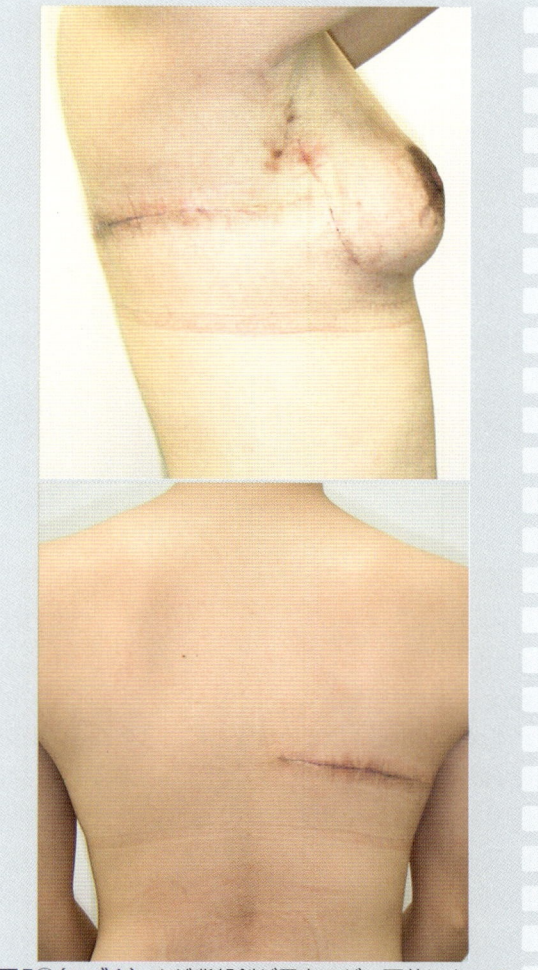

図5ⓘ 乳房創

図5ⓙ 術後2カ月

図5ⓘ（つづき） まだ背部創が目立つが，下着によって隠れる位置である。

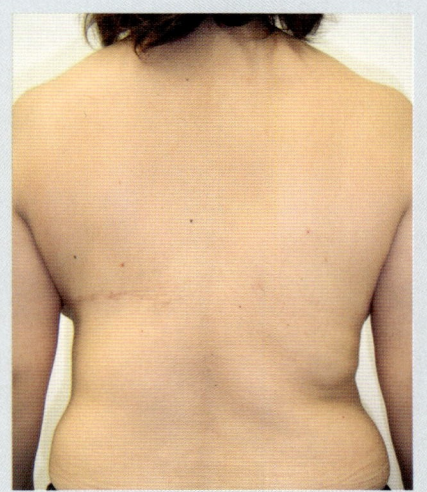

図6 術後2年（別症例）：背部創は目立たなくなっている。皮弁採取側（左側）はリフティング効果により皮膚のたるみが少ない。

手術手技 II

乳房尾側組織をドナーとした AI-CAP flap

【適応】

- 乳房内下部領域の比較的小範囲の欠損症例。採取できる皮弁は大きくないので，あまり大きな欠損には向かない。
- 乳房下溝線に切開が及ぶため，乳房がある程度下垂し，乳房下溝線が明瞭もしくは乳房に隠れる症例が望ましい。

【禁忌】

- 乳房下部の皮下脂肪が薄い症例。

【術前デザイン】

❶穿通枝の評価

術前に仰臥位にて，TAP/LI-CAP flap 同様にドプラエコーを行い，穿通枝の確認を行う。通常，胸骨外縁から乳房下溝線に沿った形で内側から外側へ操作を進める。多くは胸骨外縁～3 cm までに同定される（図7）。

❷皮弁のデザイン

皮下脂肪の厚みを pinch test により決定し，乳房下溝線に沿った三日月型の皮弁をデザインする。頭側の切開線は乳房下溝線に沿った線，尾側はその 2～4 cm 下方の弧状の切開線とする。この際，皮膚をあまり採りすぎると腹部皮弁を引き上げる際に緊張が強くなり，乳房下溝線の高さを対側と同じにすることが困難となる。皮弁尾側の脂肪弁は肋骨下縁の高さまで採ることが可能である（図8ⓐ）。

【手術手技】

❶乳房部分切除

B，D 領域の病変が対象となるので，腫瘍には乳房下溝線に沿った切開でアプローチする。手術手技 I 同様，切開前に 25 万倍ボスミン生食を皮下に注入した後，乳房部分切除を行う（図8ⓑ）。

❷皮弁挙上

皮弁尾側縁の皮膚切開を行い，浅在筋膜の層で剥離を進める。採取予定の尾側端まで達したら，尾側より深筋膜を下床に温存しながら真皮脂肪弁を挙上する。手術手技 I 同様，できるだけ穿通枝の温存に努める（図8ⓒ）。

❸欠損部の充填

皮弁のセッティングは内側に優位な穿通枝がある場合 rotation して欠損部に充填するが，BD 領域にかかる症例で，中間部に穿通枝が確認できる場合は，それも利用し turn over も有効である。皮弁は脱上皮化・形成し，欠損部へと充填する。皮弁と乳腺断端を 3-0 吸収糸にて縫合する（図8ⓓ，ⓔ）。

❹閉創

持続吸引ドレーンを皮弁採取部から乳房まで挿入，留置する。乳房下溝線尾側の皮膚をもとの乳房下溝線の位置まで引き上げ，3-0 吸収糸にて胸壁に縫合固定する。緊張が強いようなら，付着部の皮下を筋膜上で剥離して余裕をもたせる。乳房皮膚と乳房下溝線尾側の皮膚は 4-0 PDS にて真皮縫合する。

> 皮島が三日月型で上下縁の切開距離が違うため，調整しながら縫合を行うが，dog ear となる場合，外側にて修正する（図8ⓕ）。

最表面はステリストリップ®を貼付する。術後，漿液が溜まらない程度に皮弁採取部は軽くガーゼで圧迫している。

術後は手術手技 I に準ずる（図8ⓖ）。

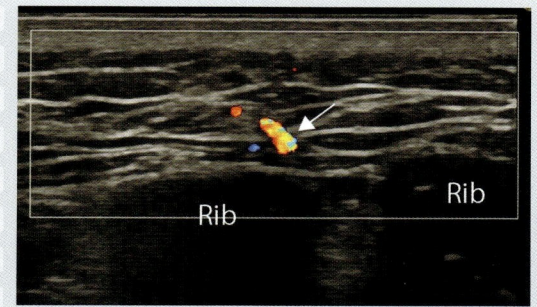

図7 AI-CAPのUS像（横操作）：肋間を穿通してくる血管（I-CAP）が確認できる（矢印）。Rib：肋骨

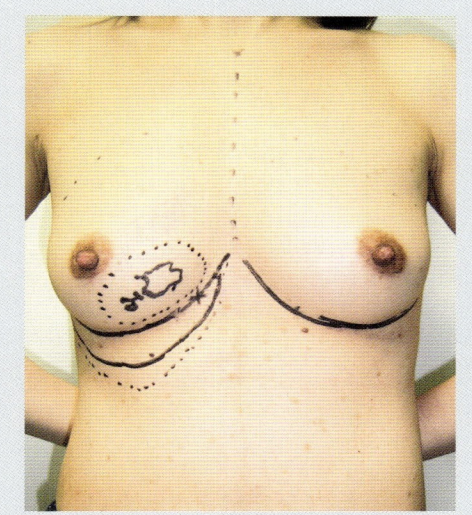

図8ⓐ 術前デザイン：乳房下溝線を上縁とし、皮弁縦幅は2〜4cmとする。内側に穿通枝を含め、三日月状に皮弁をデザインしている。

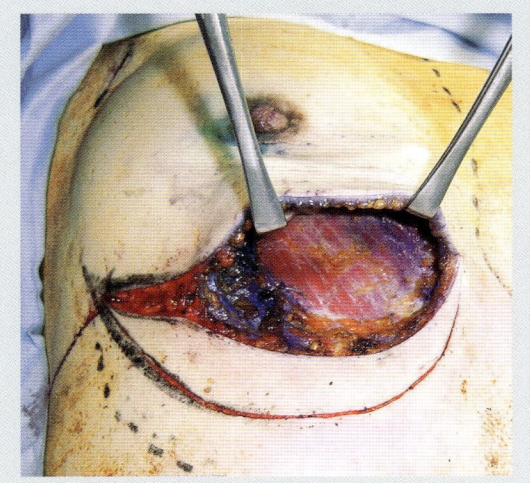

図8ⓑ 乳房部分切除後

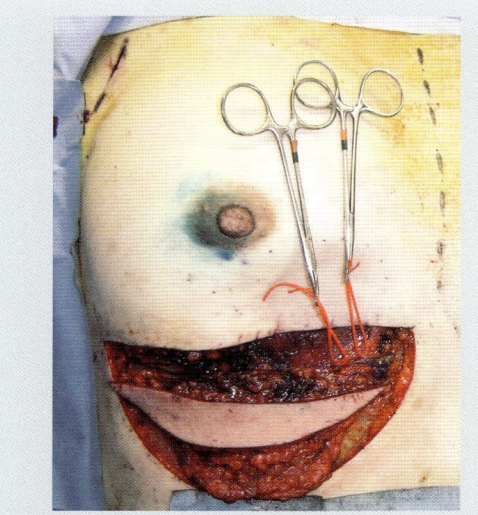

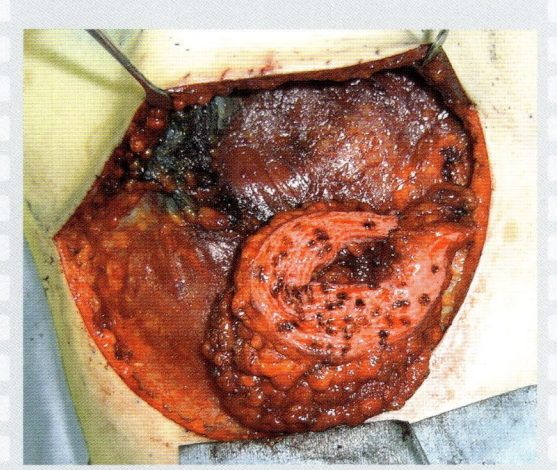

図8ⓒ 皮弁挙上後

図8ⓓ 皮弁の形成：皮弁を脱上皮化し、欠損部に合うように形成する。

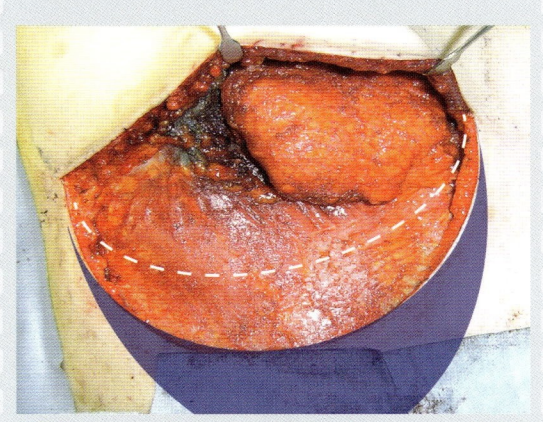

図8ⓔ 皮弁の充填：この症例ではturn overして欠損部へ皮弁を充填している。この後、下部の皮弁（青色部）を点線の位置まで引き上げ閉創する。

第2章 乳房温存術とoncoplastic surgery | 125

図8ⓕ　閉創：乳腺切除部とドナー採取部にドレーンを留置する。

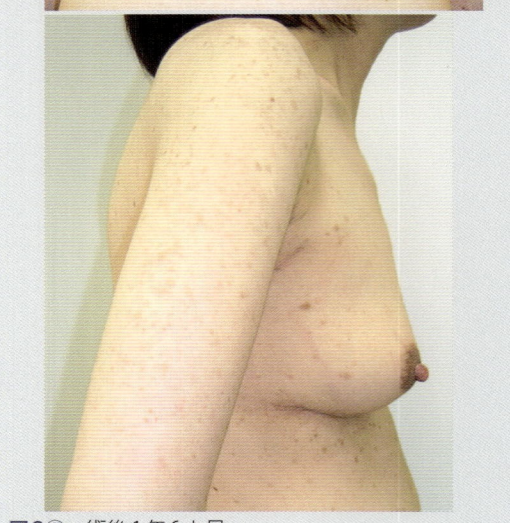

図8ⓖ　術後1年6カ月

ピットフォール

穿通枝を良好な状態で保持することが何より重要である。そのため以下の点に気をつける。

◆血管損傷の回避

皮弁挙上時，穿通枝から離れている間は電気メスも使用するが，通電による血管の損傷を避けるため，穿通枝に近づいたら形成剪刃に持ち替え，鑷子型バイポーラや結紮による血管処理とする。

◆血管への過度な緊張や乾燥を避ける

生食で濡らしたり，牽引を避ける支持糸を掛けたりして予防する。また，電気メスにより筋膜上で皮弁を挙上する際は，筋体よりやや筋膜寄りで切開すると，余計な筋収縮が起きにくい。

◆代替の確保

穿通枝は予定以外のものもできるだけ残すように努め，ベッセルループをかけておく。術中操作でこれらを誤って牽引することのないように注意する。これらの穿通枝は予定の穿通枝が使えなかった場合の"保険"であり，最終的に切離を判断する。

また，ドナー採取部の整容にも注意する必要がある。皮弁挙上時に脂肪採取量を稼ごうとして皮下脂肪を採りすぎると，皮弁の壊死を起こしやすくなるので気をつける。

Tips

欠損部へ皮弁を充填する方法には2通りある。

❶1本の太い穿通枝が確認できる際には，水平方向のrotationが可能である。Rotationの場合，捻転による血流障害が危惧されるので，血管茎周囲の結合織をあまり残しすぎない。脱上皮した皮膚縁が乳房皮膚下に目立つ場合，辺縁をトリミングする。

❷直線状に複数の穿通枝が存在する場合にはそ

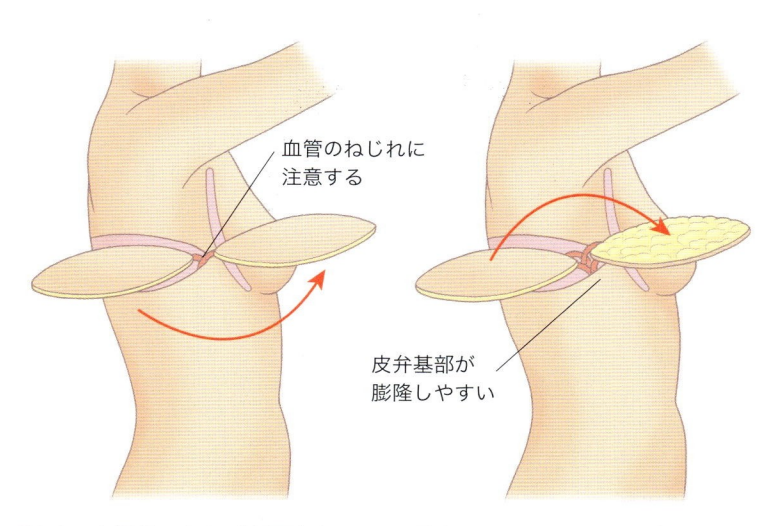

①1本の穿通枝であれば水平方向へのrotationが可能である。　②直線状に複数の穿通枝が存在する場合にはその直線を軸にturn overを行う。

図9　皮弁の充填法

の直線を軸にturn overを行う。turn overの場合，周囲の結合織が残せるので安心であるが，残しすぎると皮弁基部が膨隆する（図9）。

【文　献】

1) 佐武利彦，石川孝，黃聖琥，藤本浩司ほか：マイクロサージャリーを用いた穿通枝皮弁による乳房再建術．手術 65：575-582, 2011
2) Hamdi M, Van Landuyt K, Hijjawi JB, et al：Surgical technique in pedicled thoracodorsal artery perforator flaps ; A clinical experience with 99 patients. Plast Reconstr Surg 121：1632-1641, 2008
3) Hamdi M, Spano A, Van Landuyt K, et al：The lateral intercostal artery perforators ; Anatomical study and clinical application in breast surgery. Plast Reconstr Surg 121：389-396, 2008
4) 佐武利彦，石川孝，黃聖琥，藤本浩司ほか：側胸部と背部の有茎穿通枝皮弁を用いた乳房再建術．PEPARS 52：48-56, 2011
5) Hamdi M, Van Landuyt K, de Frene B, et al：The versatility of the inter-costal artery perforator(ICAP) flaps. J Plast Reconstr Aesthet Surg 59：644-652, 2006

6）大腿内側遊離穿通枝皮弁

概　念

　近年，低侵襲手術が推奨されるなか，再建外科においても穿通枝皮弁を用いた再建術が多用されるようになってきた．乳房再建でも下腹部や殿部をはじめとしたさまざまな部位の穿通枝皮弁を用いた再建術の報告がみられるが，大腿内側部からの皮弁は採取される脂肪量がそれほど多くないため，乳房全再建におけるその適応は比較的小さな乳房に限られている．著者は乳房温存手術後の移植材料として，大腿内側回旋動脈穿通枝皮弁（medial circumflex femoral artery perforator flap：以下 MCFA perforator flap）を使用して良好な結果を得ており，本項ではその手術手技について紹介する．

適　応

- 再建部位としては特に制限はないが，内側（AB，AC）領域が最も良い適応．
- 容量としては患者の体格にもよるが，乳腺切除量が全体の1/3程度で，移植脂肪量が200gぐらいまでの症例．

禁　忌

- 採取できる移植脂肪の量や厚みに限界があるためBD領域の再建にはやや不向きな感がある．
- 血管吻合を要するため喫煙歴のある患者，末梢血管障害を有するような高齢者には注意を要する．

術前デザイン

◆穿通枝のマーキング

　皮弁挙上は砕石位にて乳癌切除と同時に開始するため，外科医との立ち位置の関係上，皮弁

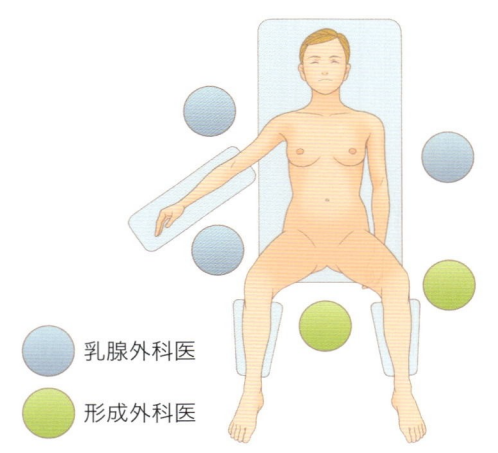

図1　術中の乳腺外科医と形成外科医の立ち位置
右乳癌の場合は図のようになる．皮弁採取は左大腿からとなる．

採取は基本的に健側の大腿となる（図1）．術前にカラードプラエコーにてMCFAの走行と穿通枝を確認しマーキングしておく．長内転筋と薄筋との筋間にMCFAは数本確認できるが，大腿基部より約7cm下方に径の太いMCFAが確認できることが多い．

◆皮弁のデザイン

　乳腺外科医により切除範囲が決定された後（図2），その切除範囲に合わせて採取する脂肪組織をデザインする．図3で示すところの横線部分が移植する脂肪組織に相当するが，薄筋から大内転筋，半膜様筋，半腱様筋上の脂肪組織となる．詳細は後述するが，大腿二頭筋上の皮下脂肪はできるだけ含めないようにした方がよい．皮弁は必ず横軸型とし，上縁は鼠径部から殿溝にかけたラインとし，下縁は縫縮可能なようにpinch testで決定する．

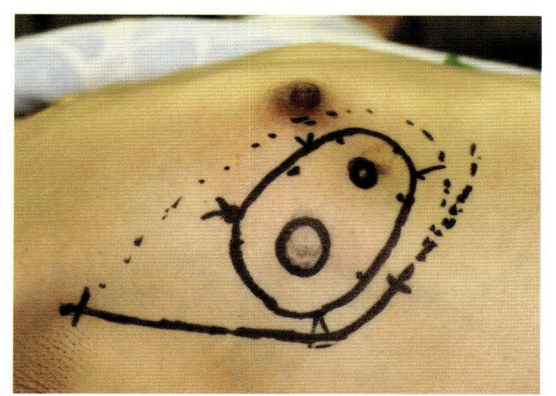

図2 術前のデザイン（切除範囲）
麻酔導入後，エコー下にて切除範囲が決定される。

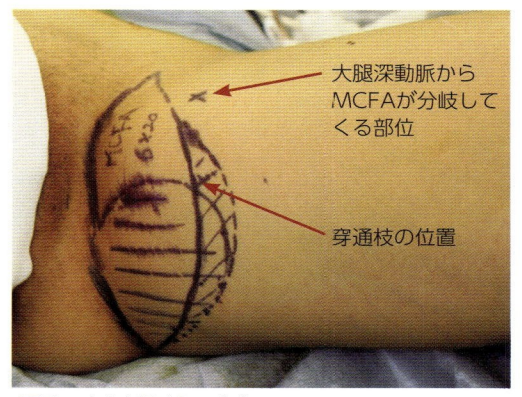

図3 皮弁採取部のデザイン
横軸型のMCFA perforator flapをデザインする。横線部分が移植する脂肪部分。

◆ 皮弁デザインの要点

　皮弁を横軸型とすることで術後の創痕が目立たない。また，カラードプラエコーにて確認したMCFAの穿通枝は移植する皮下脂肪の中に含めるようにし，必ずしも皮島の範囲に含める必要はない。無理な皮島の幅を設定すると，術後しばらく拘縮感を訴える場合があるので注意する。

SURGICAL TECHNIQUES

手術手技

【皮弁の挙上】

① 皮弁挙上は鼠径部より始め，長内転筋の前縁までは浅筋膜上で剥離することにより，大伏在静脈を温存する。これにより，術後の下肢浮腫やリンパ漏が予防できる。
② 長内転筋の前縁からは筋膜下にて剥離を進め，長内転筋と薄筋の筋間よりMCFA本幹を同定する（図4ⓐ）。この地点で，筋間穿通枝か筋肉穿通枝かを判断し，筋肉穿通枝の場合は一部薄筋を含める場合もある。筋間穿通枝と筋肉穿通枝の典型例を示す（図4ⓑ，ⓒ）。同定した穿通枝を皮下脂肪内に含めるようにして皮弁の挙上を完了する（図4ⓓ）。

【血管吻合，皮弁移植】

　必要量の真皮脂肪弁を血管吻合下にて移植する。トリミングや脱上皮は皮弁の止血を確実にするため，血管吻合後にするのがよい。

❶ 欠損が外側領域の場合

　移植床血管として肩甲下動静脈系の血管を使用するが，広背筋皮弁をオプションとして残すため，できるだけ前鋸筋枝を使用するように心がける（図5ⓐ）。移植脂肪弁の変位を予防するために，残存する乳腺組織と数カ所固定する（図5ⓑ）。

❷ 欠損が内側領域の場合

　移植床血管として内胸動静脈を使用するが，その露出の際，術後の陥凹変形を予防するため肋軟骨の除去は最小限に留める。皮弁の固定は特に必要としないことが多い（図6ⓐ，ⓑ）。

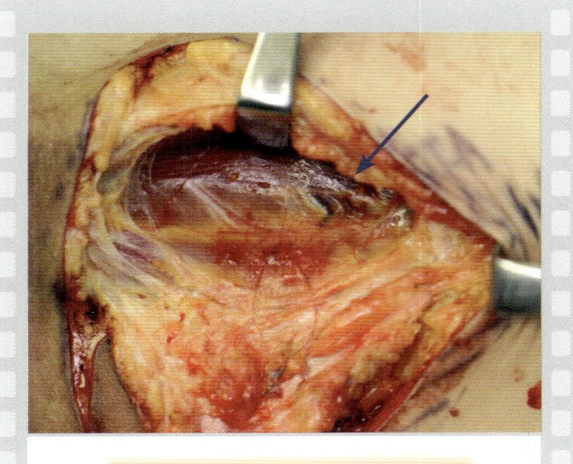

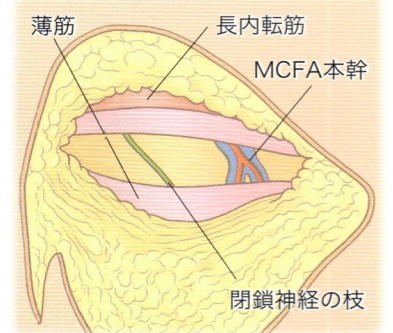

図4ⓐ 長内転筋と薄筋との筋間でMCFA本幹を同定する。

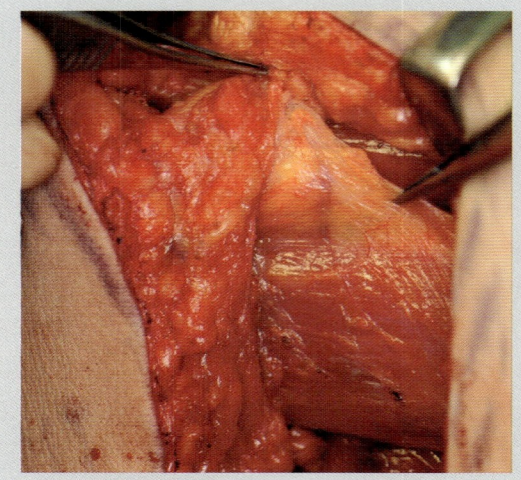

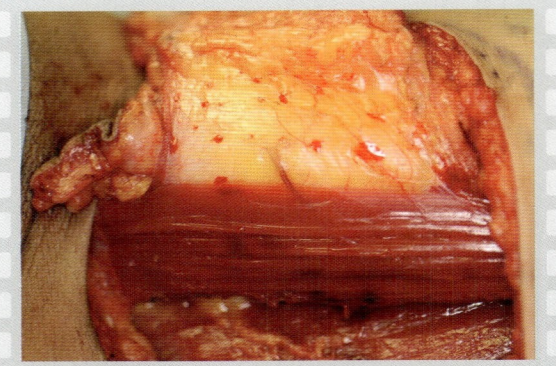

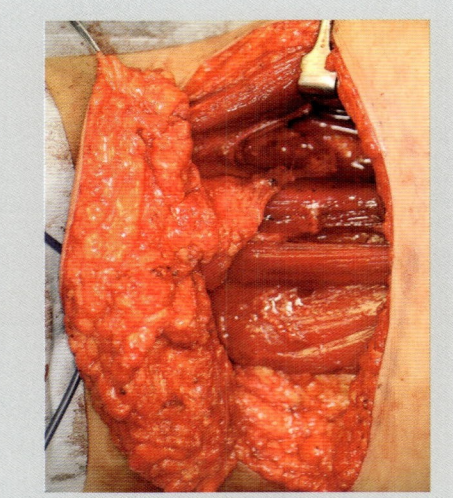

図4ⓑ 筋間穿通枝図

図4ⓒ 筋肉穿通枝

図4ⓓ 皮弁の挙上が完了した状態

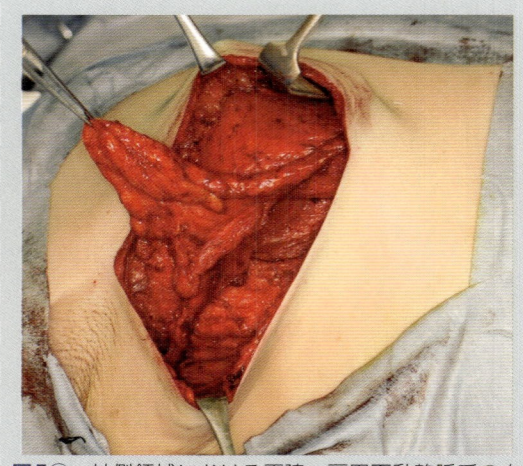

図5ⓐ 外側領域における再建：肩甲下動静脈系の血管と吻合する。

図5ⓑ　外側領域における再建：残存乳腺と移植脂肪を数カ所で固定したところ。

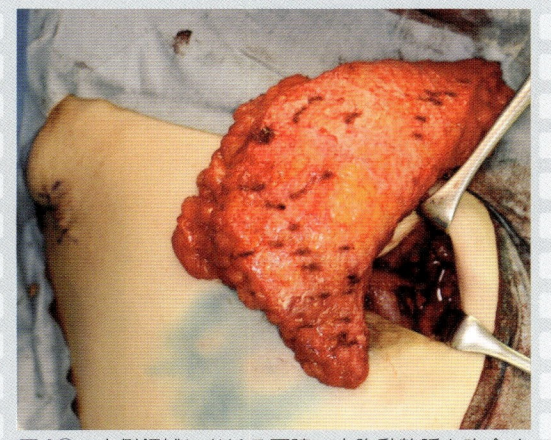

図6ⓐ　内側領域における再建：内胸動静脈と吻合する。

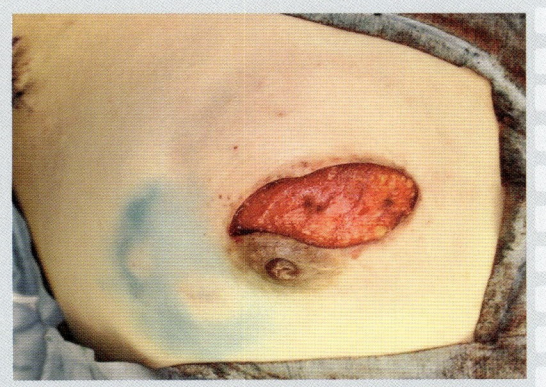

図6ⓑ　内側領域における再建：皮弁を充填した状態。固定は必要としない。

ピットフォール

◆移植脂肪量には注意が必要

　MCFAの血行支配領域としては縦軸よりも横軸，特に薄筋の筋肉上から大腿後面にかけて優位な血液還流を認めるとの報告[2]があり，本皮弁の採取部位もこの範囲と一致させている。しかし，前述したように，切除乳腺が全体の1/3を超えるような症例や乳腺切除量が200gを超えるような症例は，半膜様筋や半腱様筋を越えて大腿二頭筋上の皮下脂肪を含めることとなる。この部分の栄養血管はMCFAの穿通枝よりも，大腿深動脈からのdirect perforator（佐武らのいうpostero medial thigh：PMT perforator flap[1]の栄養血管）が優位な場合があり，術後に移植脂肪の部分壊死を生じる可能性が高い。術後の放射線治療を考慮すると血流の良い組織を移植することが重要であり，乳腺切除量が200gを超えることが予測できる場合は，あらかじめPMT perforatorも皮弁に含めて挙上し，栄養血管の選択を変更することも考慮すべきである（図7）。

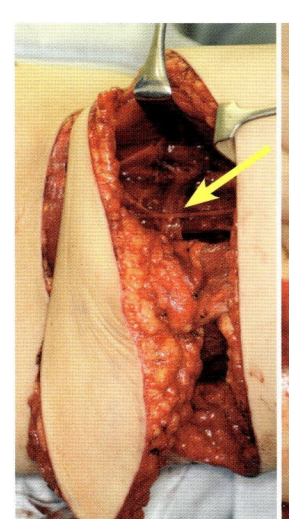

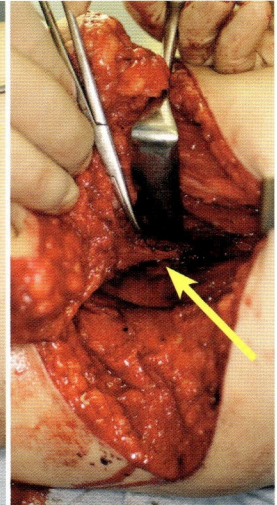

ⓐ　MCFA本幹　　　　ⓑ　PMT perforator
図7　MCFAとPMTの穿通枝を先に皮弁に含めた状態

Tips

　乳房温存術後の再建方法として広背筋皮弁移植術は皮弁の血流が豊富で，手技も容易なことから，非常に有用な術式であると思われる。しかし，術中に体位変換を要することや背部に長い瘢痕や変形が生じること，また術後の漿液腫形成などの問題点も報告されている。本法は皮弁採取部の創痕も目立たず機能障害もない。また術直後の漿液腫形成も認めないので入院期間が短縮されるという利点を有する。特に内側部の再建においては残存乳腺の剥離も必要とせず，十分な組織が充填できると考えるが，BD領域の再建においては移植脂肪の量や厚みが必要であり，やや不向きな感がある。また血管吻合を要するという欠点があり，患者への十分なインフォームドコンセントが必要である。

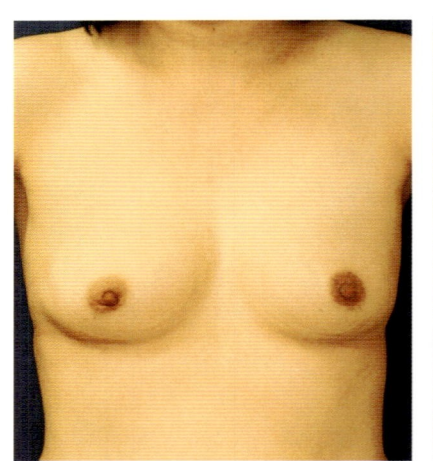

ⓐ術前

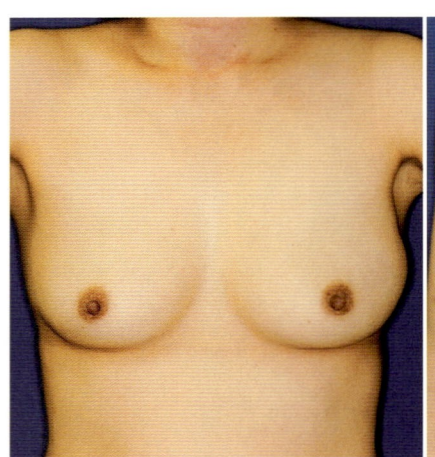

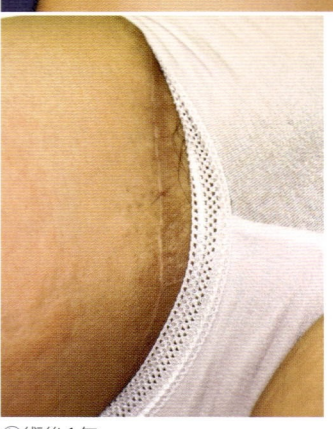

ⓑ術後1年

図8　症例1：38歳，女性，左C領域の乳癌症例

症例

◆症例1:左C領域の乳癌症例

38歳,女性。皮弁のデザインは6×23cm。180gの皮弁を採取し110gの脂肪弁を移植した。血管柄の長さは7.5cmで前鋸筋枝動静脈に吻合した。

◆症例2:左A領域の乳癌症例

44歳,女性。皮弁のデザインは7×24cm。165gの皮弁を採取し,110gの脂肪弁を移植した。血管柄の長さは6cmで内胸動静脈に吻合した。

【文　献】

1) 佐武利彦,石川孝,菅原順:穿通枝皮弁を用いた乳房再建.乳房・乳頭の再建と整容 最近の進歩,矢野健二編,pp79-92,克誠堂出版,東京,2010
2) Peek A, Muller M, Ackermann G, et al : The free gracilis perforator flap ; Anatomical study and clinical refinements of a new perforator flap. Plast Reconstr Surg 123 : 578-588, 2009

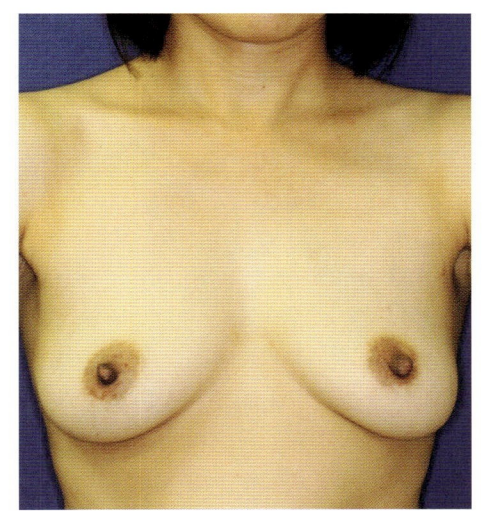

ⓐ術前

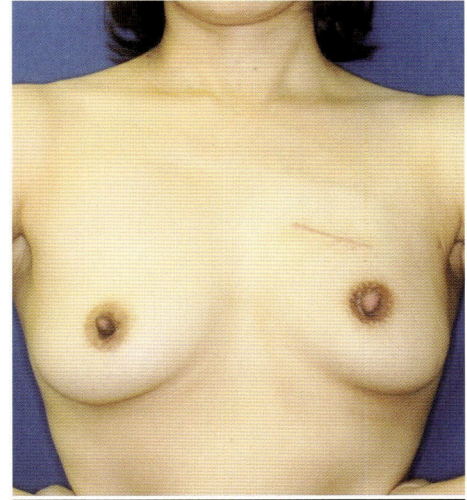

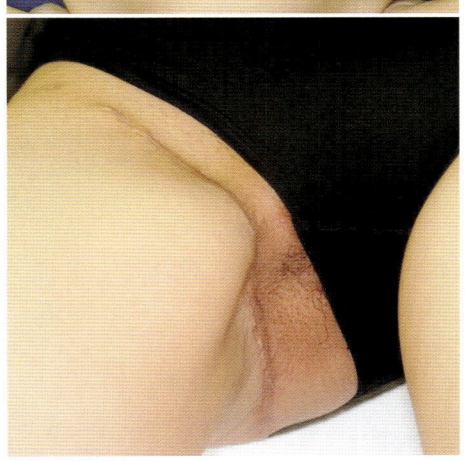

ⓑ術後11カ月

図9 症例2:44歳,女性,左A領域の乳癌症例

7) 脂肪注入

亀田総合病院乳腺センター乳房再建外科　淺野 裕子

概 念

　乳房温存療法の適応や手術方法には施設間のばらつきがあることや，症例ごとに切除部位と切除量は異なるため，温存治療後の修正術は標準化されていないのが現状である。放射線照射後の組織にエキスパンダーによる皮膚の伸展ならびに乳房インプラントを使用することは，合併症の発生率からその適応にあたって慎重にならざるを得ない[1]。また，局所皮弁や筋皮弁による再建術では，採取部の創に加えて乳房側にも創を延長する必要が生じることが問題となる。
　一方で脂肪注入移植術は再建部にも採取部にも大きな瘢痕を作らない自家組織移植法の1つであり，乳房温存術後の変形に対して軟部組織増大目的に利用するメリットは大きい。
　ここでは一般的な脂肪注入移植術に加え，脂肪由来前駆細胞を用いた新しい治療概念について述べる。

適 応

- 全身麻酔下の手術であるため，抗癌剤治療中は全身状態や血液検査結果などを考慮する。
- 放射線照射が行われている場合は照射終了時点から1年間待機する。
- 組織欠損量が大きくても照射を伴っていない症例では残存乳房は軟らかいため，1回の脂肪注入による改善効果が期待できる。
- 残存乳房の可動性を触診し，癒着が強い症例では1回の注入では改善されないことを説明する必要がある。特に乳房BD領域の癒着による変形は，その修正に難渋する場合が多い。
- ドナー側の因子としてBMIが20以上あることを適応としているが，実際にはドナーとなる腹部，大腿などをつまんでみて決めている。

禁 忌

- 再発や転移のある患者。
- 瘢痕拘縮により乳頭乳輪の位置が偏移している症例では，脂肪注入だけでは改善できないため，皮弁法などの併用を考慮する。

術前（プランニングとデザイン）

◆プランニング

　脂肪注入による修正術は二次再建であるため，乳癌手術時の切除量が不明な場合が多い。また術後照射によって引き起こされる線維化による乳房の硬化は4年程度継続するとされる[2]（図1）。注入可能な最大量はもとの乳房サイズだけではなく残存乳房の硬さ，手術瘢痕また癒着によっても影響を受けるため，必要とする移植量を推定することは難しい。著者のこれまでの経験では150〜250 mlまでの注入量となる症例が多い。乳房サイズが小さく癒着が強い症例では180 ml程度の注入で皮膚の緊張が強くなり，それ以上の注入が困難となる。
　脂肪吸引部は腹部や大腿前面などをドナーとする。痩せている患者では，腹部から無理な吸引をするより大腿前面からも広く吸引した方がドナー部の合併症を防ぐことができる。体位変換が必要になるが腰部や大腿後面からの吸引も可能である。

◆マーキング

　術前に立位または坐位でデザインを行う。最も増大させたい部分がわかるようにマークをするが，実際には組織欠損部分だけに注入するのではなく乳房全体に注入することになるので，左右の対称性もわかるようにラインを描いておく（図2）。ドナーも立位で吸引範囲を決めておく。

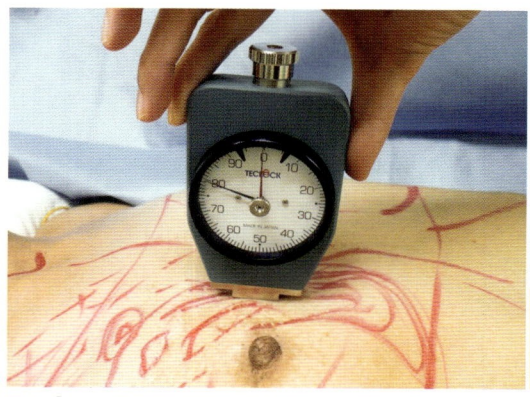

図1ⓐ 乳房硬度測定用に開発されたデュロメーター（Teclock社）で計測した照射後の乳房硬度は健側に比し硬いことがわかる。

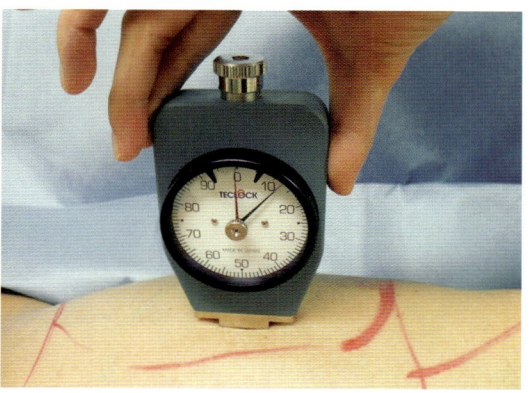

図1ⓑ 同一患者の健側同部位の測定値との硬度比で経時的変化を知ることができる。

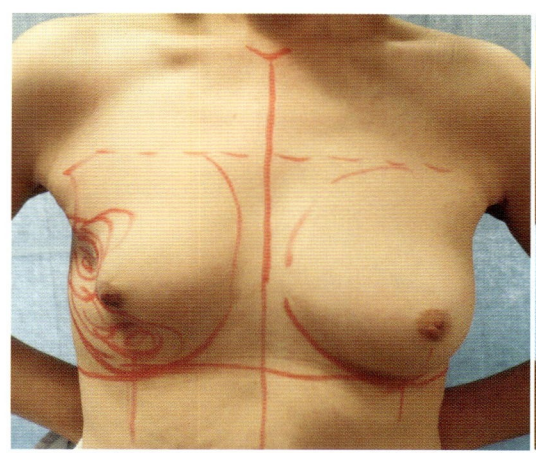

図2ⓐ 術前デザイン（正面像）：左右の対称性がわかるように必要な線を描いておく。

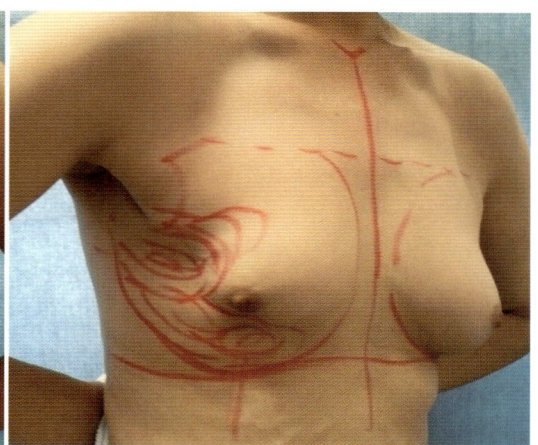

図2ⓑ 術前デザイン（斜位）：特にボリュームが不足している部分がわかるように等高線を描く。

SURGICAL TECHNIQUES

手術手技

❶脂肪吸引（図3）

ディスポシリンジを使用して陰圧をかけながら吸引する方法や，吸引ポンプによる一般的な脂肪吸引器を使用する方法があるが，100 cc以上の採取量を予定している場合は後者の方が簡便である。痩身目的の脂肪吸引とは異なり，採取した脂肪を移植材料として体内に戻すために，清潔な状態で中間ビンに回収する必要がある（脂肪吸引の手術手技の詳細は成書に譲る）。脂肪吸引用のカニューレは，脂肪細胞の破壊を避けるために細いものは不向きであり，外径3 mm前後のカニューレが使われることが多い。止血目的にエピネフリン加生理食塩水（生理食塩水1 Lにボスミン1 mlを混合）をtumescent液として皮下脂肪内に浸潤させてから吸引する。

❷移植脂肪の準備（図4）

採取した吸引脂肪にはtumescent液や血液が含まれているが，遠心処理を行ってから移植する報告が多い[3]。遠心処理を行う目的は移植に不要な水分を除いて移植材料をコンパクトにすることにある。遠心処理後は上からオイル，

第2章　乳房温存術とoncoplastic surgery

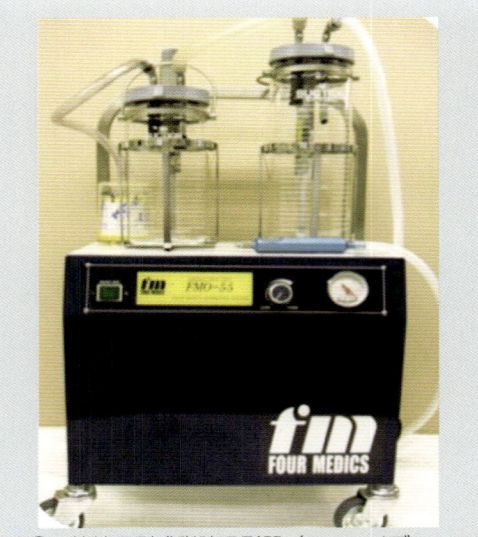

図3ⓐ 持続吸引式脂肪吸引器（フォーメディックス社）：清潔な中間ビンに吸引脂肪を採取する。

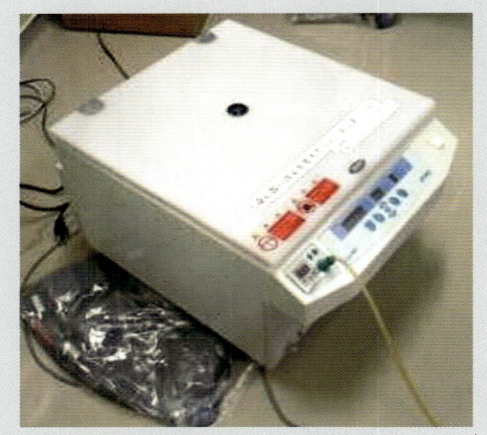

図3ⓑ Tumecent液の注入，脂肪吸引ならびに遠心処理ができるタイプの持続吸引式脂肪吸引器（Medikan社）

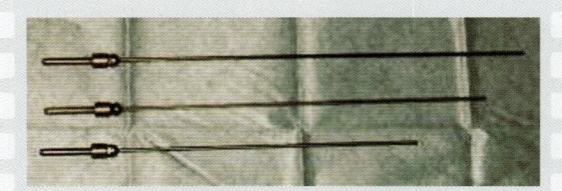

図3ⓒ 脂肪吸引用のカニューレ：吸引部位によって各種長さのものを使い分ける。

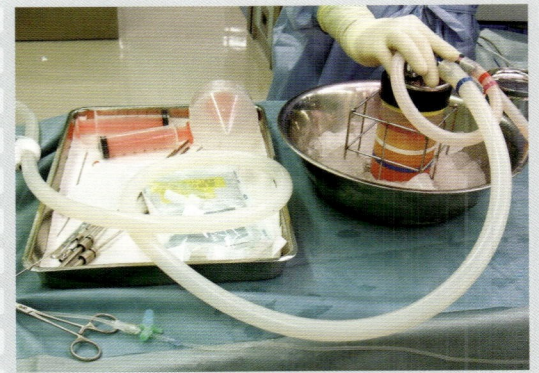

図4ⓐ 吸引脂肪を中間ビンに採取し，冷却保存する。

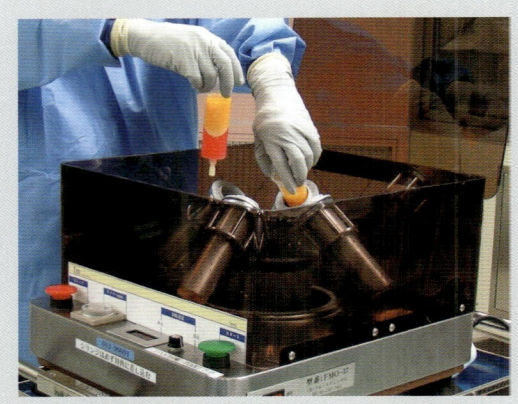

図4ⓑ 吸引脂肪を遠心処理したところ

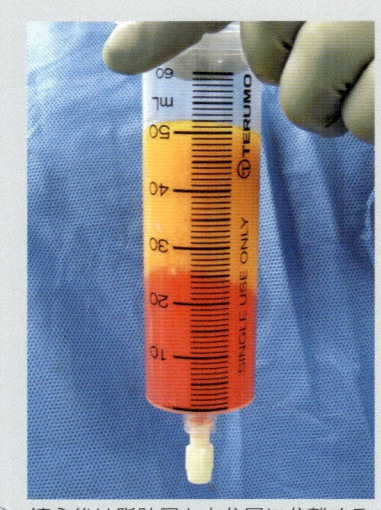

図4ⓒ 遠心後は脂肪層と水分層に分離する。上方の脂肪層のみを移植材料とする。

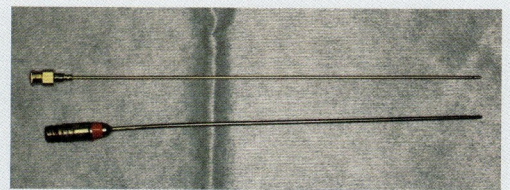

図5ⓐ 著者が使用している15 mm長さの注入針（上：18Gの鋭針，下：鈍針）：移植床の状態によって使い分けている。

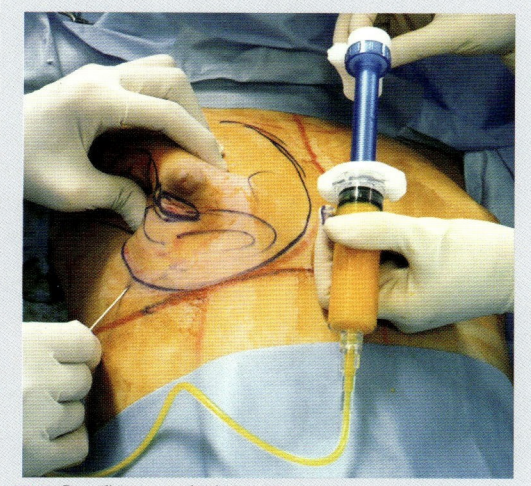

図5ⓑ 乳房への脂肪注入用に開発されたシリンジを使用して注入しているところ

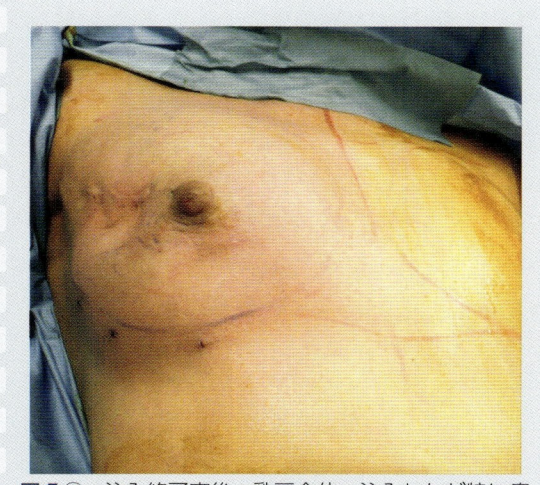

図5ⓒ 注入終了直後：乳房全体へ注入したが特に瘢痕周囲の皮膚の緊張が強く，これ以上の追加注入は困難である。

脂肪，液体の3つの層に分かれる。遠心力が大きくなるほど水分とオイルが多くなり脂肪層の占める体積は減少するが，1,200 gまでの強さであれば体積の60％近くは脂肪細胞として残っているとされている[4]。

吸引脂肪は時間とともに脂肪細胞が破壊してオイル状になり移植に使えなくなるため，吸引後はなるべく速やかに注入する。

> 室温より温度が低い状態で保存する方が細胞の破壊を防ぐことができるため[5]，冷凍した生理食塩水を砕いて，脂肪の入った容器を冷却しておく工夫をしている。

❸注入（図5）

乳房への脂肪注入は1カ所にまとめて注入するのではなく，できるだけ少量ずつ分散させるように注入することが推奨されている[3) 6)]。一般的には10 ccのロック付きシリンジに16Gまたは18Gの注射針を接続させて注入する報告が多い。最近では一定量の注入が可能な乳房への脂肪注入用のシリンジも開発されている。著者はハンドルを1回転すると0.5 ccの注入が可能なスクリュー式のシリンジを使用している。注入針には鋭針を使用する方法と脂肪注入用のブラントカニューラを使用する方法がある。癒着している部分は鋭針で癒着を解除してから行うこともある。

> 先に述べたように組織欠損部だけに注入しようとすると1カ所に多量に入ってしまうことになるため，乳房全体に注入する方がよい。針の刺入は4，5カ所から行ってさまざまな方向に針を動かし，線状に置いてくるようなイメージをもちながら注入する。

移植は大胸筋内，乳腺下脂肪層，皮下脂肪層と深いところから乳腺を避けて順次注入する。皮膚の緊張が強くなった時点で注入は終了する。それ以上無理に注入しても脂肪壊死を来たし生着には不利になる。

注入操作は術後の生着に影響を与える重要な因子の1つであるため，時間をかけて注意深

く行うことが重要である[7]。

❹移植後の管理

脂肪注入移植後は3カ月後まで生着が安定しないため[8]，その間に外的な力が加わることはよくないとされ，マッサージなどは不要である。またワイヤー入りの下着は避けるように指導する。

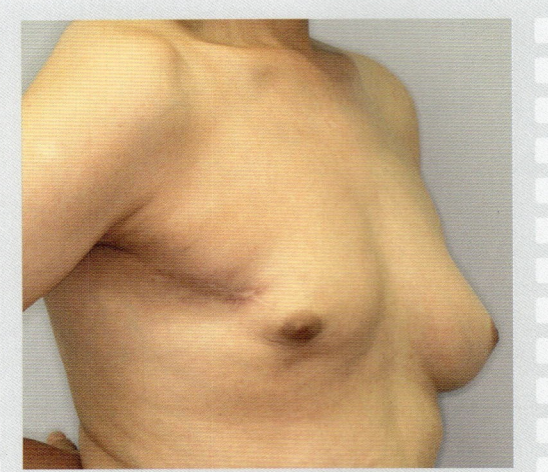

図5ⓓ 右乳癌に対する温存治療後：右乳房外側の組織欠損と瘢痕拘縮を認める（図2と同症例）。

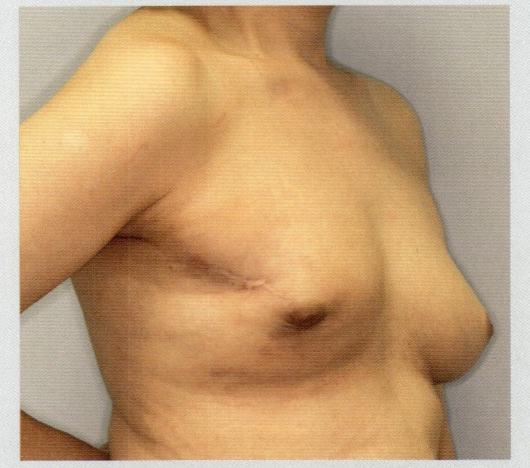

図5ⓔ 同症例の脂肪注入(CAL法269ml)後12カ月：乳房全体のボリュームは増大しているが，瘢痕部の凹みは軽度の改善に留まっている。

◆トピックス：移植脂肪への添加物

脂肪注入移植の生着を高める目的で移植脂肪にさまざまな添加物を混合する方法が試みられている。脂肪由来幹細胞(adipose-derived stem cell，以下ASC)を利用したcell-assisted lipotransfer(以下CAL)もその1つである[9)10)]。これは脂肪組織に特異的な前駆細胞が多分化能をもつことに着目し，ASCを含む間質血管細胞（stromal vascular fraction，以下SVF）を吸引脂肪の半分から採取して残りの脂肪に混合してから移植する方法である。

一方で，このASCを放射線照射による組織障害の治療に用いることで，線維化や萎縮などの放射線晩期障害による症状が改善し，また潰瘍の治癒が促進されたという報告もある[11]。著者がこれまでに行ってきたCAL法による治療症例においても，その組織増大効果だけではなく残存乳房の癒着が軽減して柔らかくなり，皮膚の質感が改善する症例を経験してきた。基礎研究では放射線障害に対するASCの組織再生効果に着目した研究が増えてきており，今後はこの分野の臨床研究が活発に行われるものと期待される。

ピットフォール

1回の脂肪注入移植では十分な治療効果を得られない症例も少なくないため[12]，適応と治療計画については術前に慎重な検討が必要である。患者へは1回の注入では十分な組織増大効果が得られない場合があることを説明しておく。脂肪注入移植術は乳房にもドナーにも長い瘢痕を必要とせず，また手術侵襲も比較的少ない点では魅力のある治療法である。脂肪注入を数多く行っている欧州の施設では脂肪注入を4，5回以上繰り返し行っている報告が多いが，日本人の平均的な体型では脂肪吸引量の限界があるため症例を選んで行うことが重要と思われる。また，乳頭乳輪の変位や高度の瘢痕拘縮は脂肪注入だけで修正することはできないため，患者

が何の修正を希望しているのか十分に問診することも必要である。縫合部への脂肪注入は漏れてしまい十分な量を移植できないため，脂肪注入と瘢痕に対する手術は分けて計画するようにしている。先に瘢痕切除術を行うとさらに乳房皮膚の余裕(skin envelope)が小さくなるため，著者はまず脂肪注入を先行し組織を増大させておいてから，瘢痕に対する外科的修正術を計画する場合が多い。

Tips

脂肪吸引ならびに脂肪注入の技術は経験を必要とする難易度の高い形成外科的手技の1つに含まれる。脂肪注入移植において安定した成績を得るためには，吸引→移植材料の準備→注入のそれぞれの過程で細心の注意を払う必要がある。術者は移植脂肪の生着の過程や術後に起こり得る後遺症についてよく知ったうえで行うことが要求される。そして手術にかかわる助手や看護師などとのチームワークが鍵となる。

症 例

◆症例1

右A領域乳癌に対して乳房部分切除術が施行された。放射線照射は行われていないが，乳房頭側の組織欠損により肋骨が目立つため修正を希望した。脂肪注入（CAL法 228 ml）を行った。本症例のように照射が行われていない場合は，1回の注入による組織増大効果が大きく，改善が見込まれる場合が多い（図6）。

◆症例2

右B領域乳癌に対して乳房部分切除と術後照射が行われていた。左右乳房の非対称が気になり修正を希望した。右乳房全体に脂肪注入（CAL法 176 ml）を行ったが，B領域では皮膚の伸展が悪く十分な組織増大効果が得られなかった。1回目の注入術から約12カ月後に2回目の脂肪注入（CAL法 198 ml）を行った。1回目の脂肪注入により組織が柔らかくなっているため2回目の手術ではより多くの量を移植することが可能となる（図7）。

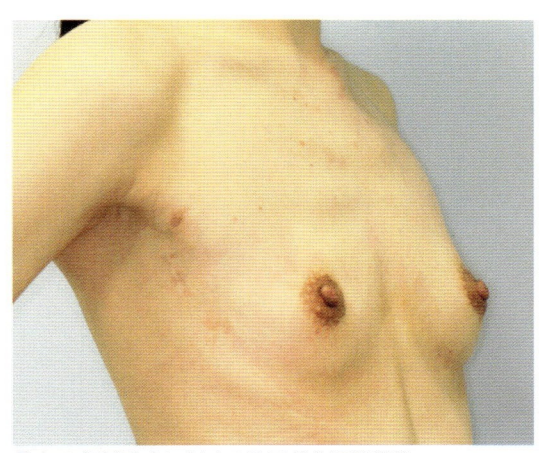

ⓐ右A領域乳癌に対する乳房部分切除術後 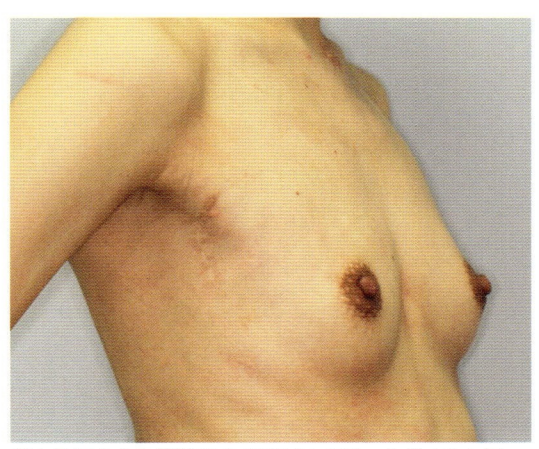　　ⓑ右乳房全体に脂肪注入（CAL法 228 ml）後12カ月

図6　症例1

ⓐ ⓑ
ⓒ

ⓐ右 AB 領域の乳癌に対する乳房部分切除術後
ⓑ右乳房全体に脂肪注入（CAL 法 176 ml）後 12 カ月
ⓒ 2 回目の脂肪注入（CAL 法 198 ml）後 12 カ月

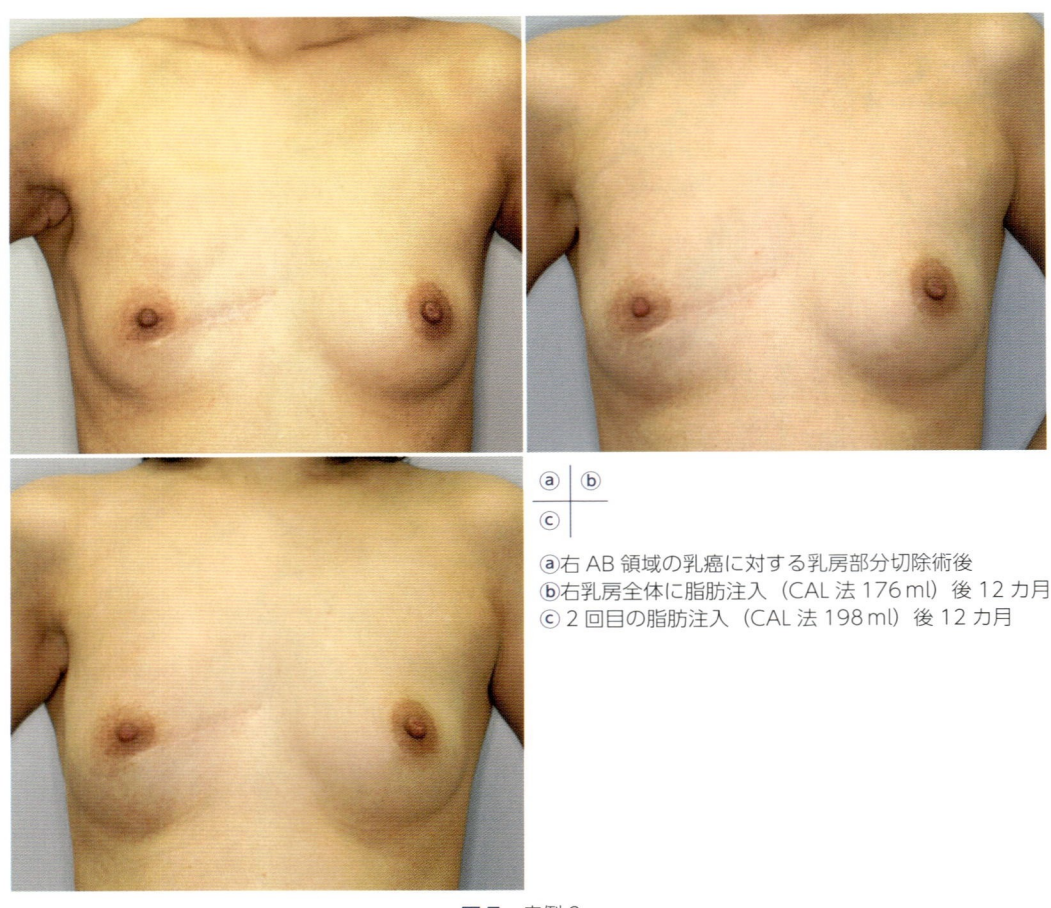

図7 症例 2

◆症例 3

　左 BD 領域の乳癌に対して乳輪下縁切開から乳房部分切除と術後照射が行われていた。組織欠損が大きく胸壁との癒着と硬い瘢痕により乳房下溝の形状が保たれていなかった。脂肪注入（CAL 法 198 ml）を行ったが改善の度合いは低かった。この領域の部分切除後の変形は脂肪注入移植で修正することが難しく，本症例も乳癌手術時に何らかの充填術を考慮すべきであったと思われた（図 8）。

◆症例 4

　左 AC 領域の乳癌に対して乳房部分切除が行われていた。左乳房のボリューム不足と乳輪の頭側の瘢痕が凹んでいるため修正を希望された。治療計画としてはまず脂肪注入によるボリュームの改善を優先し，後から二次的に瘢痕切除を行うこととした。単純脂肪注入（198 ml）を行い，ボリュームの改善は認められるが瘢痕の凹みは残存した（図 9）。

【文　献】

1) 岩平佳子：放射線照射例に対する人工物による乳房再建の検討．日形会誌 29：337-346, 2009
2) 関口健二：組織の治癒に与える影響．整容性からみた乳房温存治療ハンドブック（第 1 版），pp189-191, 矢形寛ほか編，メディカル・サイエンス・インターナショナル，東京，2010
3) Coleman SR, Saboeio AP: Fat grafting to the breast revisited ; Safety and efficacy. Plast Reconstr Surg 119: 775-785, 2007
4) Kurita M, Matsumoto D, Shigeura T, et al: Influences of centrifugation on cells and tissues in liposuction aspirates. Plast Reconstr Surg 121: 1033-1041, 2008

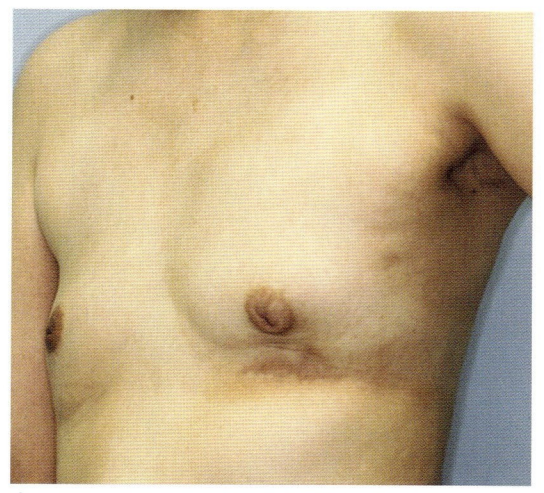

ⓐ 左 BD 領域の乳癌に対する乳房部分切除術後 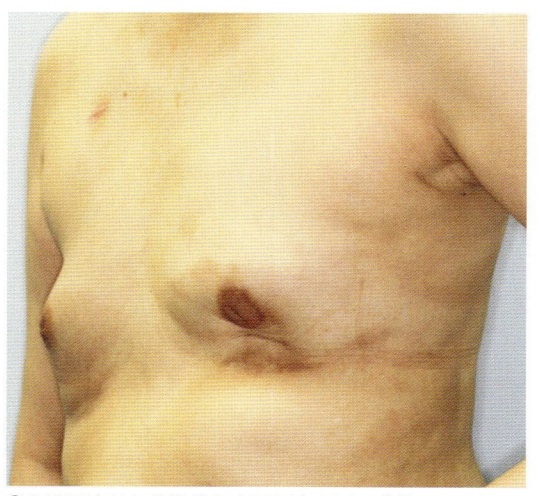　　　ⓑ 左乳房全体に脂肪注入（CAL 法 198 ml）後 12 カ月

図 8　症例 3

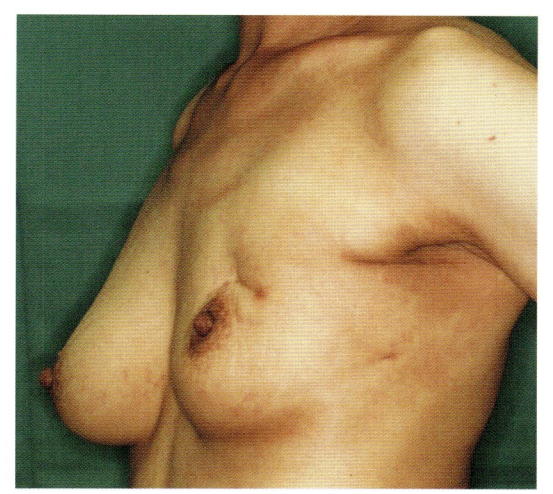

ⓐ 左 AC 領域の乳癌に対する乳房部分切除後 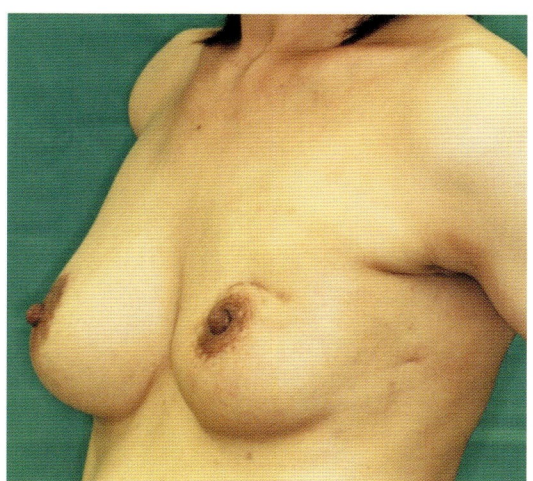　　　ⓑ 左乳房全体に単純脂肪注入（198 ml）後 7 カ月，右乳頭乳輪を約 2 cm 頭側へ挙上した。

図 9　症例 4

5) Matsumoto D, Shigeura T, Sato K, et al：Influences of preservation at various temperatures on liposuction aspirates. Plast Reconstr Surg 120：1510-1517, 2007
6) Delay E, Garson S, Tousson G, et al：Fat injection to the breast；Technique, results, and indications based on 880 procedures over 10 years. Aesthet Surg J 29：376-378, 2009.
7) 淺野裕子，吉村浩太郎：乳房部分切除後変形に対する脂肪幹細胞加脂肪移植による再建．形成外科 54：39-47, 2011
8) 淺野裕子，吉村浩太郎：脂肪組織由来幹細胞付加脂肪移植による軟部組織増大術．PEPARS 50：58-65, 2011

9) 吉村浩太郎，松本大輔，佐藤克二郎ほか：脂肪幹細胞加脂肪移植術（Cell-assisted lipotransfer）による豊胸術．形成外科 50：1425-1437, 2007
10) 吉村浩太郎：効果的な脂肪注入法の開発．形成外科 51：265-273, 2008
11) Rigotti G, Marchi A, Galie M, et al：Clinical treatment of radiotherapy tissue damage by lipoaspirate transplant；A healing process mediated by adipose-derived adult stem cells. Plast Reconstr Surg 119：1409-1422, 2007
12) 淺野裕子：乳房温存手術後の変形に対する脂肪移植．これからの乳癌診療 2011-2012（第 1 版），pp25-30，福田護ほか編，金原出版，東京，2011

三重大学乳腺外科　小川 朋子

概　念

　Oncoplastic surgery の手技は大きく分けて2つある。乳房内の組織のみを使って欠損部を充填し変形を目立たなくする volume displacement の手技と，乳房外の組織を使用して欠損部を充填する volume replacement の手技である。

　Volume displacement の手技のみで乳房形成を行う場合，ある程度乳房の形は形成できたとしても切除部位が大きければ大きいほど対側乳房とのサイズ差が大きくなってしまう。健側乳房の縮小術を併施してサイズを合わせることも選択肢ではあるが，日本人の乳房は比較的小さく，また，健側乳房の手術は自費になることもあり，健側手術を希望する患者は多くない。

　Volume replacement の手技は第2章で紹介したようにさまざまであり，特に4)～6) の手技は多くのボリュームを得ることができる。しかし乳房部分切除の手術創とは別にドナーサイトにも手術創が必要となるなどドナーサイトへの負担が大きいうえに，乳房温存術の場合，術後病理検査結果によっては再手術が必要になる可能性もゼロではないことから，適応は慎重に考えなければならない。

　切除範囲が大きくなる場合，当然再建を併用した乳房切除術が選択肢となるが，再建を希望しない患者や切除範囲が広くても極力乳房を温存して欲しいと希望する患者も少なくない。

　第2章で紹介した volume replacement のうち，1)～3) の手技は乳房部分切除の手術創から施行可能でドナーサイトへの負担が比較的少ない。また，volume displacement の手技と組み合わせることで40％近い切除量でも適応可能である。

　本項では，abdominal advancement flap（以下 AAF）と volume displacement の手技を組み合わせた方法[1)～3)]（手術手技 I）と，乳房下溝線（inframammary fold：以下 IMF）部脂肪筋膜弁と広範乳腺脂肪弁の手技を組み合わせた方法[4)]（手術手技 II）を紹介する。

適　応

- 手術手技 I は AAF と，組み合わせる volume displacement のそれぞれの手技の適応を満たす症例が適応となる。基本的に IMF 部以外で，IMF より尾側の組織を引き上げる操作が行えるだけの視野が確保できる皮膚切開創が必要で，さらに部分切除範囲に下部領域が含まれる乳房温存術が適応となる。組み合わせが可能な volume displacement としては(広範)乳腺脂肪弁，modified round block technique, lateral mammaplasty, medial mammaplasty, B-plasty など，比較的良好な視野を確保できる手技である。
- 手術手技 II は IMF 部脂肪筋膜弁も広範乳腺脂肪弁も dense breast が適応であり，dense breast で小さい乳房以外は適応とならない。手術創は IMF 部でも直上皮膚切開でも良好な視野が得られる皮膚切開であれば適応となる。

禁　忌

- 手術手技 I は AAF と，組み合わせる volume displacement のそれぞれの手技の禁忌が原則禁忌となるが，手技を組み合わせることで広範な皮下剥離が必要となるような場合，fatty breast は禁忌となる。
- 手術手技 II は small dense breast 以外は原則禁忌である。

手術手技 I

AAF と volume displacement の手技を組み合わせた方法

Modified round block technique と AAF を組み合わせた方法[1]

❶術前デザイン（図 1 ⓐ, ⓑ）

まず，臥位で乳房部分切除予定範囲をマークしておく。次に坐位で IMF のマークを行う。IMF より尾側の皮膚と皮下脂肪織を引き上げて AAF として用いるため，IMF より 3～4 cm 尾側に新しい IMF（neo-inframammary fold：以下 neo-IMF）のラインもマークしておく。さらに，乳輪の周囲に同心円状の皮膚切開予定線をマークするが，乳頭乳輪の位置が切除部位方向に偏位することを回避するため，乳房部分切除部位の対側方向の皮膚切除を多くとるようなデザインとする。

❷皮膚切開と皮下剥離

術前デザインに沿って皮膚切開および皮下の剥離を行う（図 1 ⓒ）。なお，同心円状に切開した皮膚は切除しておく（図 1 ⓓ）。

> 乳房部分切除後は残存乳房組織を固定しにくくなり皮下剥離がやりにくくなることと，広範に皮下を剥離しておく方が部分切除をしやすくなるので，部分切除に必要な部位までではなく，neo-IMF 予定部位まで皮下を剥離しておく。

❸乳房部分切除

術前のマークに従って乳房部分切除を施行する。

❹乳房形成

まず，乳房部分切除部周囲の乳腺・脂肪織を授動して縫合し，欠損部を閉鎖する（図 1 ⓔ）。

> 乳腺・脂肪織を縫合して欠損部を閉鎖する際，縫合線が放射状方向になるように縫合すると，乳頭乳輪が欠損部の方向に偏位しにくい（図 1 ⓕ）。

❺ AAF の形成

皮下剥離部にドレーンを留置後，AAF の形成に移る。術前にマークした neo-IMF に対し，内腔側から 4-0 吸収糸を皮下真皮組織に約 2 cm 間隔でかけていく。neo-IMF 全長の皮下に糸をかけた後，これらの糸をすべて頭側に牽引しながら頭側より用手的に圧をかけ，きれいな neo-IMF が作成できているかを確認する（図 1 ⓖ, ⓗ）。その後，この糸をそれぞれ胸壁の筋肉（固定する部位に肋骨がある場合は肋骨の骨膜にも糸をかけるようにする）へ結紮・固定して neo-IMF を作成する（図 1 ⓘ）。

❻乳輪の縫縮

ナイロン糸を用いて乳輪周囲の切開創に巾着縫合をかけて乳輪径を縫縮する。

❼皮膚縫合

乳輪の内周と縫縮した外周に対し 4-0 PDS で真皮埋没縫合を行い閉創する（図 1 ⓙ）。

❽術後（図 1 ⓚ）

通常通り，創部が落ちついたら，放射線治療や薬物療法などの補助療法を施行する。

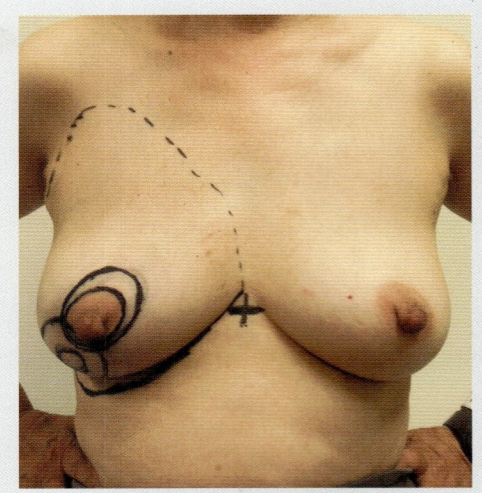

図1ⓐ　術前デザイン（坐位正面）：部分切除範囲，乳頭の高さ，IMF，IMFより3～4cm尾側にneo-IMFのライン，ドーナッツ状の皮膚切開予定線をマークする。

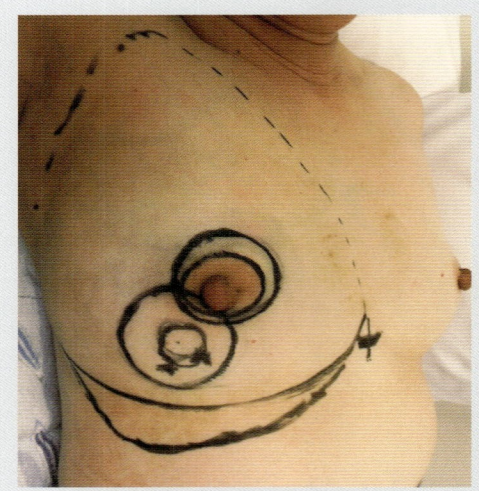

図1ⓑ　術前デザイン（臥位斜位）

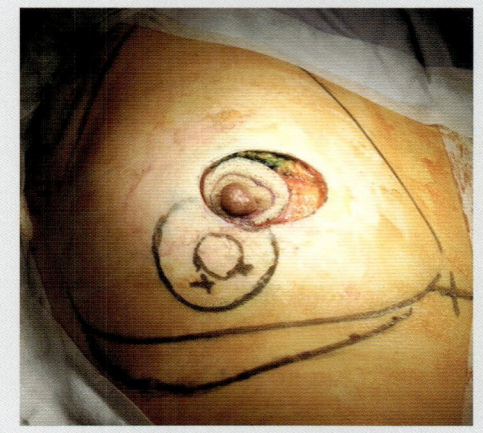

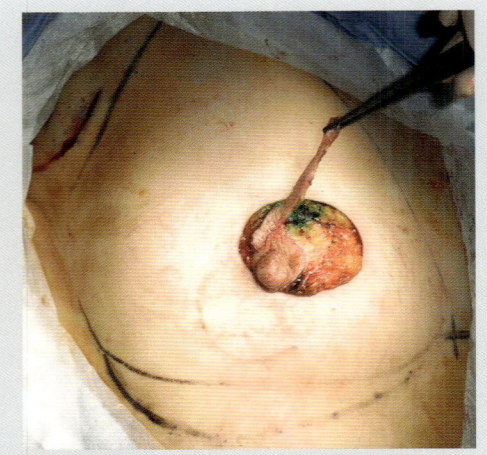

図1ⓒ　皮膚切開後

図1ⓓ　ドーナッツ状に切開した皮膚を切除する。

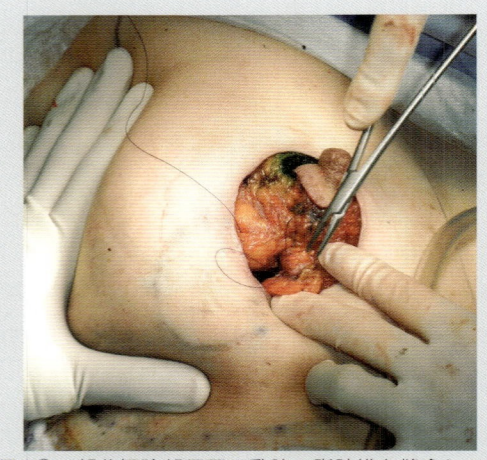

図1ⓔ　部分切除部周囲の乳腺・脂肪織を縫合して欠損部を閉鎖する。

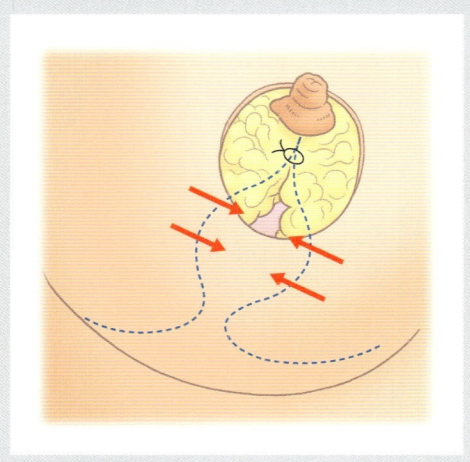

図1ⓕ　乳腺・脂肪織縫合のシェーマ

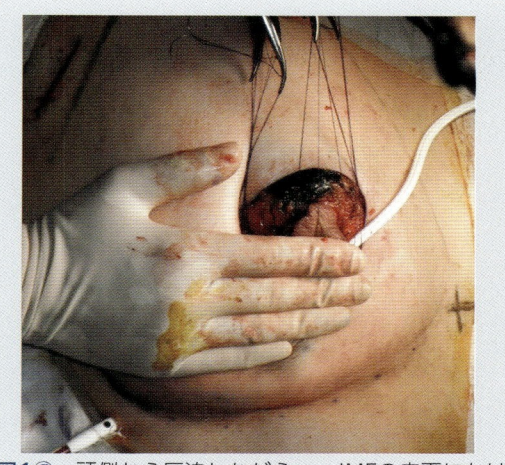

図1ⓖ 頭側から圧迫しながらneo-IMFの皮下にかけた糸を牽引してきれいなneo-IMFが作成できていることを確認する。

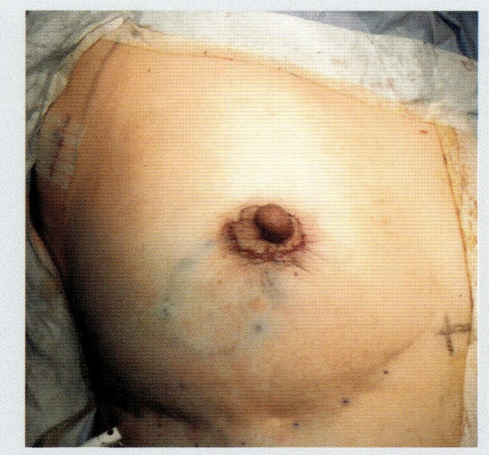

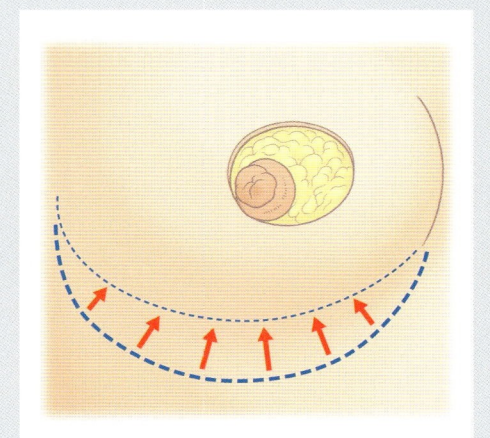

図1ⓗ neo-IMF作成のシェーマ

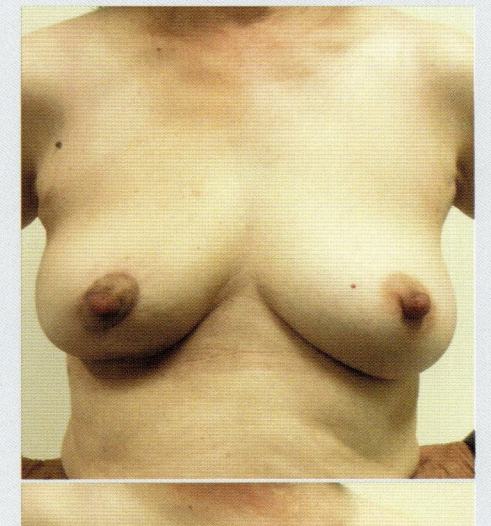

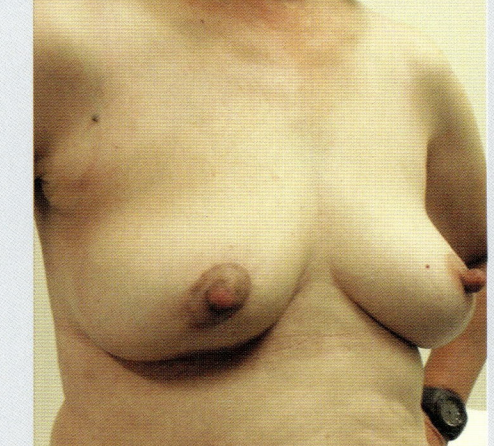

図1ⓘ neo-IMF形成後

図1ⓙ 閉創後

図1ⓚ 術後1年4カ月

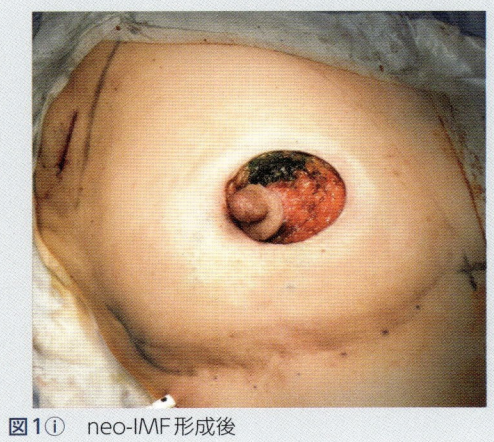

第2章 乳房温存術とoncoplastic surgery　145

Lateral mammaplasty と広範乳腺脂肪弁と AAF を組み合わせた方法[2)]

❶術前デザイン（図2ⓐ,ⓑ）

まず切除予定範囲をマークし，さらに腫瘍直上皮膚を切除し乳頭乳輪が切除側に偏位することを防ぐため切除部対側に乳頭乳輪を移動するラケット状の皮膚切開線を予定する。なお，乳頭乳輪を移動するための乳輪周囲同心円状の皮膚切開のうち乳房切除にかかる部位以外の皮膚は脱上皮化のみとする。次に坐位で，部分切除部への充填に用いる頭内側の乳腺・脂肪織の授動範囲をマークし，さらに IMF および AAF として用いる IMF より約3cm 尾側の neo-IMF のラインもマークしておく。

> 頭内側乳腺・脂肪織の広範授動を施行する際は，必ずこの乳腺・脂肪織を栄養する第2，3肋間からの内胸動脈穿通枝をドプラエコーで確認しておく。

❷皮膚切開と脱上皮化

術前デザインに沿って皮膚切開および皮膚の脱上皮化を行う（図2ⓒ）。

❸皮下剥離と乳房部分切除

広範な皮下の剥離を施行後，術前のマークに従って乳房部分切除を施行する（図2ⓓ）。

> 皮下剥離は，術前ドプラエコーで確認しておいた第2，3肋間からの内胸動脈穿通枝を損傷しないよう，注意して行う。

❹広範乳腺脂肪弁を用いての乳房形成

頭内側の乳腺・脂肪織を広範乳腺脂肪弁として用いるため，大胸筋前面の剥離を行い，内胸動脈穿通枝を栄養血管とする flap を作成する。この flap を欠損部に充填し，周囲の残存乳腺と縫合して欠損部を閉鎖する（図2ⓔ）。

❺AAF の形成

皮下剥離部にドレーンを留置後，AAF を形成する。術前にマークした neo-IMF 全長の皮下に約2cm 間隔で内腔側から4-0吸収糸をかけた後（図2ⓕ），これらの糸をすべて頭側に

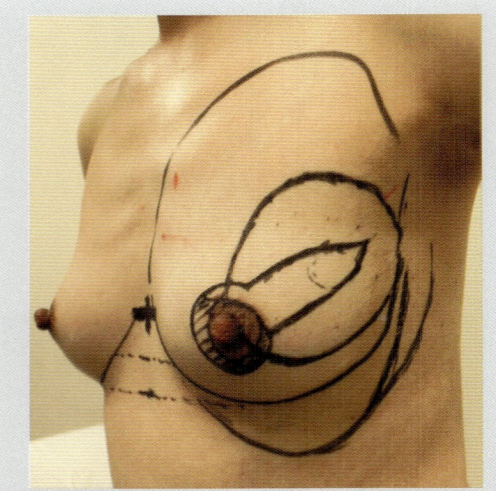

図2ⓐ 術前デザイン（坐位斜位）：部分切除範囲，乳頭の高さ，皮膚切開予定線，IMF，neo-IMFをマークする。

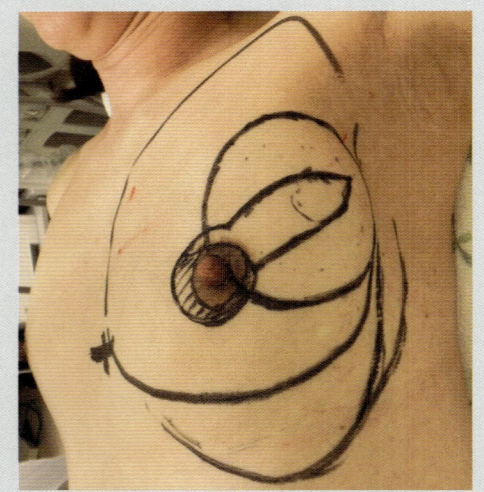

図2ⓑ 術前デザイン（臥位斜位）：赤線は内胸動脈からの第2，3肋間穿通枝，斜線は脱上皮化予定部位。

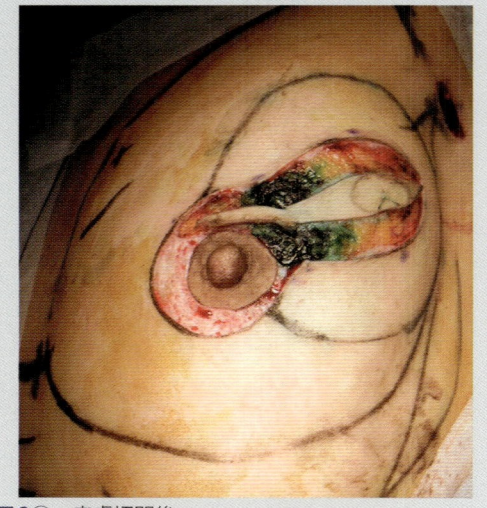

図2ⓒ 皮膚切開後

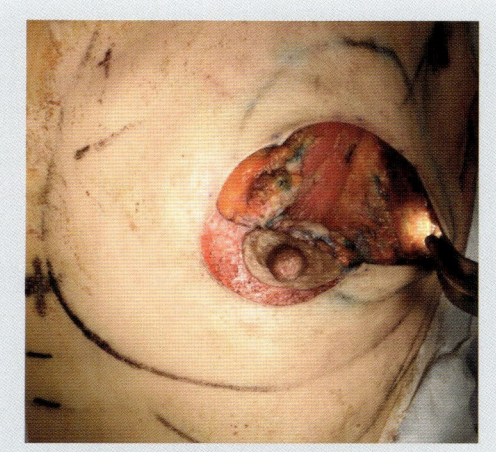

図2ⓓ 乳房部分切除後

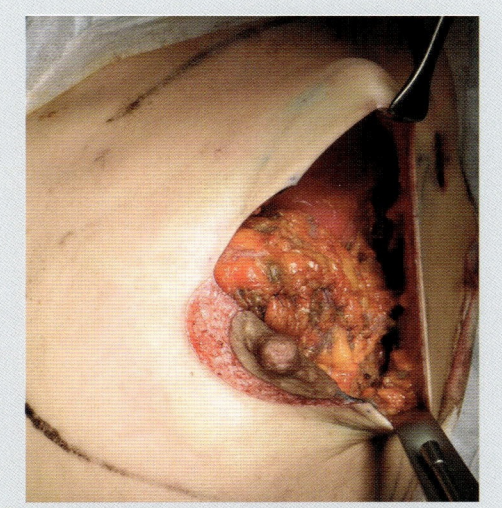

図2ⓔ 広範乳腺脂肪弁にて欠損部を閉鎖する。

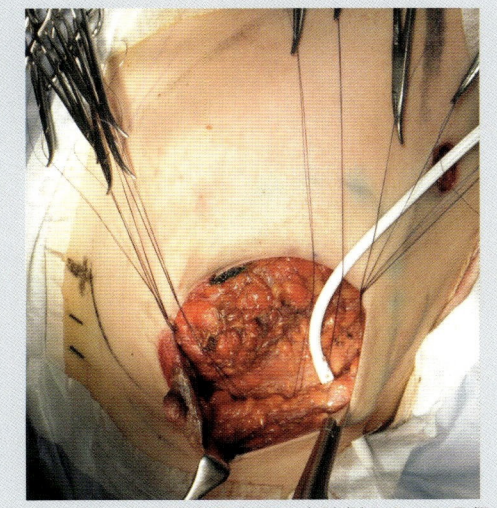

図2ⓕ neo-IMFの皮下全長に内腔側から4-0吸収糸をかける。

牽引しながら頭側より用手的に圧をかけ，きれいなneo-IMFが作成できているかを確認する（図2ⓖ）。その後，この糸をそれぞれ胸壁の筋肉へ結紮・固定してneo-IMFを作成する。

❻皮膚の形成・縫合

皮膚が一番自然に合う場所をまず仮縫合する（図2ⓗ）。その後，全層で皮膚切開を行っている部位の皮膚は通常通り4-0 PDSで真皮の結節埋没縫合を行う。脱上皮化のみの部位は4-0 PDSで真皮の埋没縫合を行った後，脱上皮化の部位はさらに連続真皮縫合を加えて皮膚のadaptationを行う（図2ⓘ）。

なお，創部への液の貯留は術後の整容性低下につながるため，皮下には必ずドレーンを留置している。

> 最後の皮膚縫合前に自然な位置で皮膚縫合ができるよう仮縫合を行い，この際，余分な皮膚はトリミングして不適切なしわなどができないよう気をつけることが術後の整容性向上に役立つ。

❼術後（図2ⓙ）

通常通り，創部が落ちついたら，放射線治療や薬物療法などの補助療法を施行する。

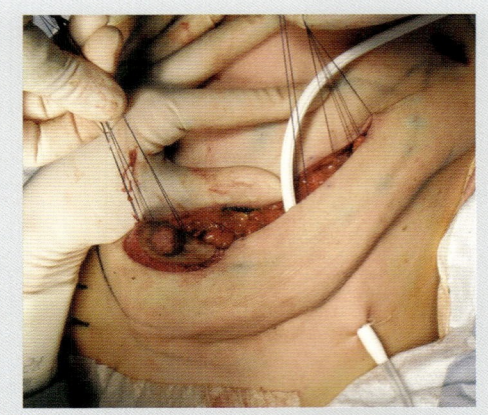

図2ⓖ 頭側から圧迫しながらneo-IMFの皮下にかけた糸を牽引してきれいなneo-IMFが作成できていることを確認する。

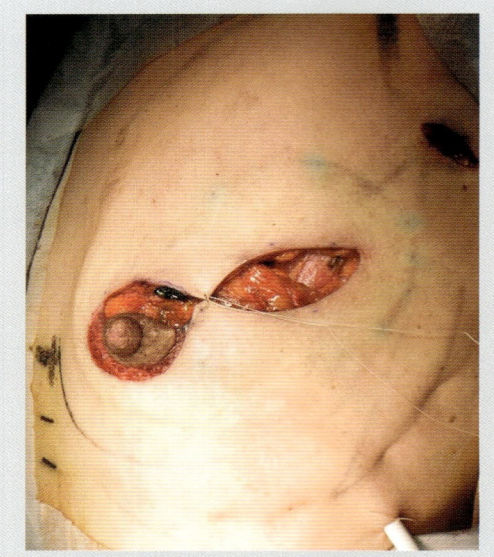

図2ⓗ 皮膚の仮縫合後

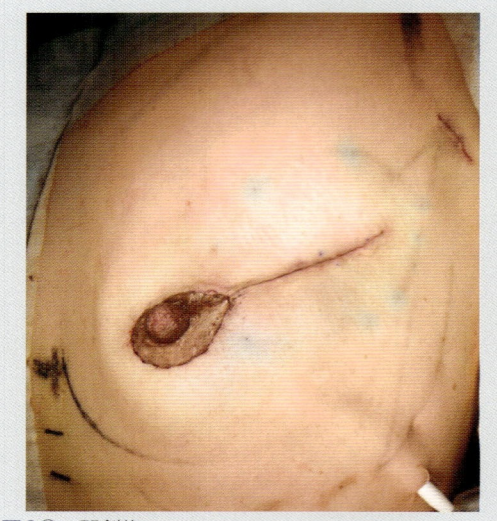

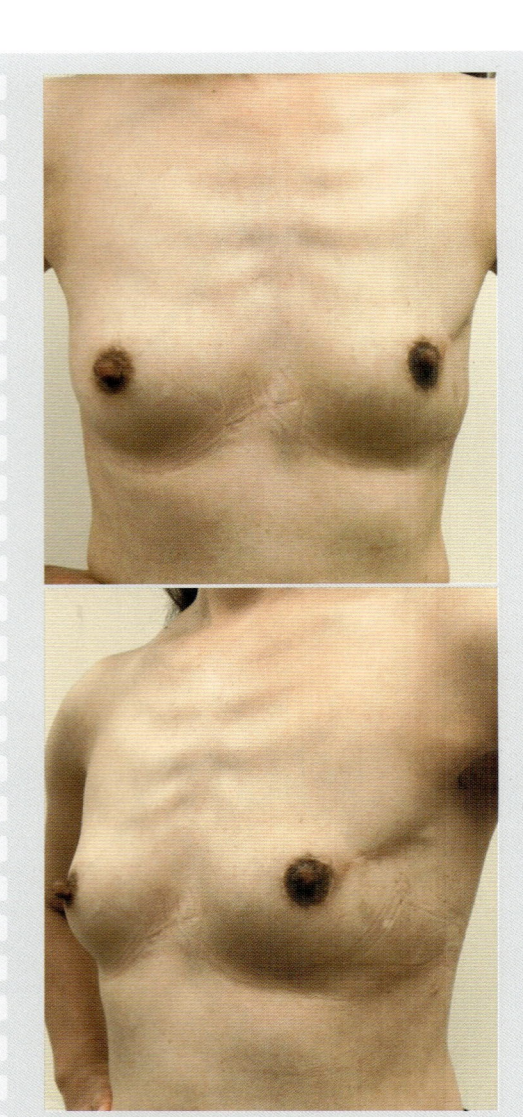

図2ⓘ 閉創後

図2ⓙ 術後1年6カ月

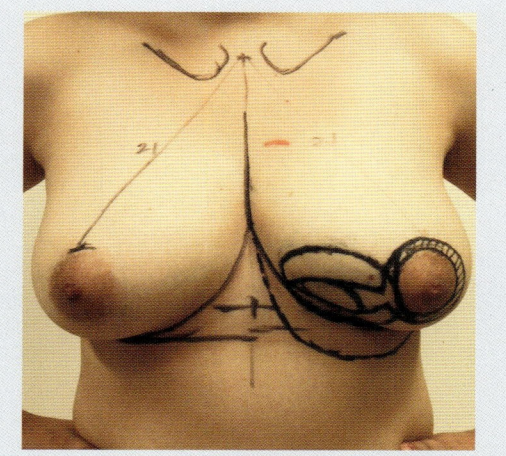

図3ⓐ 術前デザイン（坐位正面）：部分切除範囲，乳頭の高さ，皮膚切開予定線，IMF，neo-IMFをマークする。

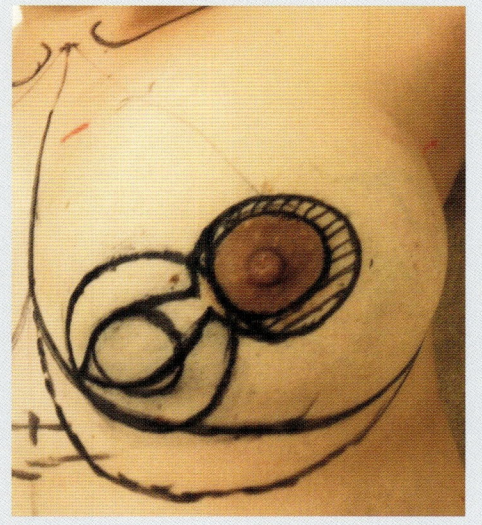

図3ⓑ 術前デザイン（臥位斜位）：斜線は脱上皮化予定部位。

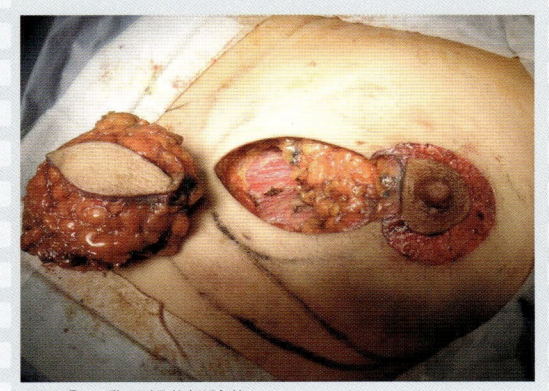

図3ⓒ 乳房部分切除後

Medial mammaplasty と AAF を組み合わせた方法（第2章 1-4 にも記述）

❶術前デザイン（図3ⓐ, ⓑ）

Medial mammaplasty は lateral mammaplasty のミラーイメージであり，デザインもほぼ前述の lateral mammaplasty と AAF の組み合わせのミラーイメージとなる。

まず切除予定範囲をマークし，さらに腫瘍直上皮膚を切除し乳頭乳輪が切除側に偏位することを防ぐため切除部対側に乳頭乳輪を移動するラケット状の皮膚切開線を予定する。次に坐位で，IMFと，AAFとして用いるIMFより約3cm尾側のneo-IMFのラインもマークしておく。

❷皮膚切開と脱上皮化

術前デザインに沿って皮膚切開および皮膚の脱上皮化を行う。

❸皮下剥離と乳房部分切除

広範な皮下の剥離を施行後，術前のマークに従って乳房部分切除を施行する（図3ⓒ）。

❹乳房形成と AAF の形成

外側の乳腺・脂肪織を授動し，欠損部を閉鎖する。皮下剥離部にドレーンを留置後，術前にマークしたneo-IMF全長の皮下に約2cm間隔で内腔側から4-0吸収糸をかけ，これらの糸をそれぞれ胸壁の筋肉へ結紮・固定してneo-IMFを作成する。

> 内側下部はボリュームで乳房の形を維持している部位であり，さらに充填に利用できる組織が少ないため切除量が15％を超えると乳房の形成が非常に難しくなる。AAFのみで得られるボリュームは10〜15％と少ないが，medial mammaplasty を併施することで乳頭乳輪直下の乳腺組織やもともと乳頭乳輪よりも外側にある乳腺・脂肪織を授動して欠損部の充填に用いることができる。この乳頭乳輪より外側にある乳腺・脂肪織を上手に利用することが非常に重要である。

❺皮膚の形成・縫合

皮膚が一番自然に合う場所をまず仮縫合し，不必要な皮膚をトリミングした後，全層で皮

膚切開を行っている部位の皮膚は通常通り 4-0 PDS で真皮の結節埋没縫合を行う．脱上皮化のみの部位は 4-0 PDS で真皮の埋没縫合を行った後，脱上皮化の部位はさらに連続真皮縫合を加えて皮膚の adaptation を行う．

なお，AAF を作成するため皮下剥離が広範になるので，皮下ドレーンは必ず留置している．

❻術後（図 3 ⓓ）

通常通り，創部が落ちついたら，放射線治療や薬物療法などの補助療法を施行する．

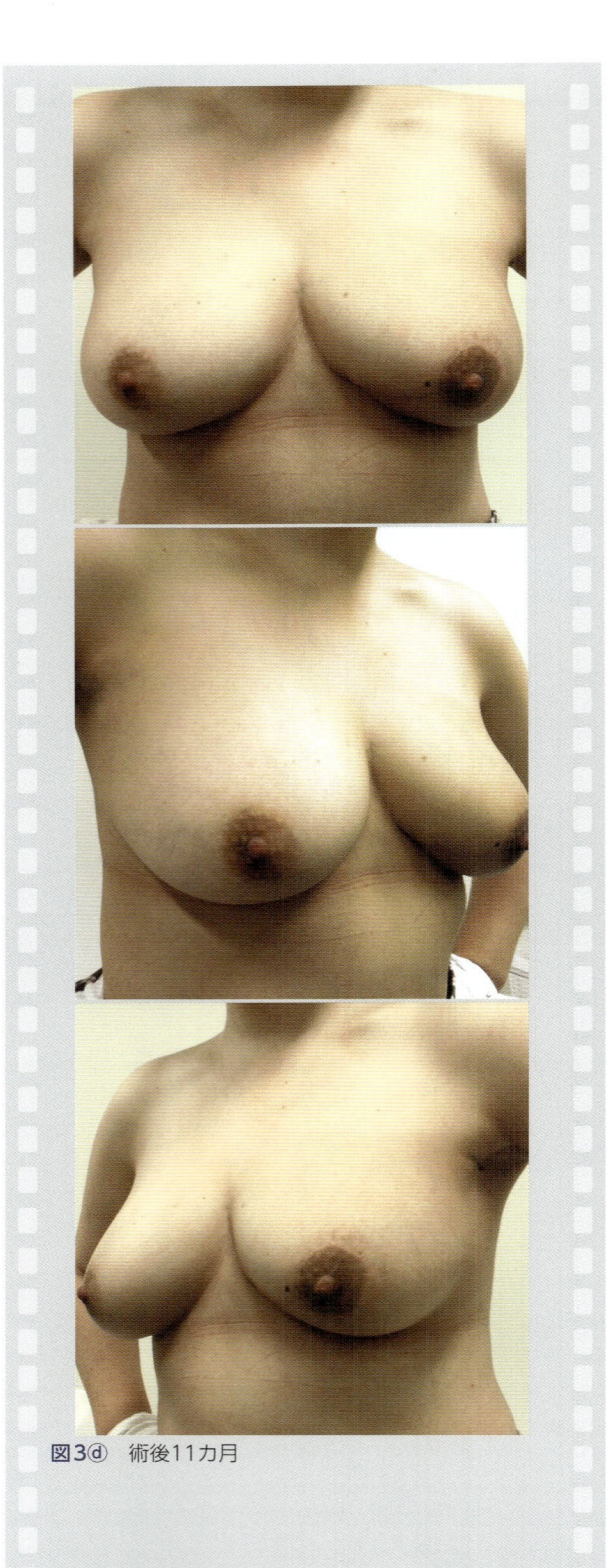

図3ⓓ 術後11カ月

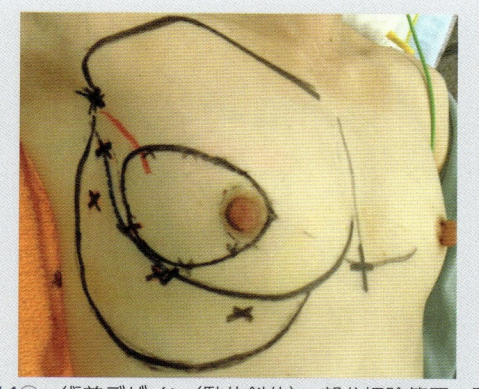

図4ⓐ 術前デザイン（臥位斜位）：部分切除範囲，乳頭の高さ，IMF，脂肪筋膜弁採取部位をマークする。×印はIMF周囲の穿通枝。

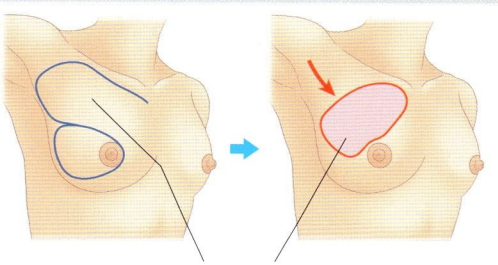

広範乳腺脂肪弁
広範乳腺脂肪弁のシェーマ

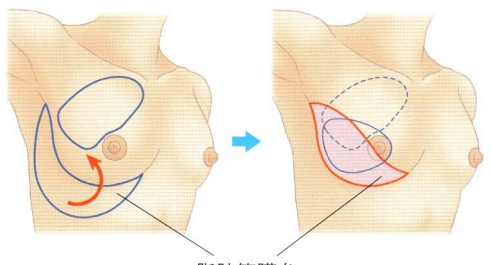

脂肪筋膜弁
IMF部脂肪筋膜弁のシェーマ

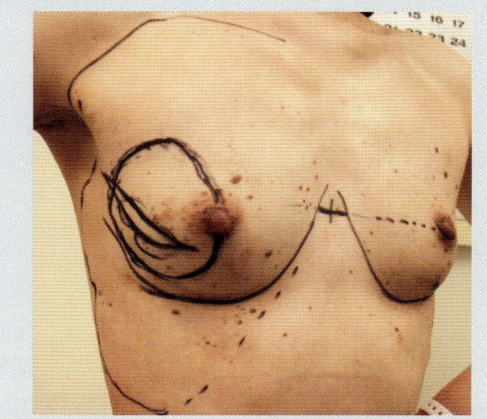

図4ⓑ 術前デザイン

図4ⓒ 直上皮膚切除の手術創でIMF部脂肪筋膜弁と広範乳腺脂肪弁の手技を組み合わせた方法を施行した症例のデザイン

手術手技 II

IMF部脂肪筋膜弁と広範乳腺脂肪弁の手技を組み合わせた方法[4]

❶術前デザイン

まず臥位で乳房部分切除予定部位をマークしておく。この際，ドプラエコーを用いてIMF周囲の穿通枝の位置も確認しておく。

次に坐位で頭側の乳腺・脂肪織の授動予定範囲，IMFの位置をマークする。また，この際，乳頭の高さも胸骨部にマークしておく。さらにIMFおよびIMFより尾側の脂肪筋膜弁採取部位のマークを行う（図4ⓐ, ⓑ）。

なお，皮膚切開は腫瘍直上の皮膚切除が必要な症例では腫瘍直上皮膚に（図4ⓒ），皮膚切除が必要ない症例ではIMF部に予定する。十分な視野が得られれば皮膚切開の位置は特に問題にならない。

❷皮膚切開・皮下剥離

術前デザインに沿って皮膚切開を行い，皮下を広範に剥離する。センチネルリンパ節生検あるいは腋窩郭清は，部分切除を施行する切開創から行う。

❸乳房部分切除

十分に皮下剥離を行った後，乳房部分切除を施行する（図4ⓓ）。

❹広範乳腺脂肪弁の作成

部分切除後，大胸筋前面の剥離を追加して内胸動脈からの穿通枝を栄養血管とする乳腺脂肪弁を作成する（図4ⓔ）。

❺広範乳腺脂肪弁による欠損部の充填

乳房切除部位に広範乳腺脂肪弁を補填し，吸収糸で固定する（図4ⓕ）。この際，乳頭の位置が立位でマークした位置になるように，助手に頭側・外側から乳房を圧迫してもらった状態で縫合を行う。

❻脂肪筋膜弁採取部位の皮弁作成

術前のマークに従い，IMFより尾側の皮下剥離を進め，予定の範囲近くまで剥離したら徐々に深く入り，筋膜上の脂肪を薄めにして筋

第2章 乳房温存術とoncoplastic surgery 151

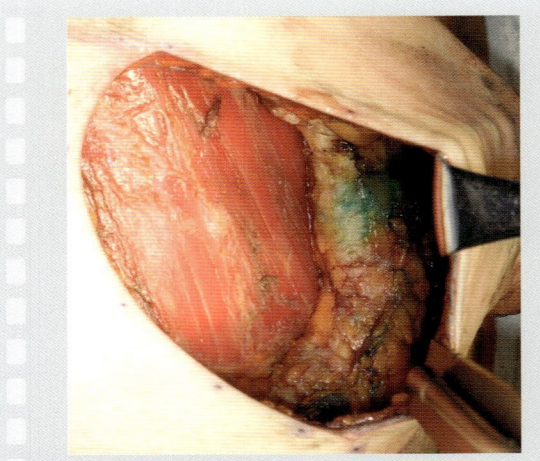

図4ⓓ　乳房部分切除後

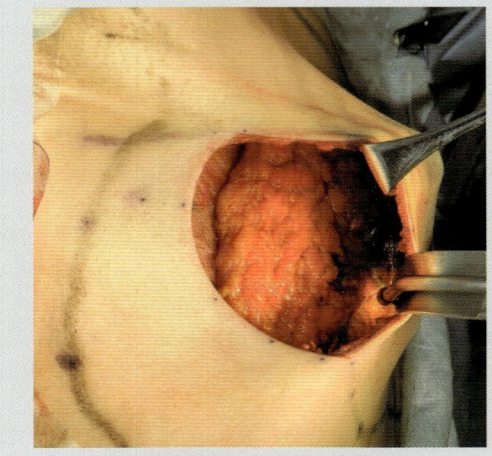

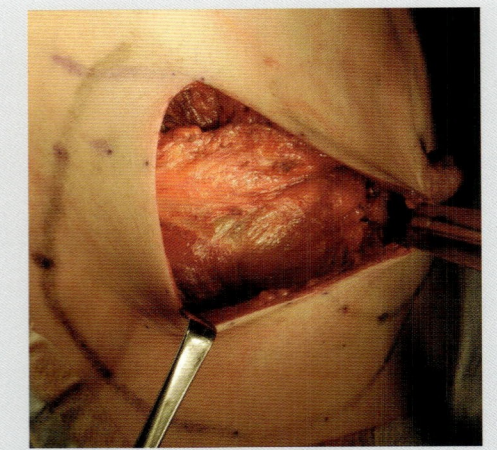

図4ⓖ　反転した脂肪筋膜弁を充填固定後

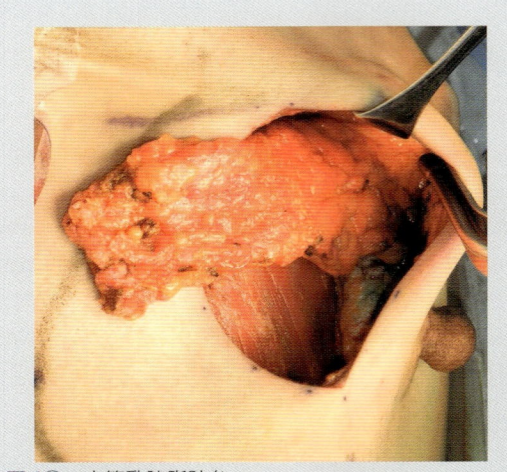

図4ⓔ　広範乳腺脂肪弁

乳頭の高さ

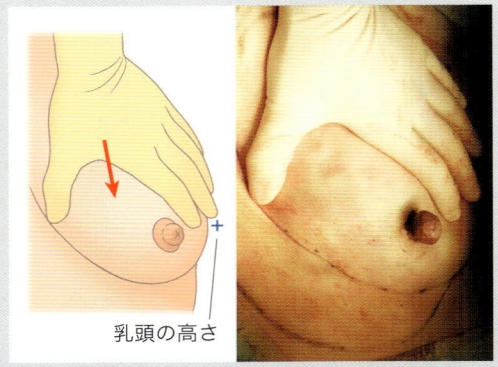

図4ⓗ　乳房を頭側から圧迫して乳房の形を確認する。

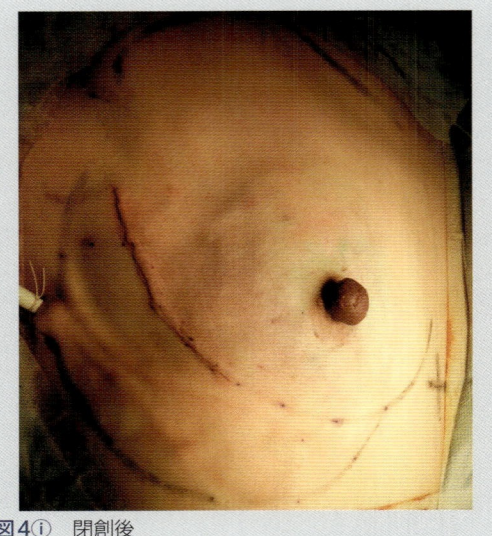

図4ⓕ　広範乳腺脂肪弁を欠損部に充填する。

図4ⓘ　閉創後

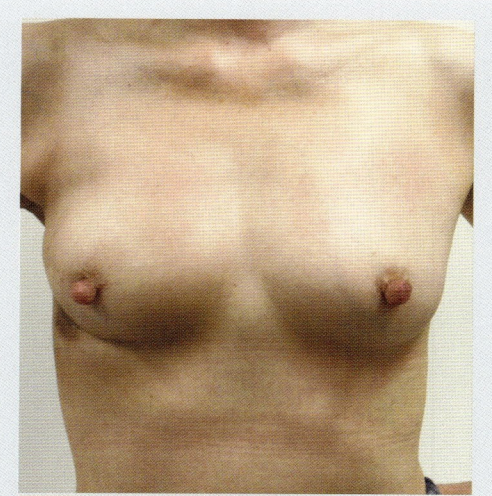

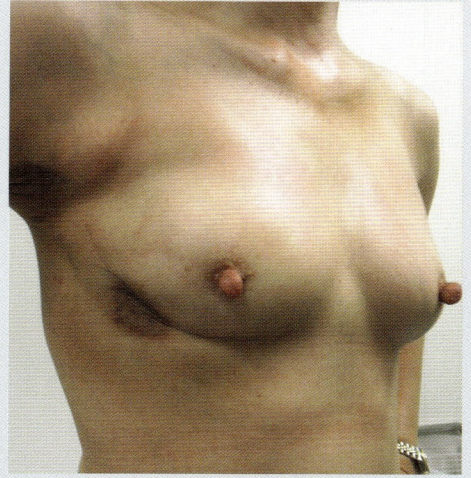

図4ⓙ 術後3年5カ月：創部に慢性皮膚炎による色素沈着があるが，整容は良好である。

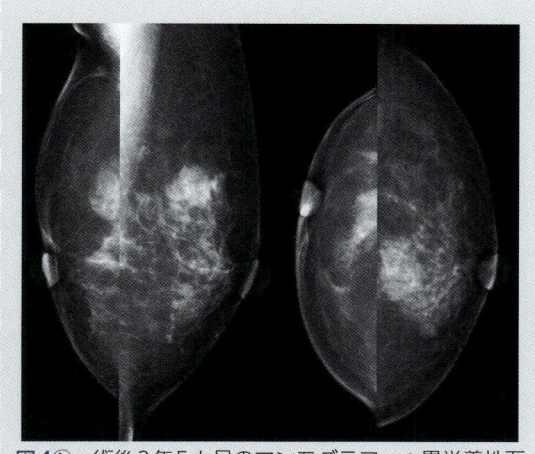

図4ⓚ 術後3年5カ月のマンモグラフィ：異栄養性石灰化は認められない。

膜面に達する。

❼脂肪筋膜弁の採取と欠損部への充填

　脂肪弁のみでは引きちぎれやすいので腹直筋前鞘を脂肪弁に付着させて採取し，挙上する。先ほど広範乳腺脂肪弁を充填した乳房部分切除部位にさらにこの脂肪筋膜弁を反転して充填し，吸収糸で固定する（図4ⓖ）。

> 外側では脂肪に付着させて一緒に挙上してくる筋膜は腹直筋前鞘ではなく外腹斜筋膜となる。外腹斜筋膜は薄くて破れやすく，また筋肉が一緒に付いてきやすい。筋肉を付着させた方がボリュームにはなるが，術後，この部の肋骨が目立つようになってしまうため，極力，筋肉を損傷しないように筋膜のみを付けて脂肪弁を採取することが重要である。

❽創の閉鎖

　閉創前に頭側から圧迫して乳房の形を確認する（図4ⓗ）。脂肪筋膜弁を採取した部位にドレーンを留置し，IMFで皮膚縫合を行い，脂肪筋膜弁採取部位を圧迫固定し，手術を終了する（図4ⓘ）。

❾術後（図4ⓙ，ⓚ）

　筋膜弁採取部位を圧迫し，排液30ml以下でドレーンを抜去する。創部が落ちついたら，放射線治療や薬物療法などの補助療法を施行する。

第2章　乳房温存術とoncoplastic surgery　153

ピットフォール

◆再手術になった場合について考えておくことが重要

　手技を組み合わせることで30〜40％の切除であっても乳房温存術が可能となる可能性はあるが，もともと範囲が広い病変の場合，断端陽性となり再手術が必要となる可能性も高い。術前，乳房全摘＋乳房再建の選択肢についても十分説明をすることはもちろんであるが，再手術が必要となった場合に乳房切除＋再建となる可能性が高いことから，どのような手術創を選択するかは，術前に再手術になった場合についても十分考慮したうえで選択すべきである。

◆適応を十分に考慮することが重要

　手技を組み合わせて施行する場合，皮下剥離が広範になることが多い。手の込んだ手術ほど脂肪壊死など術後合併症のリスクが確実に高くなることをしっかり認識したうえで，適応症例を選択することが重要である。

Tips

　欧米では一般にvolume displacementの手技はsmall breastには不適と考えられており，volume replacementか乳房全摘＋乳房再建が選択されることが多い[5]。しかし，small dense breastは本項で紹介したさまざまな手技の組み合わせの最も良い適応となる。Small breastは人工物再建も良い適応となるので，乳房温存術にこだわる必要はないが，日本人に多いsmall dense breastに対し，さまざまな手技を組み合わせることでより多くの選択肢が生まれてくる。欧米人のlarge fatty breastに適したoncoplastic surgeryの手技を応用しつつ日本人の乳房に合った手技に転換していくことで，より整容性を向上させることができる。

【文　献】

1) 小川朋子，花村典子，山下雅子ほか：Modified round block techniqueとabdominal advancement flapを組み合わせたoncoplastic surgeryを施行した1例．乳癌の臨床 28：535-540, 2013
2) 小川朋子，花村典子，山下雅子ほか：Racquet mammoplastyとabdominal advancement flapを組み合わせたoncoplastic surgery. 乳癌の臨床 28：207-212, 2013
3) Ogawa T, Hanamura N, Yamashita M, et al：Abdominal advancement flap as oncoplastic breast conservation；Report of seven cases and their cosmetic results. J Breast Cancer 16：236-243, 2013
4) Ogawa T, Hanamura N, Yamashita M, et al：Oncoplastic technique combining an adipofascial flap with an extended glandular flap for the breast-conserving reconstruction of small dense breasts. J Breast Cancer 15：468-473, 2012
5) Kronowitz SJ, Kuerer HM, Buchholz TA, et al：A management algorithm and practical oncoplastic surgical techniques for repairing partial mastectomy defects. Plast Reconstr Surg 122：1631-1647, 2008

第3章 乳房切除術とoncoplastic surgery

1. エキスパンダー/インプラントを用いた再建
2. 自家組織による再建

1) 総　論

がん研有明病院形成外科　矢島 和宜

　Oncology を遵守した従来の全摘術を前提とするならば，人工物再建の整容性達成には自ずと限界がある。これまで，全摘術の基本的な考え方として，乳腺組織の完全切除により癌の発生母地を根絶するという考え方が主流であったが，わが国の人工物乳房再建においては，今後患者の価値観にかなった根治性と整容性の新しいバランスの取り方が必要になる可能性がある。温存治療が現状として広く認知されていることに加え，整容再建としての人工物再建術の難易度の高さを鑑みれば，より厳密な定義として温存治療の延長線上にある人工物再建という考え方が，今後受け入れられる余地はある。

　この考え方の土台は，生命予後が変わらないのであれば，若干の局所的な予後への妥協（整容再建に必要な最低限の乳腺組織の温存）と引きかえに，全体としてより高い整容目標を実現し，乳房再建の本来の目標である「整容回復による QOL の充実」に貢献することが可能である，という新しい概念に基づいている。

　ただし，人工物再建を前提とする「限りなく全摘に近い温存術」を oncology としてどのように定義，分類していくかという点は今後の新たな課題であり，コンセンサスを得ることが急務である。

　癌の新たな発生までも完全に予防するのであれば，oncoplastic surgery としての伸びしろをとることは難しいと考えられるが，整容再建の達成ゴールは，あくまでもそれぞれの患者が自分自身の価値観として決めることであり，医療者側が決めるものではない。患者が（将来的な癌発生も予防する意味合いでの）根治性を求めれば，整容性を妥協して，従来法の再建術を選択すべきなのは言うまでもない。

　望ましい方向性は，乳腺科・形成外科の緊密な連携のもとで，個々の患者の価値観にかなったよりきめ細かい治療を提供していける土台を作ることであり，そのための安全なプロセスを確立することが oncoplastic surgery の意義である。

日本人のための Oncoplastic Surgery ～人工物乳房再建における整容改善の鍵～

　ティッシュエキスパンダーおよびシリコンインプラントを用いた乳房再建術の概要については，諸家によりすでに多くの報告がある[1)～8)]。しかし，広義の oncoplastic surgery の概念を人工物乳房再建術にも適応させることを目標とするならば，欧米とは上胸部の露出に対する被服文化や精神性の違いなどにより，求められる乳房形態が異なるため，この相違点への配慮なく術式（インプラント選択など）をそのまま適応させるには無理がある。したがって，これらの違いをふまえ，より自然な整容性が好まれるわが国の文化背景や価値観に即し，個々の患者の社会生活基準（ライフスタイル）にかなった新しい概念が必要である。特にラウンドタイプインプラントを頻用し，upper pole を強調することが受け入れられている欧米と異なり，乳房本来の自然な形態を再現することが求められるわが国においては，内側から上胸部をいかに自然に表現するかが整容再建上の鍵となる。

　個体差によらず安定した整容結果を得るための人工物再建術の要は，エキスパンダーによる皮膚伸展の特性やインプラント再建の限界に対する理解に集約されると考えられる。

人工物乳房再建を前提とした全摘術における組織温存の根拠

　エキスパンダーは，内腔に生理食塩水を注入し，より乳房形態に近似した胸部皮膚の伸展を得る原理であるが，内腔の張力は全体に均等にかかるため，注入量が多くなれば，アナトミカ

ルタイプであっても，形成される曲面は一様に凸の半球に近似された形態になり，周囲は比較的急峻な立ち上がりになる。一方，健側乳房の上胸部はなだらかに隆起する陥凹曲面で，下方部は乳房下溝ラインがはっきりとした突出の表情である。乳頭乳輪周辺部（topの部分）については，再建側は表面張力の影響により最も平坦になるが，健側では最も突出度が高い（**図1 ⓐ～ⓒ**）

これらの前提条件から導き出される結論として，従来の乳腺全摘術が前提条件であれば，曲面を近似できる可能性がある部分は，下垂のない乳房におけるD領域のみ（十分な皮膚伸展が得られた場合）であり，表面張力の関係から，理論的には他の部位の周の形状（A～Cの外周）や曲面（上胸部～上胸部外側の陥凹曲面）を近似できる可能性はない（**図1 ⓓ**）。

根治性と整容性は相反する目標課題であるが，oncoplastic surgeryの観点から考えれば，今後「個々の症例において根治性を下げずに，最大限の整容回復を達成するための基本原理」を共有することが必要となってくる。この基本原理は，必要最小限の組織温存による，根治性・安全性・整容性の新しい中庸点のとらえ方ともいえる。人工物再建を前提とした全摘術における組織温存の目標は，不用意に組織を残存さ

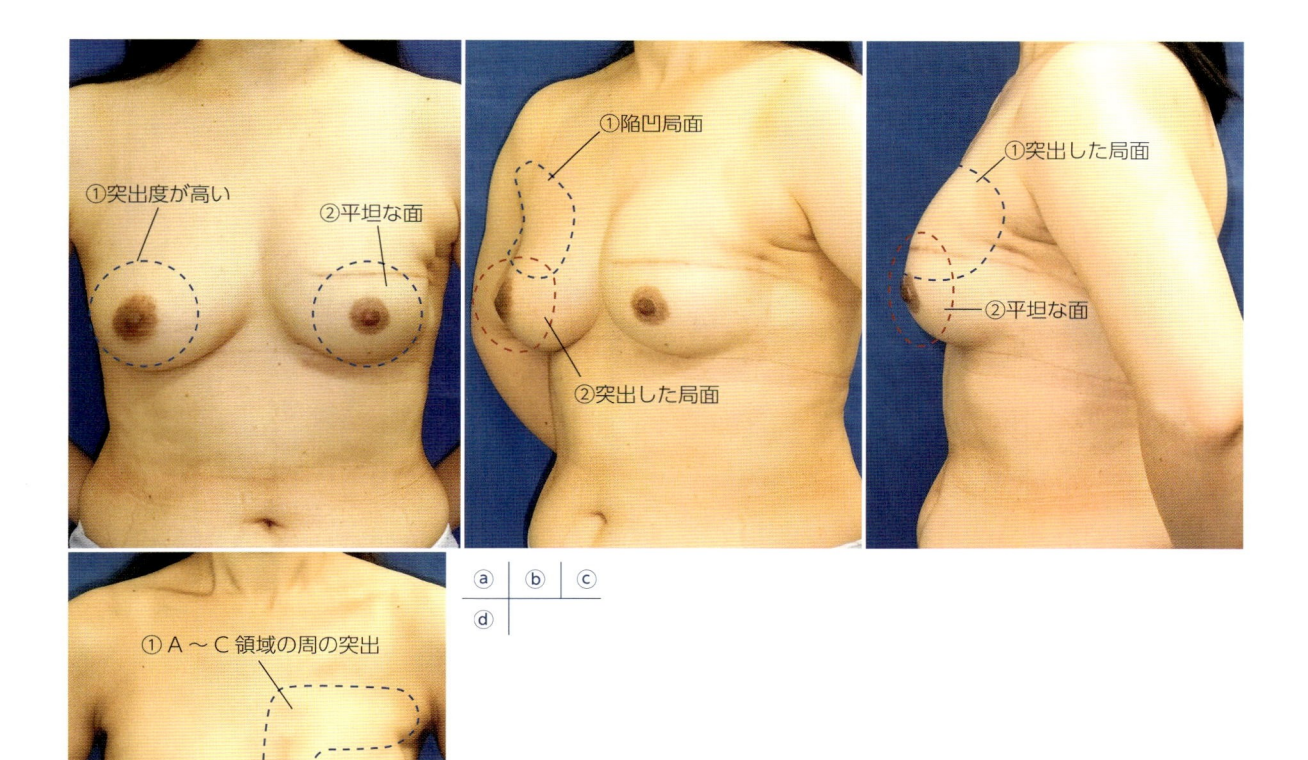

ⓐ 再建乳房の乳頭乳輪周囲は表面張力の関係から平坦な面になりやすい傾向がある。
ⓑ 健側の乳房では，上胸部は陥凹曲面になっており，乳頭乳輪周囲は大きく突出する曲面になっている。
ⓒ 再建乳房では上胸部全体が凸の曲面になっており，乳頭乳輪周囲は平坦な面になりやすい。
ⓓ 皮下脂肪の薄い症例では，A～C領域のエキスパンダーの周が目立ちやすく対称性が保たれない。

図1 健側乳房と再健側乳房における曲面形状の本質的な相違点

第3章 乳房切除術とoncoplastic surgery

せることではなく，前述の基本原理から導きだされる「エキスパンダーやインプラントではどうしても自然な形態や対称性を表現するうえで限界がある部分」についてのみ，原発腫瘍の局在とサージカルマージンを配慮したうえで検討されるべきであり，整容性の伸びしろが全体として根治性を下げないことが前提である。

根治性を下げずに整容性を高めるための要点

　Oncoplastic surgery の観点から考えれば，高い整容性獲得は十分な surgical margin の確保が前提となる。したがって，厳密な術前画像診断に基づいた，無理のない臨床適応（原則として Stage Ⅱ まで）を見極めることが重要である。

　乳腺は薄く広い形態の組織であるため，surgical margin について症例ごとに常に慎重な判断が求められる。切離マージンをどう設定するかは，使用する MRI 機器や撮影方法，腫瘍の種類などにより診断精度が異なることを念頭におき決定しなければならない。

　側方マージンについては，腫瘍の局在のみならず腫瘍の性質についても配慮が必要である（例：小葉癌や DCIS の乳管内伸展の強いタイプで C'領域への広がりが判断しにくい，など）。

　A,C 領域でサージカルマージンが（＋）になったときの対応として，理論的には追加切除も治療法として存在するが，実際の臨床においては，遺残腫瘍組織が小さすぎるために病理組織学的評価が難しくなるという問題がある。

　深層と浅層のマージンは特に慎重な判断が求められる。深部マージンの断端が（＋）であった場合，追加照射の回避はほぼ不可能である。この観点から考えれば，深部のあらゆる領域において，整容確保のために無理なリスクを冒す必然性はまったくない。

　A,C 領域が原発で，かつ腫瘍直上の皮膚温存を目標とするのであれば，真皮下の組織に熱損傷を与えないような手技上の配慮が必要になる。形成外科領域で頻用される全層植皮術は，面積にかかわらず植皮を生着させることができるが，この手技上の要点は，植皮に熱損傷を与えないことである。この方法論をA,C領域に応用するなら，真皮下ぎりぎりで皮膚を温存し，剥離操作を行う際に電気メスを使用せず，メスや剥離尖刀を用いて一様な薄い層で剥離し，微小出血点はバイポーラで丁寧に止血すれば，その部位は潰瘍にならない可能性が高い。この場合，もし電気メスを使用するなら，コロラドマイクロディセクションニードル（ストライカー社製）など鋭利で熱損傷の少ない tip を用い，なおかつ低出力のカットモードで剥離し，愛護的な操作を目指すべきである（図2）。

　腫瘍の直上で凝固モードを推奨できないもう1つの理由は，病理学の観点からである。組織は大きな熱損傷が加わると収縮する。つまり，本来は腫瘍直上のマージンが確保されていても，凝固による収縮や熱による脂肪組織の蒸散で切離マージンが実際よりも厳しい評価になることは理論上あり得る。したがって，腫瘍直上の皮膚を温存する場合には，過不足のない術後の治療指針のためにも，腫瘍周辺の現状をありのままに病理医に伝えられるよう細心の注意を払うことが望ましい。

人工物再建における D 領域の重要性

　人工物再建は比較的単純で低侵襲な治療と認識されているが，一方で恒久的な形態維持や合併症の回避が難しいという特徴がある。A, B（上方部分），C 領域は皮弁の下床に大胸筋があるが，D 領域は再建の性質上，大胸筋の裏打ちがなく，皮弁が脆弱になる可能性があり，トラブルが起きやすい部位である。したがって，長期にわたり合併症なく安全な経過観察を行うために，術中最も慎重な配慮が必要なのは D 領域といえる[9]。

　小さな創や目立たない創からのアプローチも整容改善のために大切な一要素ではあるが，より優先されるべき課題は，合併症回避のために

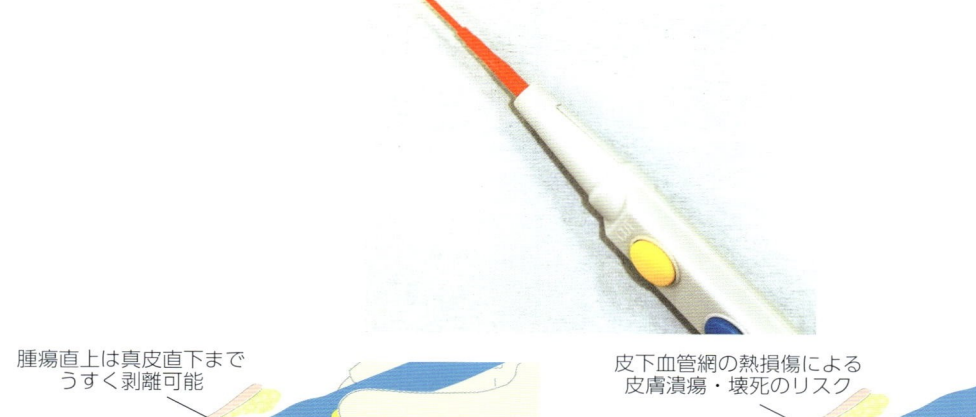

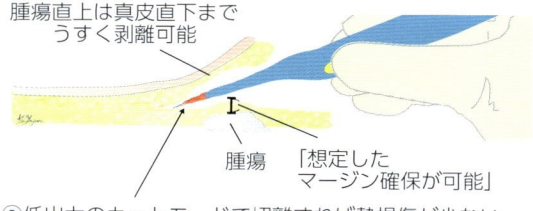

図中ラベル：
- 腫瘍直上は真皮直下までうすく剥離可能
- 腫瘍
- 「想定したマージン確保が可能」
- ⓐ低出力のカットモードで切離すれば熱損傷が少ない。
- 皮下血管網の熱損傷による皮膚潰瘍・壊死のリスク
- 熱損傷による軟部組織の蒸散・収縮
- 腫瘍
- 「想定より厳しいマージンの評価」
- ⓑ高出力の凝固モードでは，軟部組織の熱収縮や蒸散により，実際に行われた治療と病理結果との間に解離が生じる可能性がある。

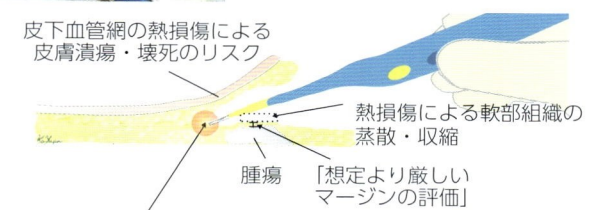

図2 コロラドマイクロディセクションニードル

皮弁厚を均一にすることである。皮下組織が過度に薄くなっていないか，あるいは過度な熱損傷を受けていないか，などの細かな情報を瞬時に把握するためには，基本方針として「十分な視野の確保が可能な長さの皮膚切開線」をおき，「慎重な剥離操作を行う」方が，より均一な厚さの質の高い皮弁準備が可能である。

D領域の完成度の高い皮弁作成を目指すことが，全体の合併症軽減に寄与する可能性があることを念頭に置き，常に治療全体のトータルバランスを損なわないような方向性を目指すことが望ましい。

【文 献】

1) Radvan C : Breast reconstruction after mastectomy using the temporary expander. Plast Reconstr Surg 69 : 195-206, 1982
2) Argenta LC : Reconstruction of the breast by tissue expander. Clin Plast Surg 11 : 257-264, 1984
3) Ersek RA, Beisang AA 3rd : Bioplastique : A new textured copolymer microparticle promises permanence in soft-tissue augmentation. Plast Reconstr Surg 87 : 693-702, 1991
4) Hakelius L, Ohlsén L : A clinical comparison of the tendency to capsular contracture between smooth and textured gel-filled silicone mammary implants. Plast Reconstr Surg 90 : 247-254, 1992
5) 岩平佳子，山川知巳，丸山優ほか：注入ポート一体型テクスチャードタイプ・ティッシュエキスパンダーによる乳房再建．日形会誌 24 : 771-778, 2004
6) 岩平佳子：乳房再建術；スペシャリストの技のすべて（第1版）．16-58 南山堂，東京，2005
7) 野平久仁彦，矢永博子：実写で示す乳房再建カラーアトラス．pp159-212 永井書店，大阪，2008
8) 矢野健二：乳がん術後一期的乳房再建術．pp137-162 克誠堂出版，東京，2007
9) 矢島和宜，澤泉雅之：ティッシュエキスパンダーおよびシリコンインプラントを用いた一次二期乳房再建術の要点とピットフォール．PEPERS 84 : 1-16, 2013

2) 一次再建

がん研有明病院形成外科　矢島 和宜

概 念

◆人工物乳房再建術における曲面形成理論

エキスパンダーとインプラントを用いた一次二期乳房再建術の長所は，低侵襲な2回の手術により治療を完遂できることにある。

一方，シンプルな治療過程による問題点は以下の2点に集約される。

❶ より自然な乳房曲面の表現という概念から考えた場合，健側乳房が本来備えている美しい自然な曲面の本質は，上胸部の陥凹から下方部分の突出へ移り変わる曲率変化にあるのに対し，再建乳房の曲面は，エキスパンダーやインプラントからの張力により，形態表面が一様な凸の曲面となることが，人工的で不自然な印象を与える可能性がある。

❷ 最小限の手術回数（2回）で治療を完遂する前提ならば，局所的に胸部皮膚の伸展率を変えることができない（乳房形態の個体差に対応できない）。

人工物乳房再建の基本的な治療プロセスはすでに確立されているが，普遍的な整容性の向上を図るためには，個々の状態に対応するための，よりきめの細かな基本法則が必要となる。

曲面形成理論の基本として，上胸部（upper pole）の陥凹もしくは平坦な曲面は大胸筋下の剥離，外下方部（lower pole）の突出した曲面は被膜切開でシンプルに表現すべきである。これらの曲率変化を表現するうえでの要点の1つとして，上胸部は人工物の短所である「被膜拘縮」を「曲面の突出の予防と陥凹の表現」として活かす逆転の発想を採ることが唯一の解決策と考えられる（図1）。

乳房形態の個体差や治療過程におけるマイナートラブル（エキスパンダーの位置異常や伸展不良，潰瘍や皮弁壊死後の瘢痕）などに対応するためには，インプラントへの入れ替え手術の前に小修正手術を行うことが望ましい場合もあり，この修正手術による被膜切開や内腔の修正術が理論上，乳房曲面形態の個体差へ対応できる唯一の機会と考えられる。しかし，人工物

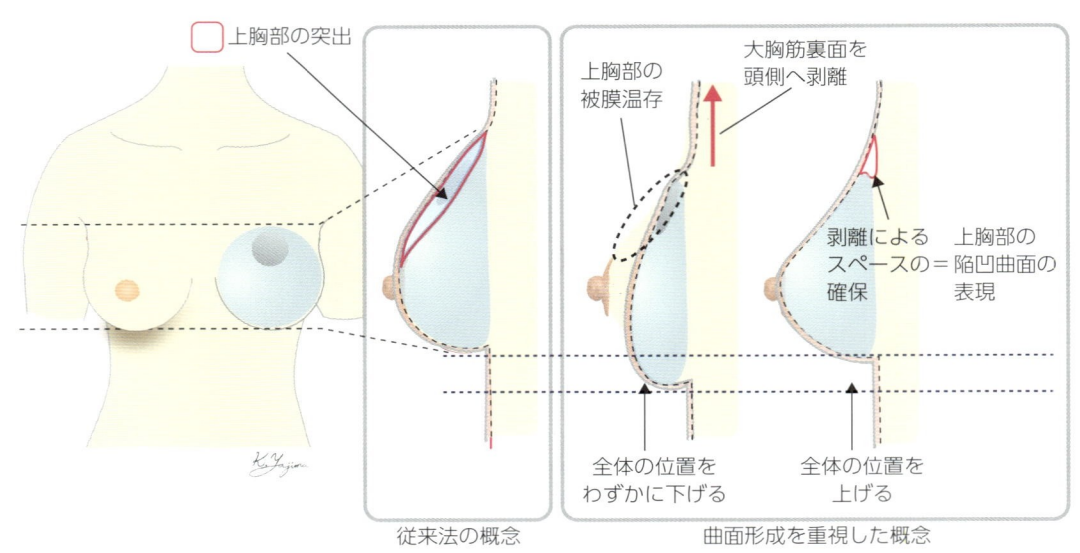

図1　上胸部の曲面形成の概念
健側と対称的な位置にエキスパンダーを挿入すると上胸部が突出する（図左）。エキスパンダーをやや下方に挿入し，上胸部の被膜形成後に上縁を剥離し，全体の位置を上方へ修正する（図中央）。形成された上胸部の被膜を温存することにより上胸部の不自然な突出を防ぐことができる（図右）。

再建の長所があくまでも単純で安全な治療である点を考えれば，その判断はより慎重になされるべきであり，ピットフォールを十分把握したうえで整容性改善を図るべきである。

適応

- 術前（および術中）診断において，Stage II 以下で，皮膚浸潤，大胸筋の浸潤や高度のリンパ節転移を認めない症例。
- 皮膚欠損が小範囲で緊張なく縫合閉鎖可能な症例。
- 下腹部，背部がやせているなどの理由で，自家組織を用い健側と同様な再建ができない症例。
- 形態的には腹部皮弁の適応だが，術後妊娠出産を望む症例。
- 患者自身が強く人工物による再建を希望している症例。

禁忌

- 活動性の感染のある症例。
- 乳癌の再発や残存を認める症例。
- 術後早期に放射線照射を行う必要がある症例。
- ペースメーカーなど磁力の影響を受ける金属が装着されている症例。
- 局所の血流不全や薬剤の影響，その他の創傷治癒が阻害される状態をもつ症例。
- エキスパンダー留置期間中にMRI検査の必要性が予想される症例。
- 精神性疾患などにより，治療過程における自己管理が難しいと主治医が判断した症例。

エキスパンダーの選択

要点 エキスパンダーの選択の際には，サイズのみならず，予定される全摘術式や対側の追加治療の可能性まで配慮し，特に皮膚を伸展したい箇所やその目的を念頭に置くことが重要である。

アナトミカルタイプ・ティッシュエキスパンダー（ナトレル®133 ティッシュエキスパンダー，Allergan社製：図2）が保険収載され，人工物による乳房再建普及への道が整った。

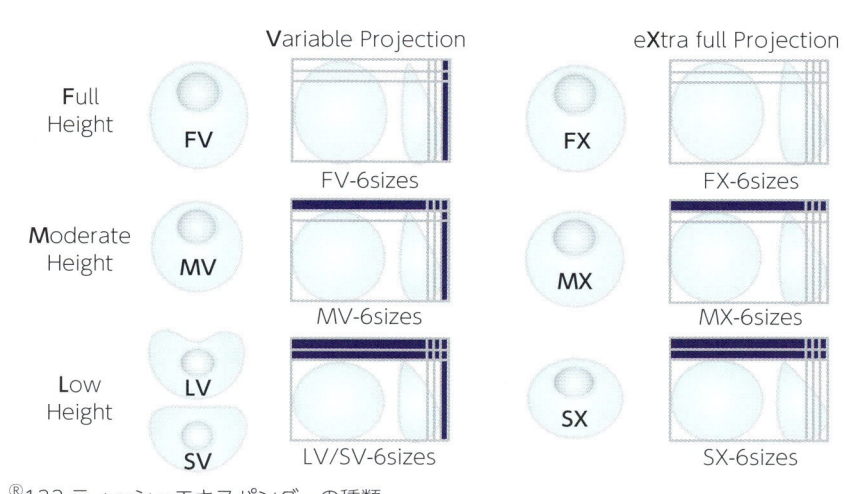

図2 ナトレル®133 ティッシュエキスパンダーの種類
ナトレル®133は，しずく型の形態で乳房の形態に近似しており，注入ポートが一体化された単純な構造で，表面はザラザラな質感のテクスチャードタイプになっており，これによって被膜拘縮の軽減や周囲との密着による回転の予防などに役立つ構造になっていることが主な特徴である。横幅をWidth（W），高さをHeight（H），突出度をProjection（P）とよび，同じ形状の中で6つのサイズに分かれている。高さ（Height）は4種類（最初の文字 F, M, L, S），突出（Projection）は2種類（2番目の文字 V, X）で，全部で7種類（しずく形状，半月形状，クロワッサン形状）であり，計42種類から選択可能である。

◆高さ（Height：H）

　幅（Width）や突出度（Projection）は，計測に際し基準点がわかりやすいが，高さ（Height）については，個体差に対応できる基準点は存在しない。その1つめの理由として，術前にA，C領域の切除の厚さや上縁がどの程度になるかについての予測を立てにくいこと，2つめの理由として，上胸部の表現を，単に欠損部位の被覆と考えるか，可及的に対称的な曲面の再現とするかによって上胸部の曲面（スロープ）の角度が変わってくることが挙げられる。前述の通り，自然な乳房形態においては，上胸部はなだらかな陥凹曲面が乳頭乳輪周囲まで続く形態をなしていることが多い。エキスパンダーによる突出の表現が，あとで修正が効かないことを考えれば，その使用については，MV，MXを前提とすべきであり，C，C'領域の皮膚欠損を伴っていないのであれば，FVを用いて上胸部の皮膚を伸展させる必然性はない。したがって，インプラントの選択として，FM（Heightが高く，Projectionが中等度のインプラント）もしくはFF（Height，Projectionとも高いインプラント）などが予定されていたとしても，エキスパンダーは基本的にMシリーズ（MV，MX）を使用する方が，より自然な陥凹曲面を表現できる可能性がある（図3）。これらをふまえると，身長が160cm以上という理由のみでFVシリーズを選択した場合，胸壁再建に近似される恐れがあり，慎重を期すべきである（図3）。

　逆に，C，C'領域の皮膚を合併切除する場合には，上胸部の皮膚伸展の必然性からFV，FXなどの適応が考えられる。大きな下垂乳房で，自家組織を視野に入れている場合には，FXを用いて十分な皮膚伸展準備の必要がある場合が多い。

　SV，LVはlower poleのみの伸展用だが，全摘の症例でupper poleが完全に残ることは考えにくく，むしろ部分切除用と考えた方がよい。

　日本人女性では，HeightおよびProjectionが低い下垂症例は比較的頻度が高い。これらの下垂症例に対しlower poleの皮膚をある程度伸展させたい場合にSXを使用する方法がある。ただし，インプラント再建では下垂表現が難しく，最終的に他の追加治療を併用することが少なくない。言い換えると，患者自身の治療限界に対する理解が時間の経過とともに深まり，追加治療を前向きに検討することがまれではないということである。

　対側の乳房固定術や豊胸術などの追加治療について，あとから患者の希望が変化した時に柔軟に対応できるようエキスパンダーの選択や挿入位置については，患者や家族の理解や状況を

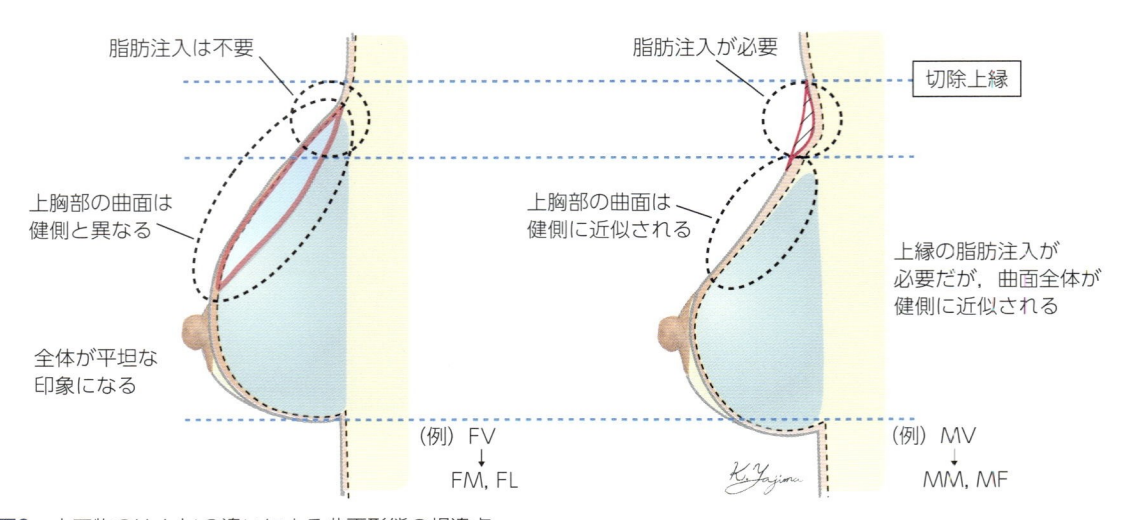

図3 人工物のHeightの違いによる曲面形態の相違点
人工物再建では上胸部が突出しやすい傾向があるため，Heightが高く，かつ突出度が高くない種類（例：FVのエキスパンダーからFLもしくはFMのインプラントを用い再建する場合など）を選択すると平坦な印象が強調される可能性がある。

ふまえつつ，汎用性の高い配慮が望ましい。

◆突出度（Projection：P）

突出度はVとXの2種類がある。MVよりMXの方がProjectionが高く，乳頭乳輪周囲の突出を表現するのに向いている。MVシリーズのエキスパンダーはMMシリーズのインプラントの使用を前提にしているため，健側の突出度がMMの同サイズのインプラントより大きな場合には，Xシリーズのエキスパンダーの適応があると考えてもよい。また，Projectionが大きく，自家組織の適応までも患者自身が視野に入れている場合にもXシリーズの適応がある。

MX，FXを使用する際の注意点は，挿入時に表面が深いしわになりやすく，注入のタイミングが遅くなると伸展される前に表面が癒着し，最終的に十分な皮膚伸展が得られない点である。したがって，創部の問題がなければ，原則として皮膚伸展は速やかに行った方がよい。

◆横幅（Width：W）

乳房再建における「横幅」は正面視からの印象を決める要素として最も重要である[7]。まず，正面視からの乳房幅（W_1）を計測する（図4ⓐ）。次に，斜位にて乳房幅（W_2）を計測する（図4ⓑ）。比較的小さな体格であれば，$W_2 ≒ W_1$であるが，胸郭は外側が丸くなっているため，大きな体格の場合には，斜位からの乳房幅が実際の乳房幅に近似され，通常$W_2 > W_1$となる（図4ⓒ）。ここで注意しなければならないことは，エキスパンダーの伸展の癖を考慮しなければならない点と，BMIが高く横幅の広い下垂乳房の場合に，乳房の外側端がわかりにくいという点である。例えば，乳房下溝が腋窩に向かわず背部へつながるようなやや肥満の症例では，ある部位から外側は脂肪組織になっている。このような症例では，まず正面視における外側縁（L_1）をマーキングし，このマーキングと乳房下溝との交点（点O）から無理のない角度で腋窩方向に向かい新たな乳房下溝線（L_2）を想定し，その部位を指で押さえ，再度正面視から確認する（図5ⓐ，ⓑ）。正面視において，O～Aの外郭（マスク）が健側と対称的であればよく，その部位から後方は形態形成に寄与しない部分なので無視し，そのラインを基準にエキスパンダーの幅を評価する（図5ⓒ）。この手順により，形態の対称性を表現し得る最小限の幅のインプラントを選択できるが，十分な容量を確保するためには，原則としてProjectionはXシリーズを選択すべきである。

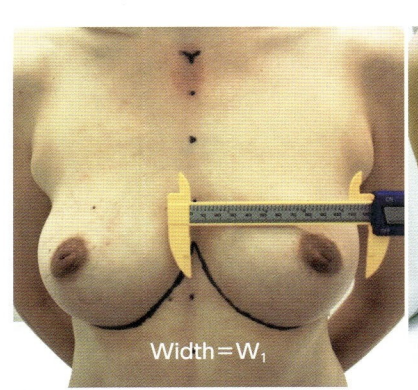

ⓐ胸郭が小さい場合には，正面からの乳房幅W_1が実際の乳房幅に近似される（本症例では11.5cm）。

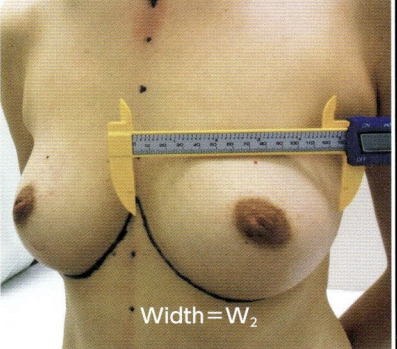

ⓑ胸郭が大きい場合には，斜位からの乳房幅W_2が実際の乳房幅に近似される（本症例では13cm）。

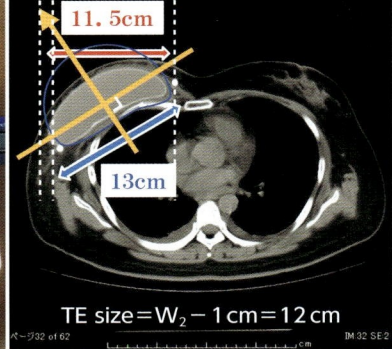

ⓒ$W_2 > W_1$となる。エキスパンダーの横幅は，斜位における乳房の実測横幅より必ず小さくなければならない。その中で最大の容量を確保できるサイズを選択すればよいので，TE幅はW＝W_2－1cmになる。

図4 乳房幅計測の注意点（文献7より一部改変引用）

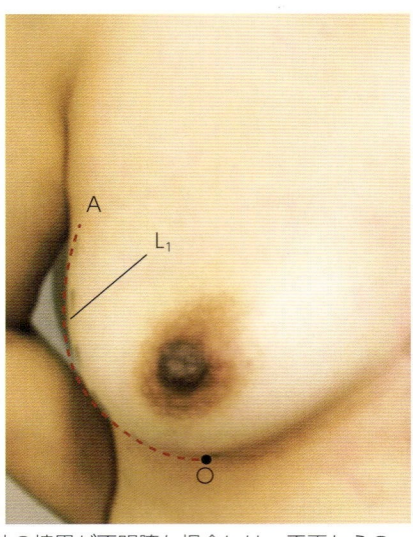

ⓐ 乳房と外側の脂肪の境界が不明瞭な場合には，正面からの外側縁をマーキングしL₁とする。

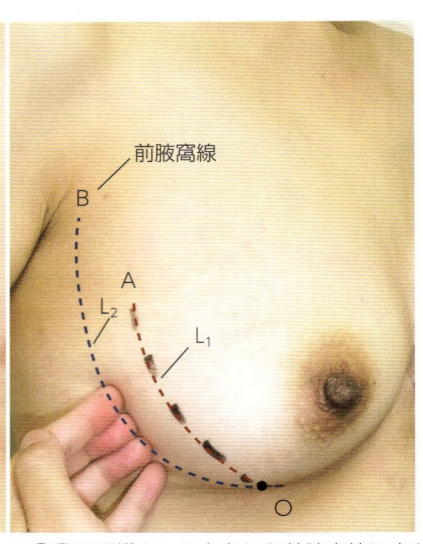

ⓑ 乳房下溝とL₁の交点から前腋窩線に向かい新たな乳房下溝線（L₂）を設定する。そのラインを指で押さえ，正面視から確認して対称性が得られていれば，その位置が対称的な乳房形態を得られる最小のTE幅になる。

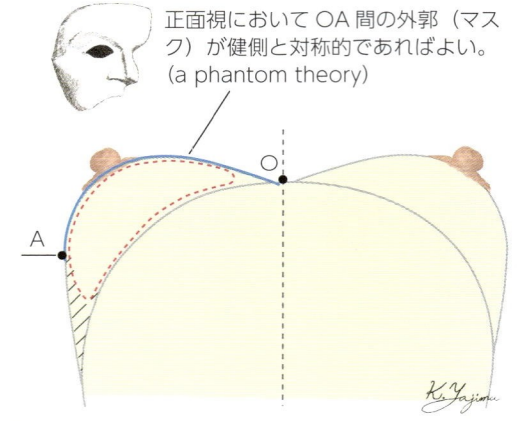

ⓒ 正面視においては，〇A間の外郭が健側と対称的であればよく，点Aより後面の脂肪（斜線部）は，正面視における形態形成に寄与しないと考えられるため，必要十分なエキスパンダーの幅をイメージすることが大切である。

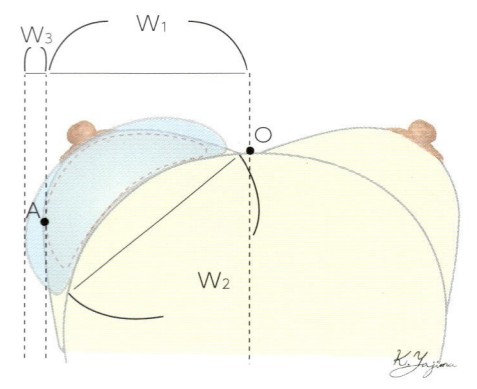

ⓓ 乳腺の実測幅のエキスパンダーでは，エキスパンダーの伸展の性質から横幅が大きく見えてしまう傾向がある。

図5　Width（横幅）の大きな乳房におけるエキスパンダーサイズ選択の注意点（文献7より一部改変引用）

術前計画

● 大きな下垂症例では，縮小術により健側形態とともに乳房幅やtopの位置も変わる。対側治療の希望の有無については，あらかじめ確認しておくことが望ましい。

◆選択するエキスパンダーと術前計画

エキスパンダーはその表面張力の関係から，周囲の立ち上がりが著明になる傾向がある。したがって，斜位における乳房幅の実測値をそのままエキスパンダー選択に適応させると，エキスパンダーのProjectionが見かけ上の横幅に付加されることになり，健側より大きく見える可能性がある（図5ⓓ）。乳腺の底面と同等の幅よりエキスパンダーは小さくなければならないが，一方で，幅13 cm以上のエキスパンダーにおいて，横幅が2 cm小さくなると容量

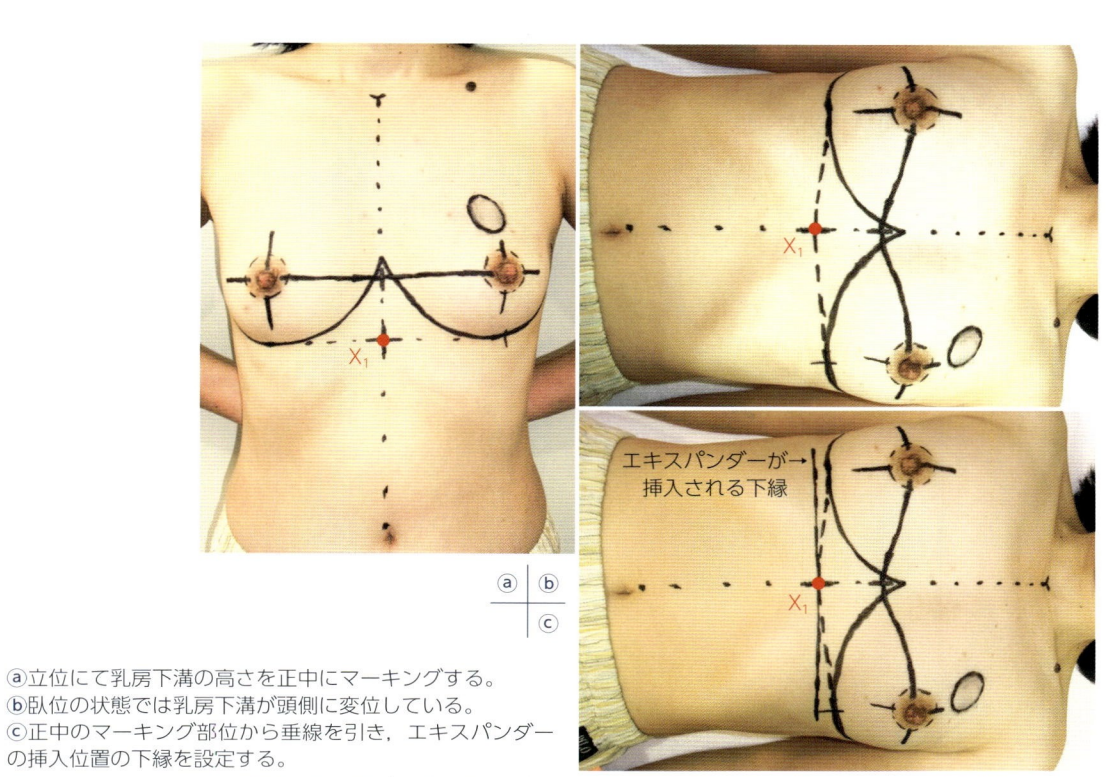

ⓐ立位にて乳房下溝の高さを正中にマーキングする。
ⓑ臥位の状態では乳房下溝が頭側に変位している。
ⓒ正中のマーキング部位から垂線を引き，エキスパンダーの挿入位置の下縁を設定する。

図6　エキスパンダー挿入位置：下縁の設定（文献7より一部改変引用）

としては200〜250cc小さくなるため，伸展制限への配慮などが問題になる。これに対する解決策の1つとして，エキスパンダーの幅は乳腺の斜位からの実測幅よりワンサイズ小さめ（−1cm）とし，かつ正中位置よりやや外側にエキスパンダーの内側端をおくことによって内側が隆起しすぎないようにする方法が考えられる。この概念によれば，エキスパンダー挿入時にはごくわずかに外側に変位して配置し，インプラントに入れ替える際に正中に寄せるような修正術を併用することになる。胸部内側の整容性を合理的に確保し，かつ最大限のインプラントの挿入スペースを確保するための手順が重要である。

例えば，正面視の乳房幅が11.5cm，斜位での実測値が13cmとしたら，斜位の実測値のワンサイズ下を選んで12cmとなる（図5ⓒ）。また，正面視と斜位が1cmの差しかない場合には小さい方を選択するのが望ましい。

エキスパンダー挿入位置のデザイン

要点　エキスパンダー挿入位置（エキスパンダーの下縁）は，健側乳房下溝より高い位置に入ってはならない。エキスパンダー内側縁は正中まで入れてはならない。

臥位の状態では，胸壁に対する乳房下溝の相対的位置関係が頭側に変位するため，臥位で対側の乳房下溝を指標にエキスパンダーを挿入すると乳房下溝が高くなる。これを防ぐには，まず立位で乳房下溝から正中に延長線を引き，正中線との交点をX_1とする。ついで，臥位の状態で，点X_1から再度正中線に直行する交線を引き，その線を指標としてエキスパンダー挿入位置の最下点を決めるとよい（図6）。正中の組織は，体位によって体幹との相対的な位置関係があまり変化しないことと，大胸筋下に挿入されるエキスパンダーも体位によって体幹との位置

第3章　乳房切除術とoncoplastic surgery

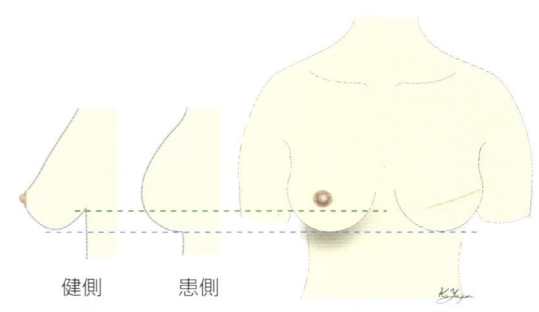

ⓐ乳房の最下点に再建乳房の下端の高さを合わせる場合には、正面視のバランスはとりやすいが、着衣時の左右差（下着を着けられないなど）が問題になる。

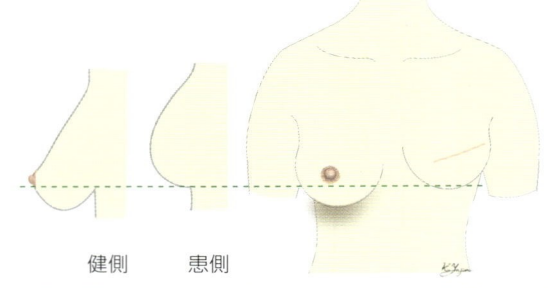

ⓑ乳房下溝に再建乳房の下端の高さを合わせる場合は、正面視の左右差が目立ち、かつ乳頭乳輪の位置を対称的にできないが、着衣時のバランスは良好である。

図7 エキスパンダー挿入位置：高さの設定

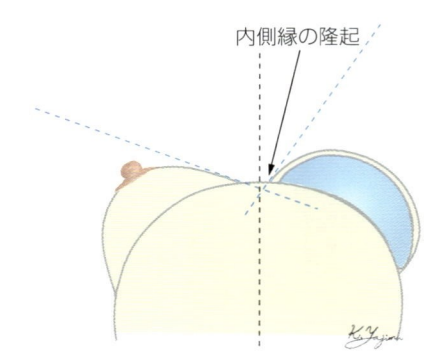

ⓐエキスパンダーを正中近傍まで入れると内側の隆起が目立つことがある。

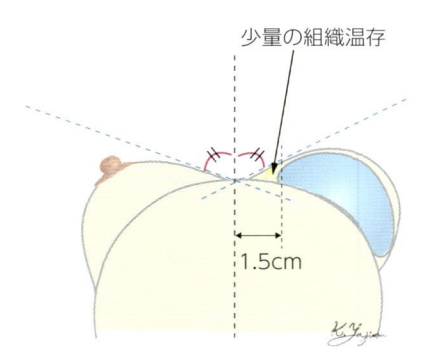

ⓑ正中近傍にわずかに皮下組織が温存されると内側の対称的な曲面を再現できる可能性がある。

図8 エキスパンダー挿入位置：正中からの位置（文献7より一部改変引用）

関係がほとんど変化しないためである。ただし、立位において乳房下溝よりも乳房最下点が低い場合（下垂症例）で、患者が健側の追加治療を希望しない場合には、脱衣時の正面視での乳房の高さを合わせるか、着衣時での乳房の高さを合わせるかを術前に確認し、エキスパンダーの挿入位置を決める必要がある（図7）。下垂症例において、乳房の最下点に再建側の乳房下溝を合わせる場合には、日常生活上、下着の装着が不自由になる旨をあらかじめ説明する必要がある。

挿入位置については、上下方向のみならず正中からの位置についても配慮が必要である。前述の通り、エキスパンダーは周囲の立ち上がりが強調される傾向があり、特に内側や内上方は皮下組織の確保が難しく、エキスパンダーの周囲が目立つ傾向がある。これに加え、もし大胸筋の内側を剥離しすぎてエキスパンダーがほぼ正中近くまで入ってしまうと、大胸筋内側端の付着部がはずれることにより、エキスパンダー内側に対する圧迫が弱くなる結果、内側端の急峻な曲面隆起が強調され、健側との表情の差が顕著になる可能性がある（図8ⓐ）。したがって、内側へは入りすぎないように配置（正中からおおよそ2cm程度）し、インプラントへの入れ替え時に適宜内側へ移動させることが望ましい（図8ⓑ）。

全摘術（一次再建）における皮膚切開線の考え方

要点 皮膚切開線は「斜めに、下方に、短く」することが原則であり、センチネルリンパ節生検用の皮膚切開線は腋窩に別に置くことが望ましい（全摘術におけるexcision theory）。

Nipple sparing mastectomy（以下、NSM）

の場合には，「側方，もしくは外下方の皮膚切開線と腋窩のセンチネルリンパ節生検用の切開線」が最も整容性が高い。この場合は，切開線の長さより，術野の視野確保を優先すべきである。

原則として，一次再建の適応はStage IIまでの症例が前提であり，皮膚の合併切除面積は大きくないことが予想される。乳頭乳輪を含む全摘術の場合，従来は水平方向の切開線が推奨される傾向にあったが，高い位置に水平方向の切開線が置かれるとポケットが深くなり，乳房下溝近傍の被膜切開や乳房下溝の形態形成を行う際の難易度が高くなる（図9ⓐ）。

内腔を見やすくし，乳房下溝近傍の処理を簡便にするためには，皮膚切開線を水平ではなく斜めにし，かつやや下方に置く方が理にかなっている。また，大胸筋の筋線維に沿った方向の皮膚切開線が最初から置かれていれば，インプラント入れ替え時の大胸筋への侵襲を軽減できることも斜めに切開線を置く根拠の1つである（図9ⓑ）。

一方，切開線が置かれるべき高さについて考えてみると，センチネルリンパ節生検のために全摘術の切開線を上方に延長させた場合，腋窩周囲の皮膚の緊張から，上方部分は肥厚性瘢痕になりやすい傾向があり，整容的に望ましくない。それに加え，エキスパンダーの皮膚伸展は主にlower poleであり，upper poleはもともと大きな皮膚伸展を目標としていないため，上方部分に入った切開線が肥厚しても，皮膚の緊張を緩和しながら瘢痕修正を行うことは理論的に難しい（図9ⓒ）。したがって，乳頭乳輪を含む切開線の位置が任意でよい場合には，斜めにかつ可及的下方に置き，センチネル生検の皮膚切開線は腋窩に別に置くことが望ましいと考えられる（全摘術におけるexcision theory）（図9ⓓ）。

乳頭乳輪温存可能と考えられる症例ではNSMを選択し，皮膚切開線を外側もしくは外下方に置き，かつセンチネル生検の切開線は腋窩に置く方法が考えられる。大きな乳房や下垂のある乳房では，温存した乳頭が上方変位する可能性が高い。したがって，乳頭乳輪を大胸筋上に可及的下方に変位させて固定するなど，上方変位を防ぐための工夫が必要になる（図10）。

一次再建（エキスパンダー挿入術）のための全摘術 ―整容性改善工夫の要点―

要点 Oncologyの原則を遵守したうえで，整容性確保のために，最低限必要となる組織の温存の目的と意義を理解することが重要である。

再建を前提とした全摘術における課題は根治性と整容性のバランスをとることであるが，従来の根治性の追求のみを目標とした全摘術では，個々の患者の希望にかなう，より質の高い整容結果を得ることは難しい。整容性と根治性は相反する課題であり，両者を完全に両立させることは不可能だが，より現実的な目標設定として，個々の症例ごとに根治性を下げずに最大限の整容性を確保できる中庸点を見い出すことが重要と考えられる。すなわち，慎重な術前画像診断をもとに，十分な切離マージンを確保したうえで，形態表現の要となる組織を適宜温存できれば，可及的に整容性を向上できる可能性がある。

インプラントによる乳房再建術において，形態形成上必要となる組織は以下の部分と考えられる。

◆上胸部（A～C領域）

A～C領域部分はもともと皮下脂肪が薄いことが多く，胸部上内側は薄い皮弁によって最もリップリングの起きやすい部分でもある。したがって根治性を損なわないという前提で，上縁，上内側縁の若干の皮下脂肪が温存されればインプラントの上縁が目立たなくなる可能性がある。しかし一般的には，上胸部が原発（A，

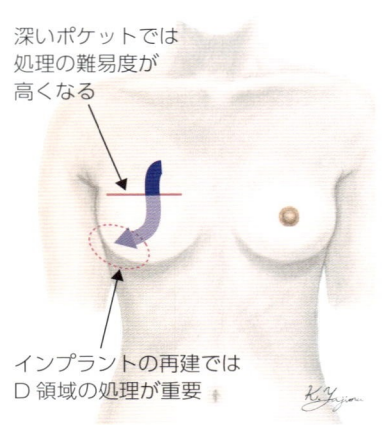

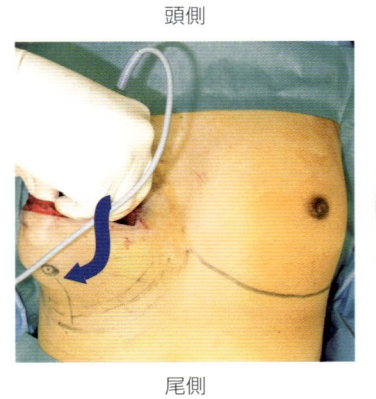

ⓐ 水平方向の瘢痕が高い位置にあるとD領域の処理の難易度が上がる。

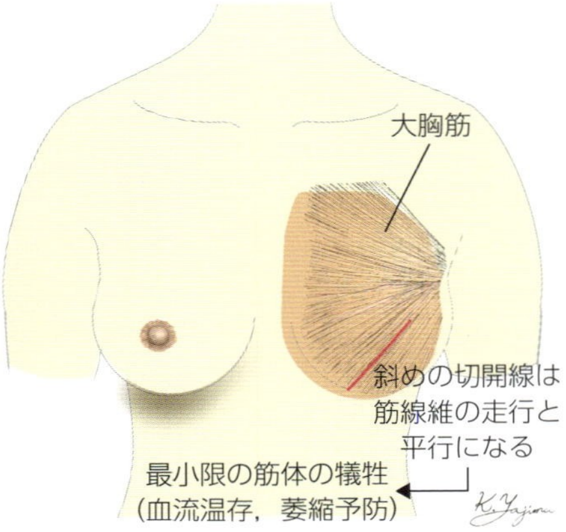

深いポケットでは処理の難易度が高くなる

インプラントの再建ではD領域の処理が重要

頭側
尾側

ⓑ 皮膚切開線が斜めであれば、大胸筋への侵襲を軽減できる。

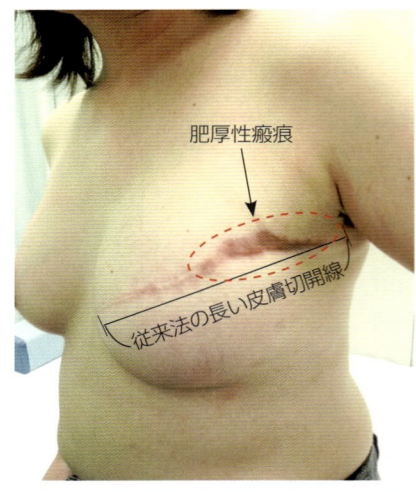

大胸筋
斜めの切開線は筋線維の走行と平行になる
最小限の筋体の犠牲（血流温存、萎縮予防）

ⓒ-1 従来法の長い皮膚切開線では、特に緊張の強い腋窩近傍が肥厚性瘢痕になりやすい傾向があり、整容的に好ましくない。

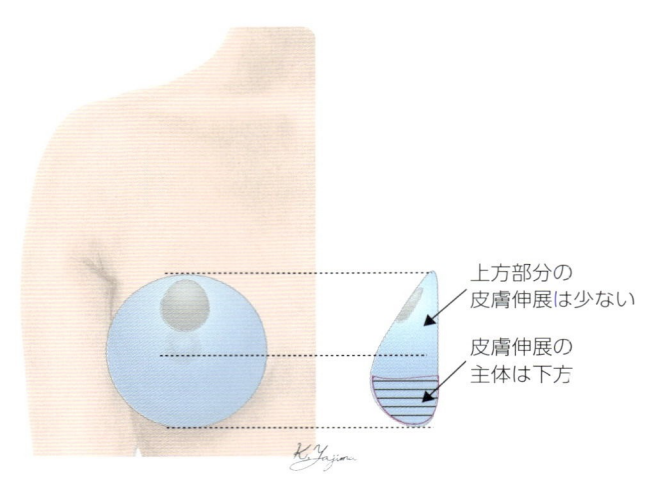

肥厚性瘢痕
従来法の長い皮膚切開線

ⓒ-2 エキスパンダーによる皮膚伸展の主体は下方であるため、腋窩近傍の肥厚性瘢痕は修正が難しいが、下方の瘢痕は修正が可能である。

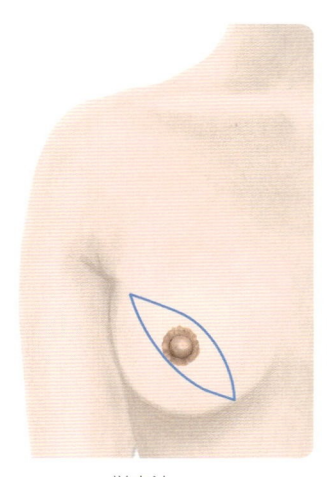

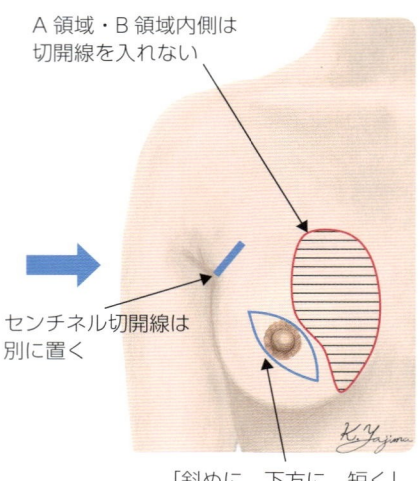

上方部分の皮膚伸展は少ない
皮膚伸展の主体は下方

従来法

A領域・B領域内側は切開線を入れない
センチネル切開線は別に置く
「斜めに、下方に、短く」

ⓓ 全摘術の切開線は「斜めに、下方に、短く」を原則とし、センチネルリンパ節生検の切開線を腋窩に別におけば、内腔全体の処理がしやすいうえ整容性も高まる。

図9 皮膚切開線（文献7より一部改変引用）

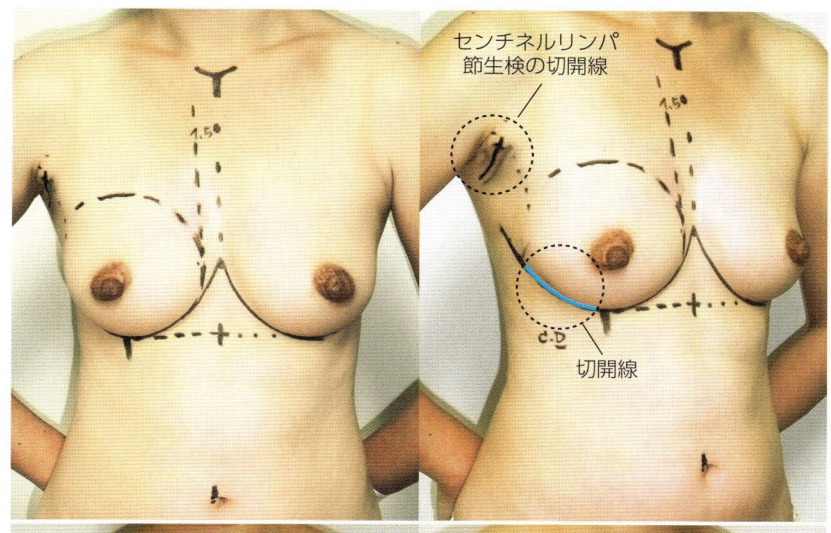

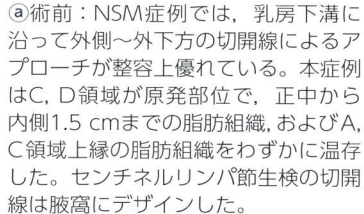

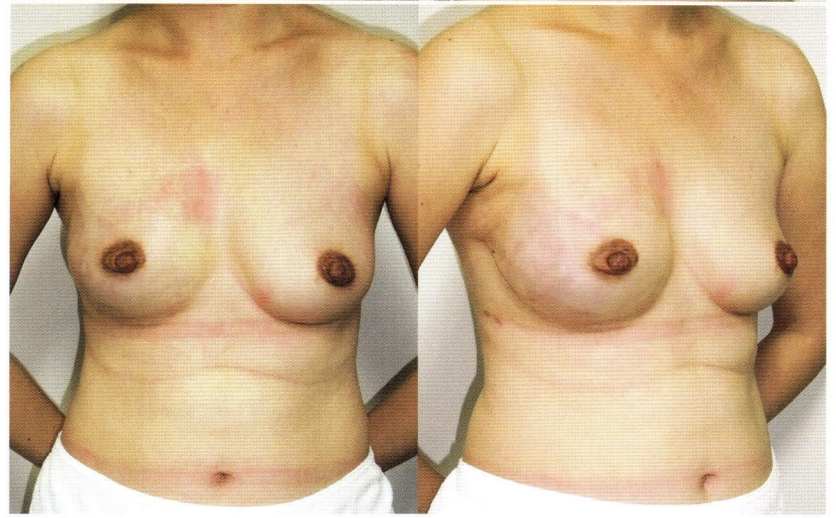

ⓐ術前：NSM症例では，乳房下溝に沿って外側〜外下方の切開線によるアプローチが整容上優れている．本症例はC, D領域が原発部位で，正中から内側1.5 cmまでの脂肪組織，およびA, C領域上縁の脂肪組織をわずかに温存した．センチネルリンパ節生検の切開線は腋窩にデザインした．

ⓑエキスパンダー挿入術後：瘢痕は乳房下溝に沿っているため比較的目立たない．
(本症例は湘南記念病院土井卓子先生より提供)

図10 皮膚切開線の臨床像（NSM症例）

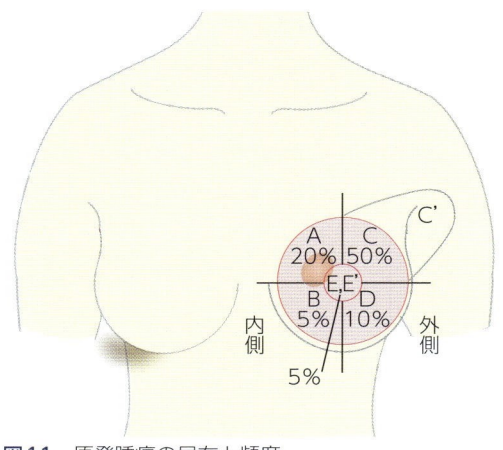

図11 原発腫瘍の局在と頻度
(日本乳癌学会編：乳癌取扱い規約（第15版），p5, 金原出版，東京，より抜粋)

C領域で約70％）であることが多い（**図11**）ため，原発部位直上の皮下組織は十分薄くしなければならない．皮弁を薄くしなければならない部分については，可及的に皮下の血管網を温存するため，メスや剥離尖刀を用いて剥離するか，もしくは電気メスを切開モードにして剥離を行い，凝固モードによる止血も最小限の出力とし，愛護的な操作を心がけるべきである．A, C領域の真皮下が薄くなったとしても，その下床は血流の豊富な大胸筋であるため下床の条件としても問題ない．薄層の皮膚はやや陥凹し，伸展制限が若干でることが予想されるが，A〜Cの外側部分はもともと皮膚表面の表情として

第3章　乳房切除術とoncoplastic surgery | 169

平坦か，やや陥凹の曲面になっていることが多く，通常は整容性を確保する過程において大きな妨げにはならないと予想される。この概念の応用によりA領域に切除瘢痕が入らないメリットは大きい。

また，A，C領域深層は再建にまったく関係ない部分であるため，oncologyの観点のみを優先し，大胸筋膜も原則として乳腺組織とともに合併切除し深部マージンを十分確保すべきである。

◆内側部分

A，B領域の内側端も，最も健側とインプラントの表情の違いが現れるところである。通常の全摘術では完全に正中まで切除されるが，これにより正中のラインが変位することがあり，これを修正するのは難しい。したがって，原発病巣が明らかに正中から距離があり，安全に切離縁を確保できるなら，形態や表情を温存するために正中から若干の距離（1.5 cm程度）で切除をとどめれば，内側の表情を対称的に再現できる可能性が高くなる（図10 ⓐ）。

◆下方部分（B領域下方半分の大胸筋上の組織）

原発病巣と離れていれば，B領域下方（第6肋骨レベルから下方）の大胸筋上の筋膜，脂肪組織を薄く残すことにより，大胸筋下縁から腹直筋前鞘までを連続させて温存することが容易になり，エキスパンダーの下方を安全かつ容易に被覆させることができる。B領域内下方の大胸筋付着部周囲は筋鈎などの緊張により容易に破綻するため，術野の確保のための筋鈎使用の際は十分注意しなければならない。

◆下方部分（D領域の大胸筋外側部）

D領域の深層で大胸筋外側縁から外側の部分は，エキスパンダーを被覆する材料準備のために重要な部分である。切除マージンが問題ないなら，浅胸筋膜まで残すことにより，この軟らかい筋膜を用いてエキスパンダーを被覆することができ有用である。

D領域の浅層（皮弁側）は，乳房形態形成において最も重要な要素の1つである。一方で，原発腫瘍がD領域に局在するものはおよそ10%とそれほど多くはない（図11）。したがって，ある一定の割合で根治性を確保しながら，D領域の皮下血管網や脂肪組織を残せる症例があると考えられる。それらの症例では，必要な厚さの皮下組織を可及的に温存することが重要だが，同時にできるだけ均一の厚さにして，同じ層に存在する血管網を温存し，エキスパンダーの圧負荷が全体に均等にかかるように配慮することが望ましい。もし，D領域に原発巣があり，皮弁を一部薄くしなければならない場合には，エキスパンダー外側の被覆材料として浅胸筋膜は選択せず，それより厚い浅胸筋膜＋分層前鋸筋弁（muscular pocket法）を用いるべきである。その理由として，D領域はエキスパンダーやインプラントの圧が最もかかりやすい部位であり，一部だけ菲薄化した場合にはトラブルの原因になりやすいからである。

シリコンインプラントの選択

◆患者説明における要点

乳房の個体差に対応し，常に最適なインプラントを選択することは不可能である。したがって，より現実的な説明方法としては，起こり得る誤差の方向性と患者の希望が合致しているかどうかを術前に確認し（例：患者の希望として，「サイズが多少大きくなることについては問題ない」など），患者の意思を治療に反映させているという認識を主治医と患者が共有することが，術後の整容結果に対する認識の齟齬を回避するうえで重要である。

インプラントを適切に選択するためには，より完成度の高いエキスパンダー挿入術を行うことにより，インプラントサイズ選択の精度を上げることが重要である。幅，高さ，突出度，等量評価に加え，胸郭陥凹が推測される場合のエ

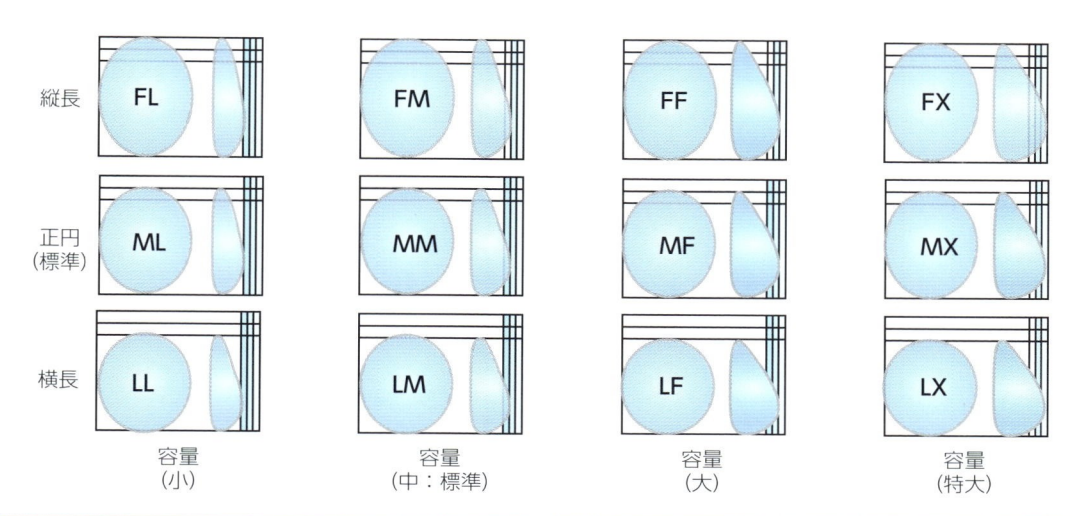

ML スタイル ML					
	容量(cc)	幅(A)(cm)	高さ(B)(cm)	プロジェクション(C)(cm)	カタログNo.
	125	10.0	9.1	2.9	JTF3-ML100-125
	170	11.0	10.1	3.1	JTF3-ML110-170
	195	11.5	10.6	3.2	JTF3-ML115-195
	220	12.0	11.1	3.4	JTF3-ML120-220
	285	13.0	12.1	3.8	JTF3-ML130-285

W105・W125の規格はない

MM スタイル MM					
	容量(cc)	幅(A)(cm)	高さ(B)(cm)	プロジェクション(C)(cm)	カタログNo.
	135	9.5	8.6	3.4	JTF3-MM095-135
	160	10.0	9.1	3.6	JTF3-MM100-160
	185	10.5	9.6	3.8	JTF3-MM105-185
	215	11.0	10.1	4.0	JTF3-MM110-215
	245	11.5	10.6	4.2	JTF3-MM115-245
	280	12.0	11.1	4.4	JTF3-MM120-280
	320	12.5	11.6	4.6	JTF3-MM125-320
	360	13.0	12.1	4.8	JTF3-MM130-360
	400	13.5	12.5	5.0	JTF3-MM135-400
	450	14.0	12.9	5.2	JTF3-MM140-450

LL スタイル LL					
	容量(cc)	幅(A)(cm)	高さ(B)(cm)	プロジェクション(C)(cm)	カタログNo.
	135	10.5	8.6	3.0	JTF3-LL105-135
	180	11.5	9.6	3.2	JTF3-LL115-180
	210	12.0	10.1	3.4	JTF3-LL120-210
	240	12.5	10.5	3.6	JTF3-LL125-240
	300	13.5	11.4	4.0	JTF3-LL135-300

W110・W130の規格はない

LM スタイル LM					
	容量(cc)	幅(A)(cm)	高さ(B)(cm)	プロジェクション(C)(cm)	カタログNo.
	140	10.0	8.1	3.6	JTF3-LM100-140
	190	11.0	9.1	4.0	JTF3-LM110-190
	220	11.5	9.6	4.2	JTF3-LM115-220
	250	12.0	10.1	4.4	JTF3-LM120-250
	320	13.0	10.9	4.8	JTF3-LM130-320

W105・W125の規格はない

図12 シリコンインプラントの形態と種類
相似型という観点から考えると、HeightについてFシリーズは縦長、Mシリーズは正円（標準）、Lシリーズは横長になる。ProjectionについてLシリーズは小、Mシリーズは中（標準）、Fシリーズは大、Xシリーズは特大となる。ML、LL、LMではサイズが欠落しているものがある。

コー評価による突出度の修正値など，種々の測定値を検討項目に入れインプラントを選択すべきだが，さらに再建治療の精度を高めるために選択指標を増やすならば，「健側の相似型を目指す」という概念がよりシンプルで有用である。

◆インプラント

Allergan社製のNatrelle Style 410シリーズがナトレル133ティッシュエキスパンダーに対応しており，適切なサイズの予測がつけやすい。表面はテクスチャードによる拘縮予防を期待でき，形態はアナトミカルタイプ（しずく型），シリコンジェルは2種類あり，cohesive（TruForm 3：やや硬いタイプ）とSoft touch（TruForm 2：やや軟らかいタイプ）に分かれ，計205種類から選択可能である。比較的日本人に多いインプラントのタイプは，ML，MM，LL，LMなどであるが，これらはサイズが十分でない（MM以外）ものがあり，選択に苦慮することがある（図12）。

◆インプラントの選択手順

幅(Width)，高さ(Height)，突出度(Projection)，等量評価などを参考に決定するが，最初に中等度の高さ（Mシリーズ）で，かつ適切な幅のエキスパンダーを選択していれば，相対評価によってインプラントの幅と高さを推測しやすい。その場合には，エキスパンダーの挿入位置

第3章　乳房切除術と oncoplastic surgery | 171

なども加味しながら最終的な幅を決めるべきである（例：正中よりやや外側にエキスパンダーの内側縁があり全体のバランスが良好に見えるなら，インプラントの幅は1サイズ大きめのものを選択する，など）。

インプラントの幅と高さを決定後，突出度（Projection）を検討する。全摘後の胸部皮膚が薄ければ伸展制限が強くなる傾向があり，エキスパンダーからの圧により肋骨が陥凹することがある。したがって，注入量に比してボリュームやProjectionがやや不十分に見える場合には，エコーを用いてエキスパンダーの突出度と実測の突出度の差を把握しておくことが望ましい。長期予後としても，突出度は低くなることはあっても高くなることはないため，計測時に低く見積もりすぎないことが重要である。すべての計測値は重要だが，これらの計測値が形態曲面の性質を適切に表現しているとは限らない。そこで，現状のインプラントの選択方法に新たな指標を追加するならば，「相似型を目指す」という概念が有用である。健常な乳房でさえ多少の左右差があるのと同じように，若干の誤差があったとしても，相似型であればある程度対称性が保たれていると錯視する可能性があるためである。

人工物乳房再建では，被膜拘縮による長期的な形態変化（特に被膜拘縮によるボリュームの縮小）など，予測し得ない不確定要素が常に含まれる。健側の形態特徴を単純化してとらえ（例：正円に近いか，縦長か，横長か，など）インプラントの種類の選択に活かすという考え方も補足的な要素として必要である。

SURGICAL TECHNIQUES

手術手技 I

エキスパンダーの挿入

エキスパンダー挿入術では，原発腫瘍の局在や再建材料残存の状態，リンパ節郭清の有無，健側乳房のボリュームなどを評価したうえで最適な術式を検討すべきである。

【準備】

❶全体の状態の確認

全摘術後の止血確認をしたのち，まず皮弁の厚さについて全体の状態を確認する。特に，種々の理由でD領域の皮弁が少し薄くなっている場合には，外側の被覆材料として浅胸筋膜ではなく，浅胸筋膜＋分層前鋸筋弁を検討する。

❷マーキング

エキスパンダーを挿入する位置の輪郭をマーキングする。下方は，健側の乳房下溝より高くならないようにし，内側は正中から約1.5cmのラインより内側へは入らないようにする。

【剥離】

剥離は3つの部位〔大胸筋下，外側前鋸筋（浅胸筋膜），下方大胸筋起始部〕に分かれる。

❸大胸筋下の剥離

小胸筋は第5肋骨から起始し，大胸筋は第6肋骨から起始する。したがって，大胸筋の外側縁を正確に同定するためには第6肋骨近傍（通常術野で最も尾側）から切離をスタートすればよい（図13）。上方部分で大胸筋と小胸筋間を正確に同定しなければならない理由は，筋間の正しい層にエキスパンダーが挿入されていれば，修正術やインプラント入れ替えなどにより，上方へ剥離を追加する場合でも不用意な出血を防ぐことができるからである。

外側から徐々に内側に向かい大胸筋下の剥離を行う。第6肋骨より上位で肋骨より起始している大胸筋付着部は丁寧に切離するが，この際，骨膜に電気メスが触れるとびまん性の出血を起こすため，骨膜よりわずかに離れた位置で筋体を切離した方がよい（図14）。内側，上方へ剥離を進めていくと，肋間からの穿通枝が見えて

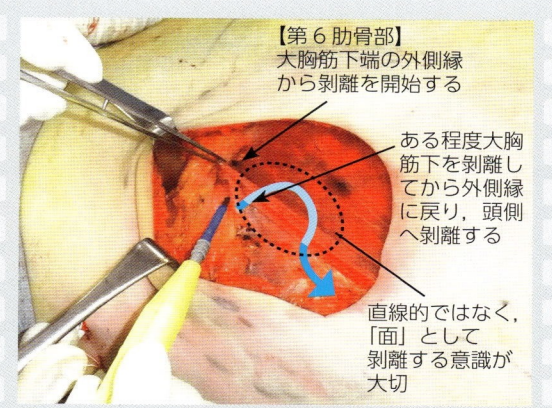

図13 大胸筋裏面の剥離は第6肋骨部周囲から始めれば、小胸筋との境界を同定しやすい。その際、内側まである程度剥離してから頭側に向かい、面として剥離した方が層を容易に同定できる。

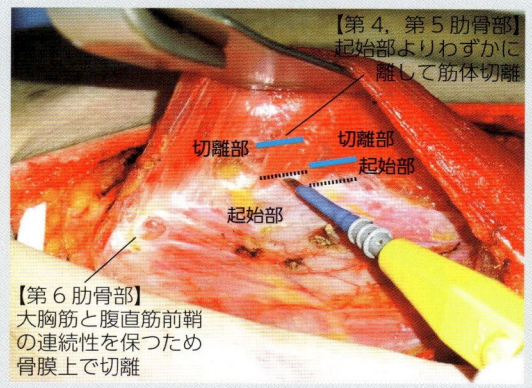

図14 骨膜に電気メスが直接触れないように筋体起始部を切離し、びまん性の出血を防ぐことが望ましい。大胸筋起始部（第6肋骨部）では、尾側との連続性を保つように筋体を骨膜から剥離する。

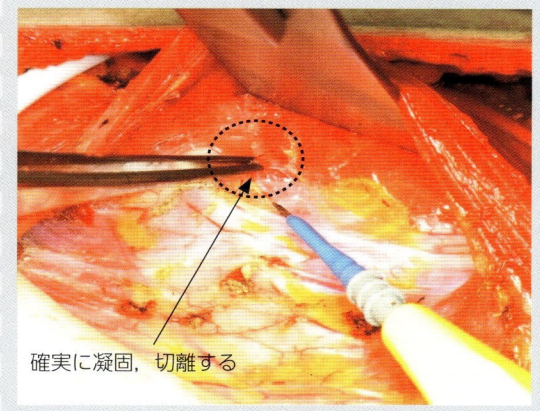

図15 術野に見える穿通枝はすべて丁寧に凝固切離する。

くる。これらの穿通枝は必ず鑷子などでつまんで焼灼してから切離するのが望ましいが、その理由は以下の通りである（図15）。肋間動静脈や内胸動静脈などの穿通枝を不用意に切離すると、血管断端が肋間筋体内に引き込まれてしまい同定することが難しくなる。これに対し、表面から無理に電気メスで止血しようとしても、不十分な処理となるばかりか、さらに周囲の損傷した骨膜から出血を招く恐れがあるからである。

● 内側縁では

大胸筋が胸骨に付着する部分を切離していくが、内胸動静脈からの穿通枝は筋線維の方向と一致しており、同定しにくい場合があるため、筋線維を少しずつ切離して必ず同定してから処理することにより出血を未然に防ぐことが肝要である。小さな動きで丁寧に切離操作を行えば、仮に穿通枝が破綻したとしても、血管の連続性が保たれているため、出血部位の同定がしやすく安全である。

● 大胸筋内下方の起始部

脆弱な組織であるうえ、助手から見えにくく、無理に術野を展開しようとすると下方起始部の破綻や、穿通枝損傷の恐れがあるため、筋鉤の動かし方はすべて術者に委ねた方がよい。

● B領域内下方

本来の乳房下溝線から広く内下方へ剥離してエキスパンダーが挿入されてしまうと、後で修正術により対称性を得ることは難しくなる。したがって、内下方の剥離は健側の乳房下溝線近傍までにとどめた方がよい（図16）。

● 内側縁剥離後に穿通枝が露出しているのが見えた場合

温存せず処理した方がよい。これは、エキスパンダーの内側縁に露出した穿通枝が、あとで物理刺激や炎症により破綻する可能性があるためである。

● 上方の大胸筋下

疎な結合織であり、鈍的剥離で容易に展開できるが、助手の筋鉤の動きが速いと結合組織内の小血管から出血することがあるため、筋鉤は術者の指示に従い常にゆっくり動かすことが望

第3章 乳房切除術とoncoplastic surgery

ましい．この際，胸肩峰動静脈周囲で電気メスを使用すると神経が反応して筋体が大きく動き，血管を損傷することがあるため，電気メスの先端が大胸筋裏面に直接触れないように配慮すべきである．

❹外側前鋸筋（浅胸筋膜）部の剥離

外側の皮弁作成では，まず剥離された大胸筋外側縁を指標として，外側の残存組織を確認し剥離する厚さを決める．エキスパンダーが中等度の大きさ（MV-12程度まで）で，浅胸筋膜がしっかり温存されているなら，浅胸筋膜のみを剥離挙上する（図17）．一方，より大きなエキスパンダーを使用する場合や浅胸筋膜が合併切除されている場合，あるいはD領域の皮弁が一部薄くなっている場合などには，分層の前鋸筋弁（muscular pocket法）が望ましい．外周はエキスパンダーが折れ曲がらないように十分な剥離を行うが，これは組織の薄いD領域でエキスパンダーが折れ曲がると大きなトラブルを起こすことがあるためである．

大胸筋外側縁から外側のエキスパンダーの被覆については，以下の4種類の方法がある（図18）．

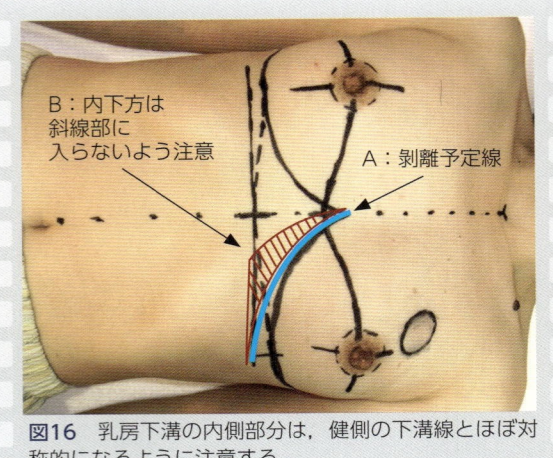

図16 乳房下溝の内側部分は，健側の下溝線とほぼ対称的になるように注意する．

A：剥離予定線
B：内下方は斜線部に入らないよう注意

外側被覆組織の厚さは術野の状態で判断
「浅胸筋膜」
or
「浅胸筋膜＋分層前鋸筋弁」

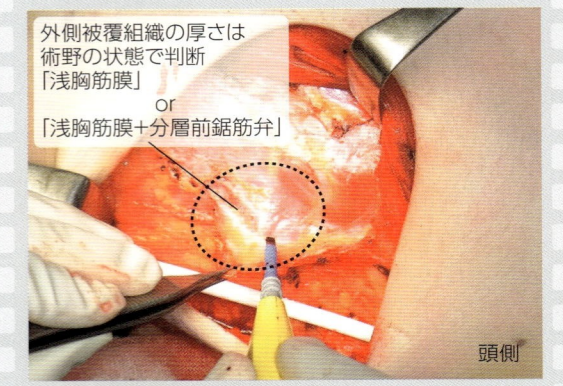

頭側

図17 外側の被覆組織は，術野の状態やエキスパンダーの大きさにより柔軟に決めた方がよい．

1）外側の被覆なし（マリオネット法）　　2）浅胸筋膜　　3）分層前鋸筋弁（muscular pockt法）　　4）全層前鋸筋弁

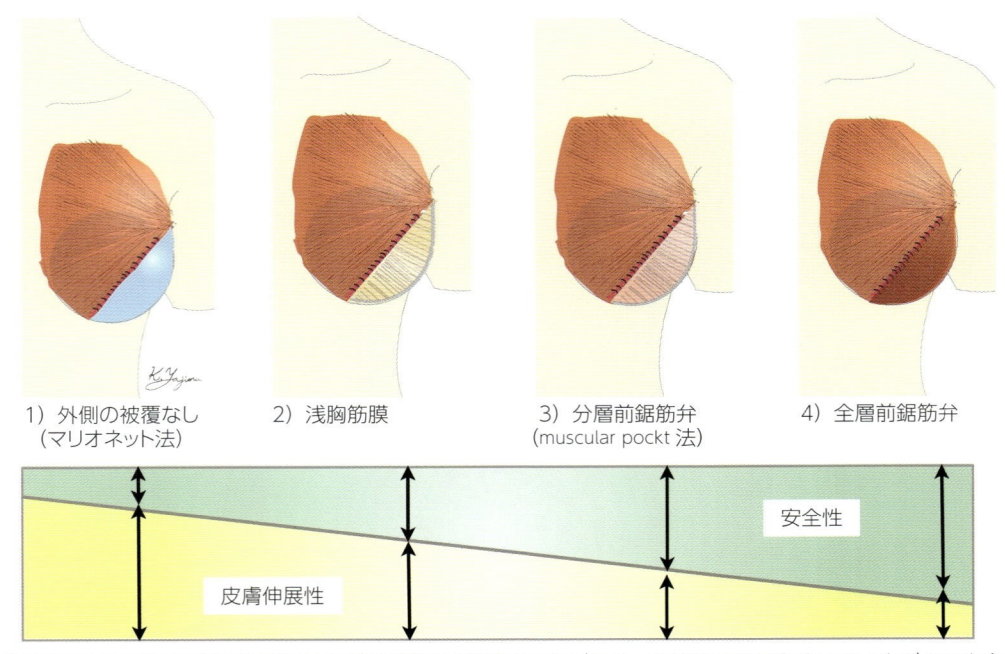

安全性
皮膚伸展性

図18 一次再建におけるD領域被覆方法：D領域の被覆は4種類の方法がある．D領域の被覆方法は厚い方がより安全だが，より伸展性が少なくなる．基本的には，浅胸筋膜もしくは浅胸筋膜＋分層前鋸筋弁を用いるのがよい．

1) エキスパンダー外下方を皮下に配置させ，大胸筋の外側縁を皮下に縫合固定するマリオネット法[1)2)]
2) 浅胸筋膜と大胸筋でエキスパンダーを被覆する方法[3)]
3) 分層前鋸筋と大胸筋で被覆する方法（muscular pocket法）[4)]
4) 全層前鋸筋で被覆する方法[5)]

　中等度までの乳房ボリューム（MV-12を使用する程度）で，D領域の皮弁がある程度の厚さで残っているなら，muscular pocket法（分層前鋸筋弁）よりも，浅胸筋膜を用いた方がD領域の柔らかな皮膚伸展を期待できる。それより大きなボリュームになった場合や，郭清が必要になった場合などで，創部全体の安静やseromaなどの問題が生じる可能性がある場合には，強度や皮弁血流の信頼性がより高いmuscular pocket法を用いた方が，術後の種々のトラブルに対応しやすい。

　マリオネット法は，最も皮膚伸展が期待できるが，一方でseromaには弱いという問題点があり，むしろ術後合併症の少ない二次二期再建（非照射例）に最も適していると考えられる。全層前鋸筋弁を用いる方法は疼痛などの可能性や皮弁の伸展制限が強く出る可能性があり，D領域の皮弁に血流上の大きな問題が生じた場合以外は避けることが望ましい（図18）。

❺下方大胸筋起始部の剥離

　大胸筋起始部は第6肋骨に付着しており，一方，第5肋骨から下方は腹直筋前鞘が重なるが，これらの筋膜自体は脆弱であり，筋鈎などにより適切な術野を確保しないと，付着部が切離されてしまう可能性がある（図14）。したがって，大胸筋起始部から前鞘までの連続性を保つためには，肋骨骨膜上を外側から少しずつ丁寧に剥離することが重要である。さらに，ポケット最下端の前鞘の裏面から横方向に切開を入れるとポケットの緊張を緩和することができる（図19）。

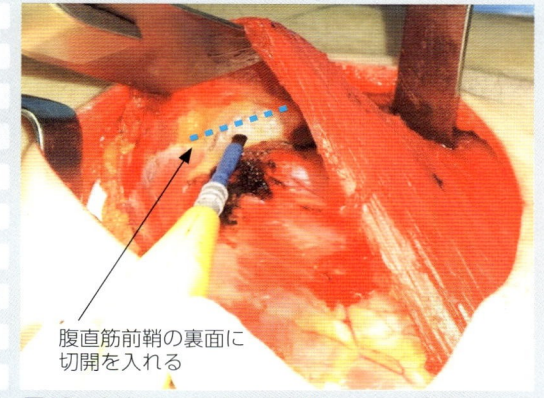

図19　全体として外側から剥離することが連続性を保つうえで重要である。最尾側の深層は，腹直筋前鞘に横方向に切開を入れるとポケットが減張され伸展されやすくなる。

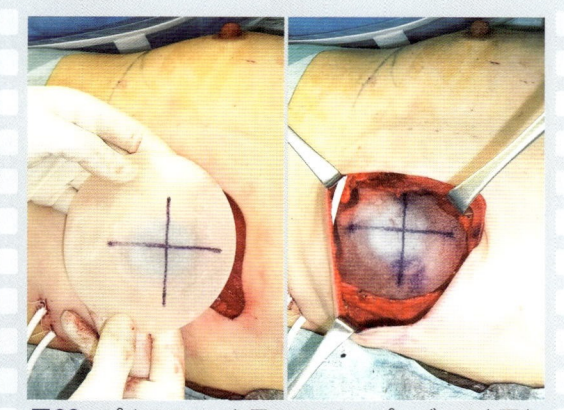

図20　ピオクタニンを用いてエキスパンダーに上下左右を示すマーキングを行う。マーキングを指標にすればエキスパンダーをより正確に挿入できる。

【エキスパンダー挿入と縫合】

❻ポケットの作成終了後

　内腔の十分な止血，洗浄を行う。

❼エキスパンダーの挿入

　上下左右の位置を確認し，エキスパンダーのしわや折れ曲がりがないように配慮すること，注入ポートが適切な角度で頭側に置かれるようにすること（図20），また表裏を間違えないなど基本的なプロセスを遵守することが重要である[6)]。

第3章　乳房切除術とoncoplastic surgery　175

❽ 大胸筋と浅胸筋膜（or 分層前鋸筋弁）を縫合する

　吸収糸を用い，結節縫合を行っていくが，縫合はエキスパンダーの中央部分から尾側を先に行った方がよい。頭側を先に縫合してしまうと尾側の容積が大きくなり，縫合時の緊張が強くなるためである（図21）。エキスパンダー挿入術の過程で，まったく出血がなかった場合には，ドレーンは必ずしもエキスパンダーのポケット内腔まで入れる必要はなく，2本のドレーンは皮下の配置でよい。

❾ 術直後

　創部全体が均等に圧迫されるように注意し，ドレーン排液量ができるだけ早く減るように配慮する。

【生理食塩水の注入および術前準備】

❿ 注入

　局所の状態を確認し，問題なければ術後1週から注入を開始する。

● 皮弁の赤み（炎症）の遷延や seroma が極端に多い場合

　無理に注入を急がない方がよく，常に逆行性感染に対する配慮を優先する。

● 退院後に seroma がなかなか減らない場合

　できるだけ頻回に外来に通院させてこまめに seroma の減量を図る。

● 注入のペース

　約2週間に1回，50 ml 程度を目安とするが，症例の状況により適宜加減する。NSM など胸部の皮膚が完全に温存されている場合や，底面積の広いエキスパンダーを用いた場合などには，潰瘍などの局所の問題がなければ早めの注入が望ましい（NSM ではもともと皮膚の余裕があることと，大きなエキスパンダーでゆっくり注入すると十分な伸展が得られないためである）。各サイズとも推奨注入量が決められているが，胸部皮膚の緊張や拘縮のため推奨注入量を超えても皮膚伸展が十分得られない場合には追加の注入を行わざるを得ないが，破損などに十分留意する。

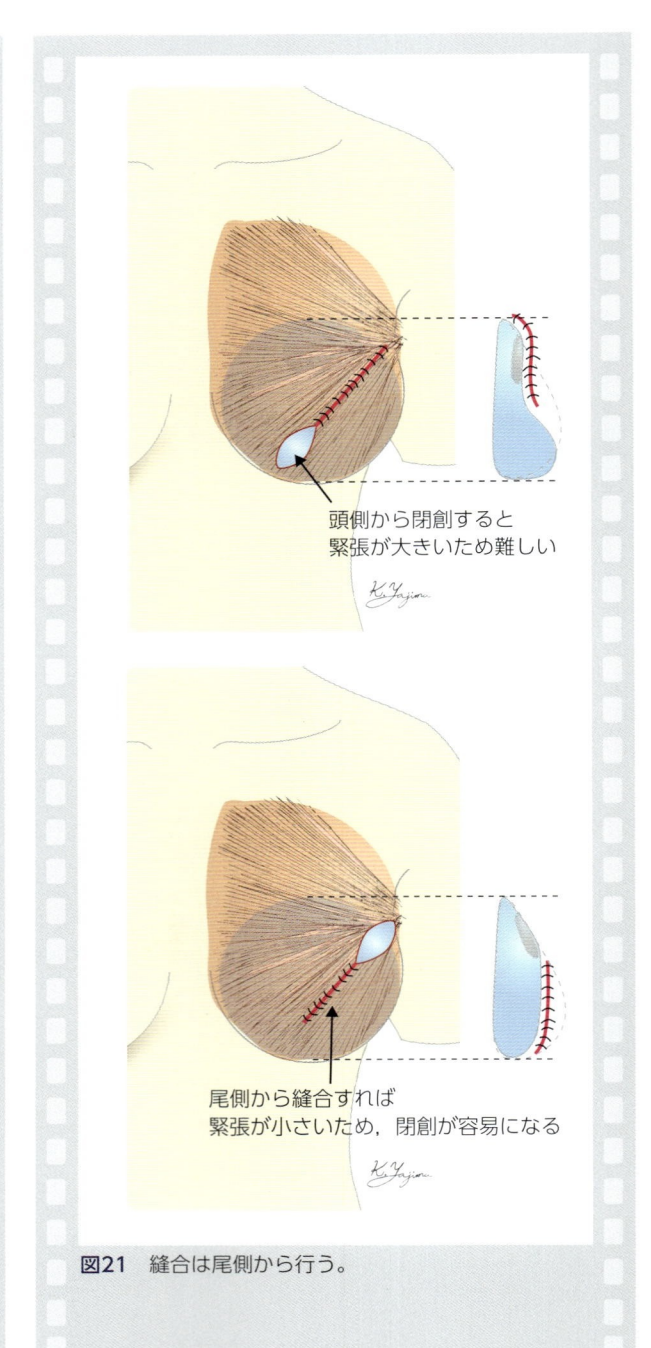

頭側から閉創すると緊張が大きいため難しい

尾側から縫合すれば緊張が小さいため，閉創が容易になる

図21 縫合は尾側から行う。

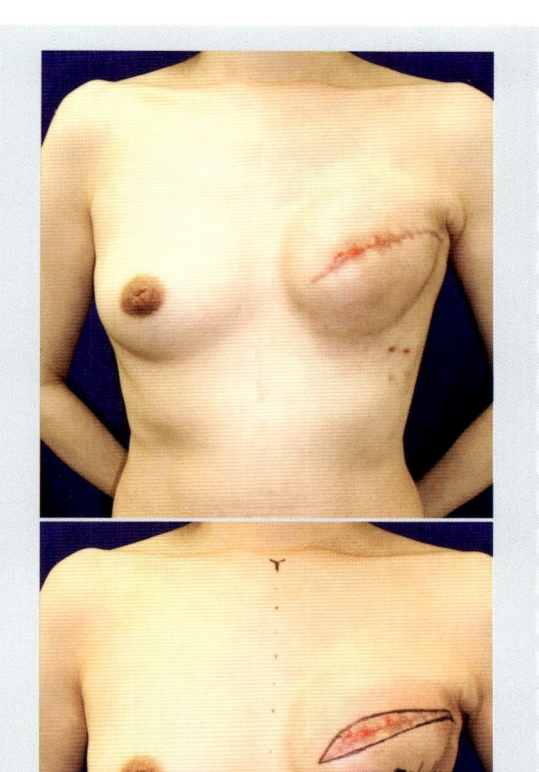

図22ⓐ エキスパンダーの伸展不良に対し，修正を行った。エキスパンダーの位置を下方に下げ，D領域の被膜切開を施行した。

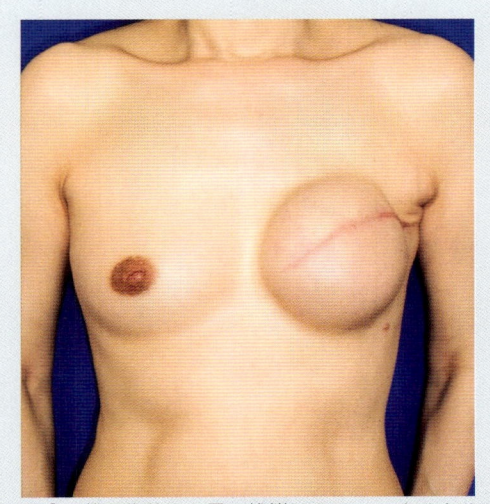

図22ⓑ 修正術後1カ月の状態（文献7より一部改変引用）

● 無理に注入量を増やしても伸展性が乏しい場合

皮膚側の拘縮が強いために，胸郭が陥凹変形していることがある。そのような場合には無理に注入を継続せず，内腔の被膜切開などの修正手術も治療選択肢の1つとして考慮に入れなければならない（図22）。

⓫等量評価

健側と同じ大きさになったところで等量評価を行う。その後さらにover expansion（20〜30％程度）を行い，入れ替え前に3〜6カ月期間をおき可及的に再拘縮を予防する。

手術手技Ⅱ

インプラントの挿入

インプラント乳房再建術では，再建が複雑になるほど術後の炎症が強くなり，固く動きのない乳房ができあがる可能性がある。したがって，入れ替え手術はできるだけシンプルなプロセスを目指すべきである。

❶デザイン

立位にてデザインの確認を行う。正中線，健側，再建側の乳房下溝，剥離予定線など必要なマーキングを行う（図23）。減張のための被膜切開などを入れる予定がある場合には，再建側の乳頭に相当する位置もマーキングしておく。その理由は後述の通り，減張切開はD領域を中心に置かれるため，乳頭位置がその指標となるからである。初回切除時の皮膚の瘢痕を切除し，周囲を大胸筋上で剥離する。ついで，大胸筋，被膜を切開し，被膜下を丁寧に鈍的に剥離し，エキスパンダーを摘出する。被膜は可及的に温存し，内腔を洗浄する。

❷挿入

予定しているインプラント（もしくはサイザー）を挿入し，坐位にしたのち，部位ごとに必要最小限の手順を確認する。本症例では，内側，上方は大胸筋下を剥離，乳房下溝より下方

は被膜を切除し，縫合固定して新しい乳房下溝を作る（図24）。乳房下溝形成術と被膜切開術の両方を行う必要がある場合には，必ず乳房下溝形成を先に行うべきであるが，その理由は，被膜切開は再建乳房の曲面形成の微調整を目的として行うものであり，おおまかな土台となる乳房曲面が完成した後でなければ，微調整ができないからである。

❸被膜切開

やや大きめの乳房の場合には被膜切開が必要になることがあるが，原則として被膜切開はD領域，および必要に応じ外側縁から上方の腋窩近傍までに入れることが望ましく，上胸部は被膜上縁に切開を入れて，大胸筋裏面の上部，上内側に鈍的剥離を行うにとどめ，upper pole 前面には被膜の減張切開は入れてはならない。Upper pole 前面に減張切開を入れるとかえって上胸部の張り出しが強調され，対称性が得られなくなる可能性が高いからである（図25）。

D領域に被膜切開を入れる場合には，電気メスはカットモードにし，乳頭乳輪を中心に放射状に入れるが，切開が深く入らないように配慮し，皮弁血流を保つことが重要である。

❹バランスの確認

再び坐位にして全体のバランスを確認する（図26）。

❺閉創と圧迫

十分な止血確認と洗浄を行い，ドレーン（サーフロー等を用いた簡易なドレーンもしくは吸引ドレーン）を刺入して閉創する。皮膚伸展が十分に得られている場合には内腔の余裕があるため，インプラントが外力により回転する可能性が高くなる。したがって，症例によってはテープ固定などの圧迫により，インプラントが周囲組織と早期に癒着するようにして，回転を予防することが望ましい。

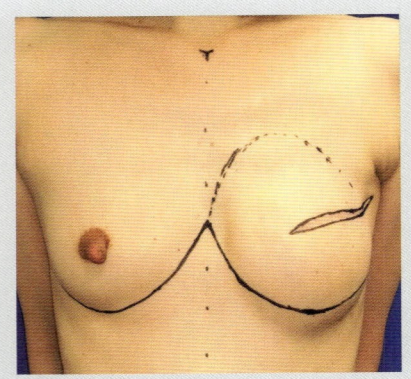

図23 術前デザイン

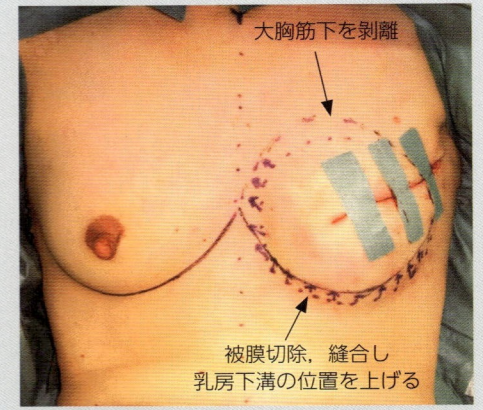

図24 術中，坐位にて修正箇所を確認する。上胸部A〜C領域は大胸筋下を剥離し，乳房下溝より下方は被膜を切除して縫合し，乳房下溝の位置を上げて対称性を表現する。

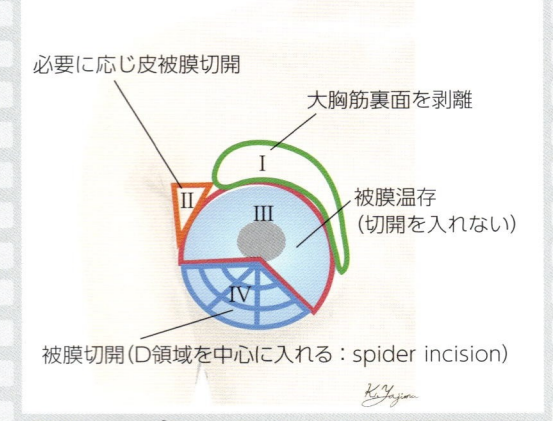

図25 インプラント挿入術における被膜切開の原則
1. 頭側・内側は大胸筋下を剥離する。
2. 腋窩近傍は必要に応じ被膜切開を行う（この部位はセンチネル生検により陥凹しやすく，被膜切開を行っても再度陥凹することがある）。
3. 頭側前面は原則として被膜切開を行わない。
4. 尾側（D領域）は放射状に被膜切開を行う。

（文献2より一部改変引用）

図26 上胸部と乳房下溝の修正後，再度坐位にしてバランスを確認する。（文献7より一部改変引用）

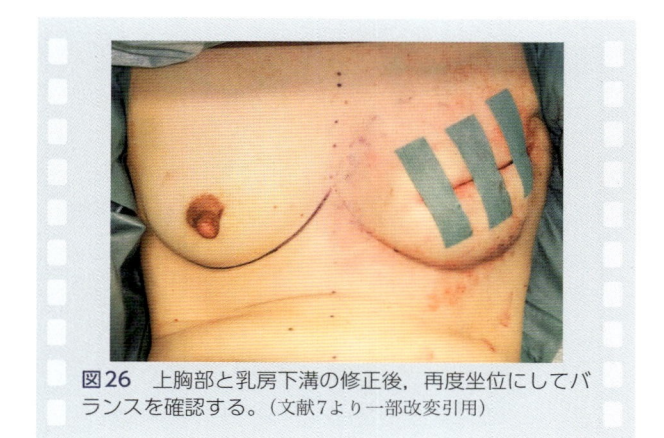

症 例

◆症例1：45歳，右乳癌温存術後全摘術（一次二期再建）

エキスパンダーはMV-11を使用し，180ccでほぼ等量と評価した。高さ（Height）はそのままでよく，幅は110mm，突出度は約30mmであるため，ML110-170を使用した。乳頭は皮弁で作成し，乳輪はtatooにて形成した（図26）。

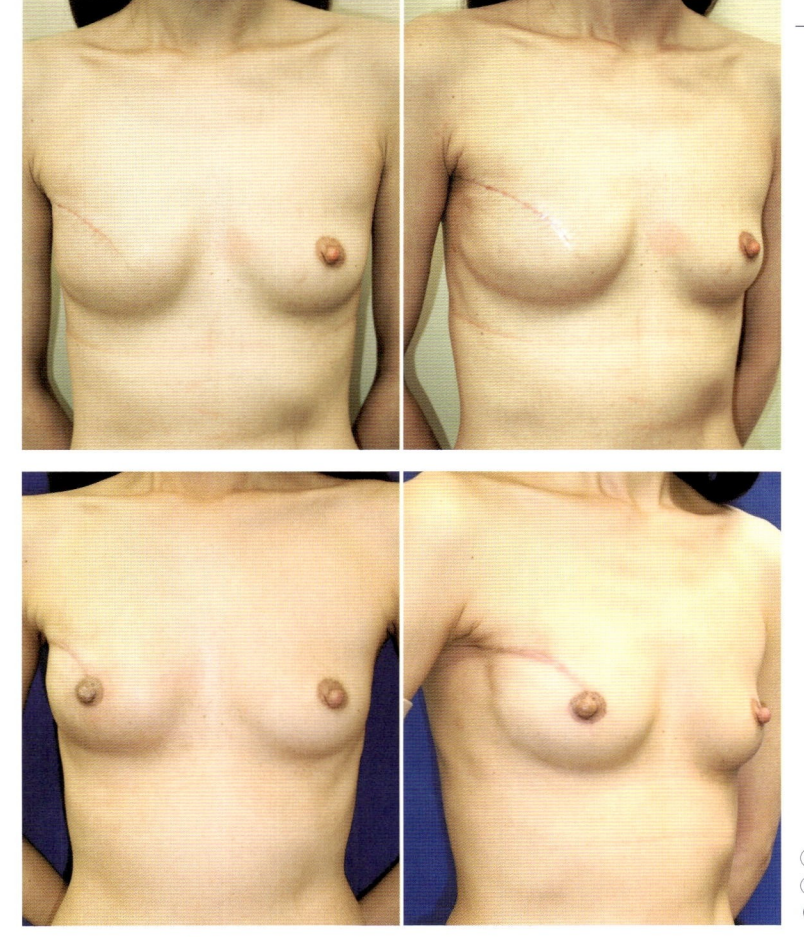

ⓐ
ⓑ

ⓐエキスパンダー挿入後
ⓑインプラント再建術後
（文献7より一部改変引用）

図26 症例1：45歳，一次二期右乳房再建術

第3章 乳房切除術とoncoplastic surgery

◆症例2：50歳，右乳癌温存後全摘術（一次二期再建），左豊胸術併用

　右温存術後の残存乳房切除術＋ティッシュエキスパンダー挿入術を施行した。左側のaugmentationの希望があったため，エキスパンダーはMX-11を使用した。左側は乳房下溝外下方に約4cmの皮膚切開から大胸筋下にML100-125を挿入した。注入量は300ccでほぼ等量と評価した。エキスパンダーの最終注入量は360ccであった。高さ（Height）はそのままでよく，乳房幅は120mm，突出度は48mmと評価し，MF120-295を選択した。乳房下溝を剥離し，健側の乳房下溝の高さに合わせて再固定した後，腋窩近傍およびD領域に被膜切開を加え，インプラントを挿入した。乳頭は対側より半割して移植し，tatooにて乳輪再建を行った（図27）。

◆症例3：31歳，両側乳癌，両側全摘術（一次二期再建）

　エキスパンダーはMV-11を使用した。柔らかく大きな再建乳房を希望したが，胸部の瘢痕が目立ち，両側の被膜が固く伸展制限があったため，両側のエキスパンダー修正術を施行した。両側胸部の瘢痕を切除し，D領域を中心に被膜切開を行い，再度エキスパンダーを伸展させた。両側とも350ccまで伸展させたのち，MM120-280を使用した。皮弁にて乳頭を再建，tatooにて乳輪を再建した（図28）。

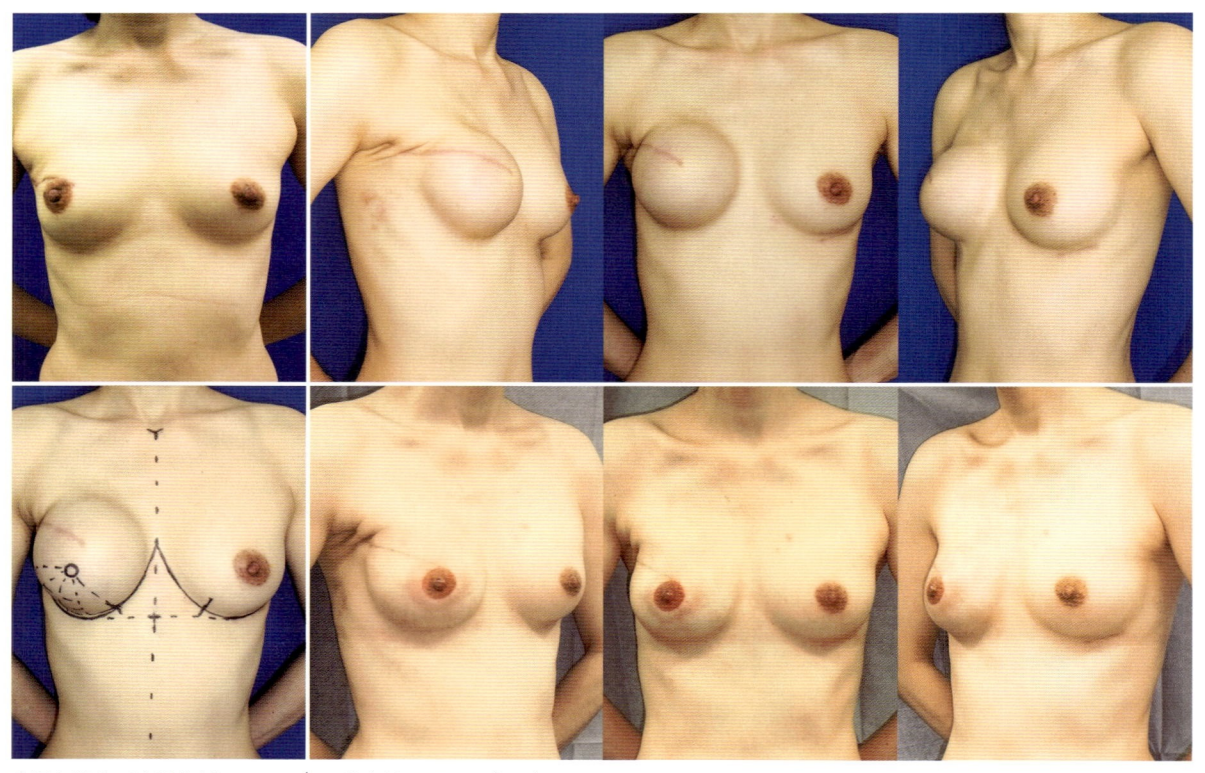

ⓐ温存術後（全摘術前）	ⓑ全摘・エキスパンダー挿入術後
ⓒインプラント再建術前デザイン	ⓓインプラント再建術後1年

図27　症例2：50歳，右乳癌温存後全摘術（一次二期再建），左豊胸術併用

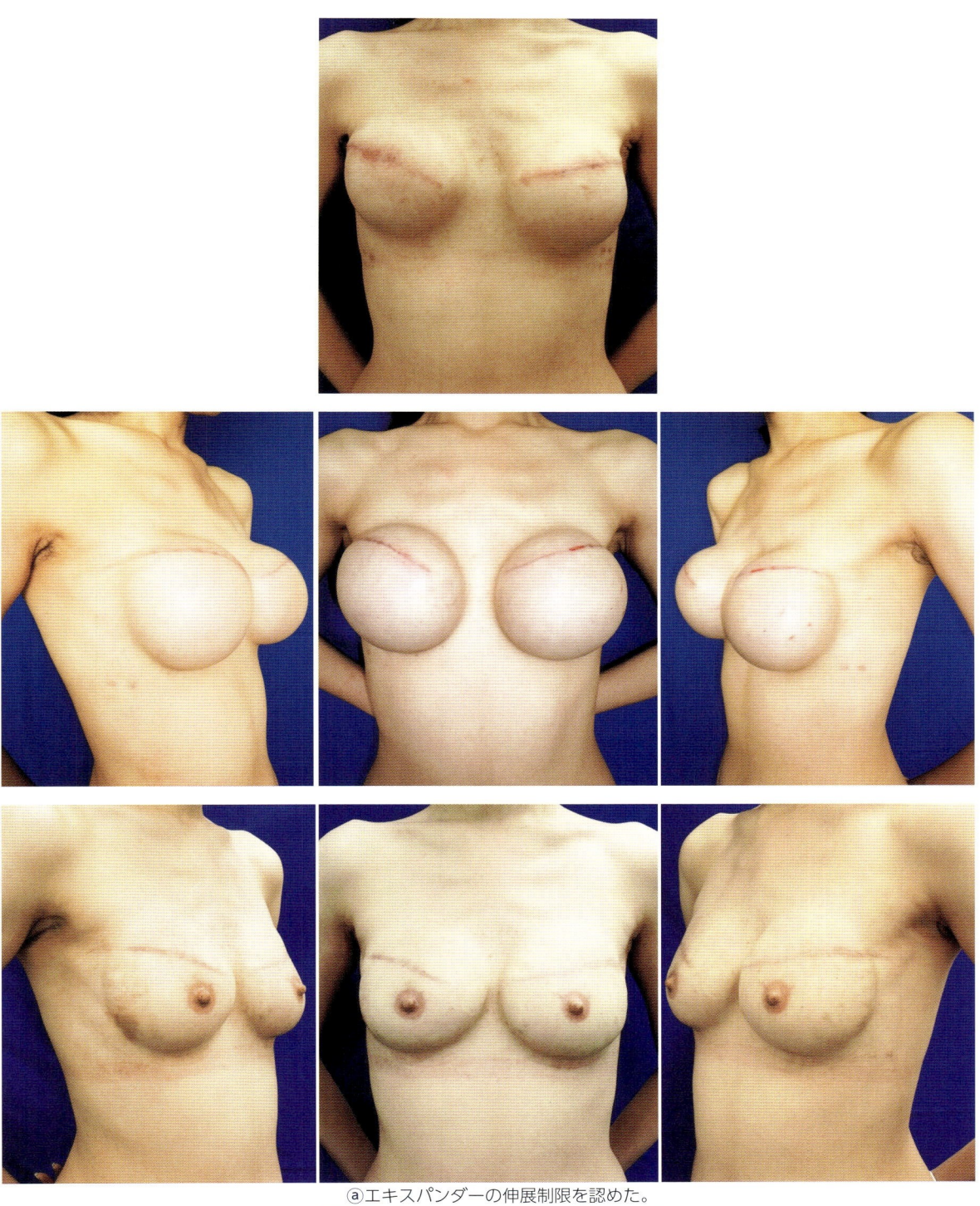

ⓐエキスパンダーの伸展制限を認めた。

ⓑ修正術後

ⓒ再建術後3年

図28 症例3：31歳，両側乳癌全摘術（一次二期再建）（文献7より一部改変引用）

【文　献】

1) Spear SL, Spittler CJ : Breast reconstruction with implants and expanders. Plast Reconstr Surg 107 : 177-187, 2001

2) Serra-Renom JM, Fontdevila J, Monner J, et al : Mammary reconstruction using tissue expander and partial detachment of the pectoralis major muscle to expand the lower breast quadrants. Ann Plast Surg 53 : 317-321, 2004

3) Saint-Cyr M, Dauwe P, Wong C, et al : Use of the serratus anterior fascia flap for expander coverage in breast reconstruction. Plast Reconstr Surg 125 : 1057-1064, 2010

4) 前田拓摩, 澤泉雅之, 矢島和宜ほか：乳癌切除後の一次再建における安全なティッシュエキスパンダー挿入法の検討. 形成外科 54 : 1147-1154, 2011

5) Ward J, Cohen IK, Knaysi GA, et al : Immediate breast reconstruction with tissue expansion. Plast Reconstr Surg 80 : 559-566, 1987

6) Ersek RA, Beisang AA 3rd : Bioplastique : A new textured copolymer microparticle promises permanence in soft-tissue augmentation. Plast Reconstr Surg 87 : 693-702, 1991

7) 矢島和宜, 澤泉雅之：ティッシュエキスパンダーおよびシリコンインプラントを用いた一次二期乳房再建術の要点とピットフォール. PEPARS 84 : 1-16, 2013

3) 二次再建

医療法人ブレストサージャリークリニック　岩平 佳子

概 念

　乳癌手術後，時間をおいて再建することを二次再建（delayed reconstruction）と呼ぶ。かつては乳房再建と言えば二次再建であったが，乳癌手術と同時にエキスパンダーを挿入し，後日シリコンインプラントへ入れ換える一次二期再建（immediate reconstruction）が主流になっている現在，二次再建は亜流になりつつある。しかし，過去に再建など知らなかったとか，再建は行っていない病院で手術を受けたという理由で再建していない患者はまだまだ埋もれている可能性がある。乳癌手術が迫っており，再建をするかしないかの選択を短期間で考えなくてはならない一次再建と異なり，二次再建では「自分が本当に再建したいのか」「なぜ再建をしたいのか」をじっくり考える時間があることが最大の利点と言える。患者自身が自分の意志で再建方法も再建施設も選択でき，また不便さを知っているだけに自分にとって「何を譲れて，何が譲れないのか」の優先順位を明確に意図していることが多い。しかし一方で喪失感を味わわなくてはならないことが二次再建の欠点である。ここでは人工物（エキスパンダーとインプラント）による二次再建の実際を紹介する。

適 応

- 人工物再建を希望するすべての症例：Halstedのような大胸筋や所属リンパ節をごっそり切除する手術が淘汰された昨今では，人工物で再建できない患者はいないと言っても過言ではない。しかし単に再建できるということと，きれいに再建できるということには雲泥の差がある。きれいに再建できるかどうかが決まる要素は残存する組織量と放射線照射である。特に胸壁，鎖骨下，腋窩の組織量は完成した再建乳房に大きな差異が生じるため，それをよく見極めて，きれいにできるか，単に膨らみができるだけなのかを術前に告げることも大切である。

禁 忌

- 患者自身が人工物再建を望んでいない症例。
- Halsted術後症例。
- 放射線照射後で，残存組織量が極めて少ない症例：照射しているというだけでは禁忌にはならないが，皮膚切除量も多く皮下脂肪も薄い例では再建により皮膚が裂ける可能性が高く勧められない。

エキスパンダーの選択

　エキスパンダーの選択は非常に重要である（図1 ⓐ）。正しい大きさ，形態のエキスパンダーを選択し，正しい位置に挿入できれば手術結果は保証されたと言っても過言ではない。エキスパンダーには幅（width），高さ（height），厚み（projection）により42種類あり，それぞれにテンプレートが存在する（図1 ⓑ）。このテンプレートを用いて，健側乳房に対称的なエキスパンダーを選択する。その際，①健側乳房幅，②残存組織量，③健側乳房形態（乳頭乳輪の位置とlower pole）の3点を確認することが必須であるが，特にエキスパンダーの選択で重要なのはwidthが合致していることである。二次再建の場合はすでに乳癌手術が終了しているので，どこの残存組織量が多くどこが少ないかが明確でありheightも選びやすい。また，エキスパンダーとアナトミカルタイプのインプラントは呼応してデザインされているため，必要なところが伸展されていなければ入れ換えるインプラントがきれいに入らず，埋めたいところが埋まらない。このように長期計画を考えてエキスパンダーを選択する癖をつけることが重要である。

術前デザイン

まず体をよく清拭する。乳癌術後，怖くて傷が触れないとか，洗えないという患者は非常に多いため，創周囲には垢がたまっていることも少なくない。これが感染の原因になる可能性もあるので消毒する前に皮膚清浄剤などでよく拭いてからデザインを行う。立位で両腕を体側におろし，油性マジックでデザインする。まず胸骨切痕から臍に向かって線をおろし，これを体の正中と考える。次に健側の乳房下溝，乳房の膨らみを記し，最後に乳頭乳輪から乳房下溝に向かって垂線をおろす。正中からメジャーでその線までの距離を測り，これに対称的な位置を再建側にマークする。乳頭乳輪から乳房下溝におろした垂線の位置も記しておく。この線が，後でエキスパンダーを挿入する際に非常に重要になる。最後にテンプレートを当てて，これに沿ってマークする。図のように正面像で健側が一見，同じような大きさ，形に見えても，腋窩の形態，側面像での鎖骨下の陥凹により選択するエキスパンダーは異なるので注意する（図2）。

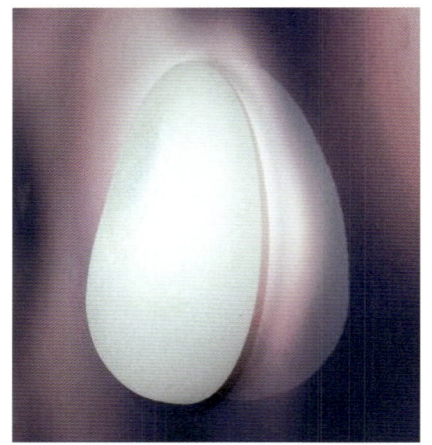

図1ⓐ　ティッシュエキスパンダー

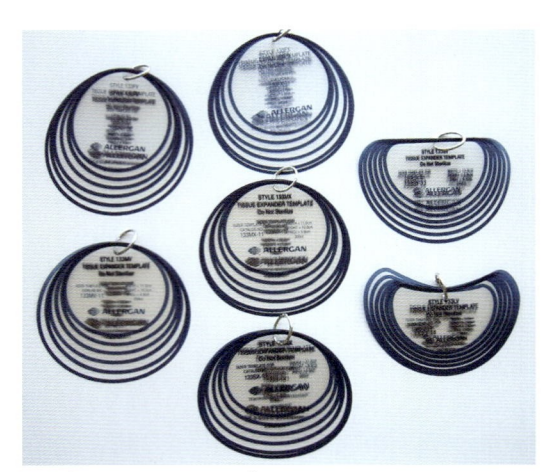

図1ⓑ　42種類のテンプレート

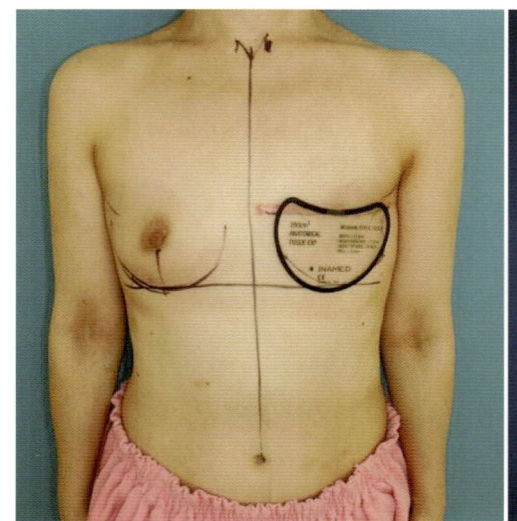

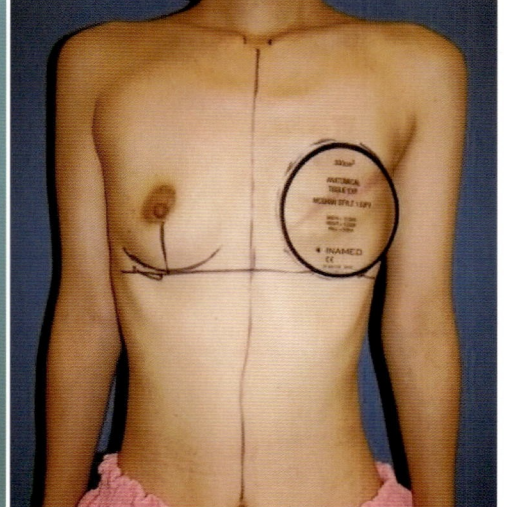

図2　エキスパンダーの選択とデザイン
健側に合致した大きさ，形のエキスパンダーを選ぶためにテンプレートを実際にあててみる。

手術手技 I

エキスパンダーの挿入

❶エキスパンダーの準備

使用するエキスパンダーに23G翼状針を刺して空気を抜く。抜く際にエキスパンダーにしわができないように気をつける。完全にエキスパンダーから空気が抜けたら，後方にそらせるようにする。前に折れると，注入時，誤って刺してしまうことがある（図3ⓐ）。

❷麻酔

全身麻酔下ではあるが，局所に1％のキシロカインEを局注する。乳房の大きさにより量はまちまちであるが，まず瘢痕に皮下注し，続いてデザインされたエキスパンダーの範囲の大胸筋下に注射する。これは止血効果に加え，大胸筋下を剥がしやすくする効果がある。

❸皮膚切開

瘢痕に沿って皮膚を切開する。大胸筋が露出するまで一気に切開する。

❹大胸筋下の剥離

瘢痕の位置によって，大胸筋の外側から大胸筋下へ入っていける場合と，大胸筋の筋線維を広げて入っていく場合があるが，大胸筋下は容易に用手剥離が可能である。ほとんど出血もしない。

> 二次再建の手術のポイントはエキスパンダーを留置する部分のみを剥離することである。

肋骨付着部や，胸骨付着部は用手的な剥離が困難なので，電気メスを使用して剥離し止血する。

❺エキスパンダーの留置

空気を抜いておいたエキスパンダーを大胸筋下に留置する。この時，エキスパンダーの向きは下方にあるドットが健側乳頭から6時の方向におろした垂線と平行になるように留置する（図3ⓑ）。直視下に注入口に向かって23G翼状針で注入する。少量注入して確実にエキスパンダー内に生食が入っていくこと，エキスパンダーに折れ曲がりがないことを直視下で確認する。

❻縫合

大胸筋を縫い合わせる。次に皮下縫合を行うが，この時，多少evert（山型に盛り上げて）縫合しておくと，注入が進むにつれ皮膚が伸びて広がって平らになる。表皮をナイロン糸で縫う。

❼生食注入

磁石で注入口を探し，磁石の4つの溝をマークし，これをつないで×印を記す（図3ⓒ）。ここから23G翼状針で生理食塩水を注入する。注入量の目安は，①皮膚血行（色），②皮膚の緊張度（張り感），③患者の圧迫感，痛みにより決定されるが，麻酔がかかっていることもあり，また手術の痛みなのか，水を入れ過ぎた痛みなのかがわからないこともあるため，③はあまり参考にならない。また①も術中は麻酔のエピネフリンの作用で皮膚が蒼白になっていることが多いのでこれもあてにならない。よって創（縫い目）に過度の緊張がかからない程度までなるべく多量に注入する。この術中の注入で圧迫止血効果が期待できるため，基本的にはドレーンは必要ないが，手術中に出血が多い場合はペンローズかサクションドレーンを数日留置してもよい。

❽ドレッシング

創から出血があることを考慮し，非固着性ガーゼを創にのせて圧迫固定する。

【生理食塩水の注入】

術後1週で抜糸し，さらにその1カ月後から生理食塩水の注入を行う。注入にはいつ何cc入れなければならないという決まりはない。あくまでも通常の生活が送れることが重要である。既述の①皮膚血行（色），②皮膚の緊張度（張り感），③患者の圧迫感，痛みの3点を指標に注入する。結果として1カ月に1回程度が患者の仕事や家庭生活のみならず，乳癌治療にも支障ないインターバルと思われる。患者が圧迫

感や苦しさを訴えれば，我慢せずに抜水すれば楽になることを話しておく。エキスパンダーは幅と高さで選択しているため，総注入量は必ずしもエキスパンダー容量と一致しない。最終注入量は健側とほぼ同大〜瘢痕幅が広い例や健側乳房の下垂が著しい例では1〜2割大きくなるまで，伸展期間は約8カ月は必要である。早く入れ替えれば入れ替えるほど伸展皮膚が縮むのも早い。

手術手技 II

インプラントの挿入

【シリコンインプラントの選択】

十分な伸展が得られたら，シリコンインプラントの選択を行う。シリコンインプラントにはラウンドタイプと呼ばれる丸型のものと，アナトミカルタイプの2種類ある（図4ⓐ）。両者の一番の違いはトップの位置である。したがってprojectionが薄い例や，乳頭乳輪が真ん中にあるような乳房にはラウンドタイプが適しており，乳頭乳輪の位置が下方にある例やprojectionが厚い乳房にはアナトミカルタイプが適している。インプラントの選択のためには健側の測定が非常に重要である。エキスパンダー挿入時から時間が経って，体重の増減やホルモン剤の服用や注射により健側乳房が萎縮していることも少なくない。よって改めて健側のwidth, height, projection, 皮膚の厚さを測定し，さらに乳頭乳輪の位置を考慮して最も近いインプラントを選択する（図4ⓑ, ⓒ）。

【術前デザイン】

まず，体をよく清拭してからデザインを行う。エキスパンダーの時と同様に立位で両腕を体側におろし，油性マジックでデザインする。胸骨切痕から臍に向かって正中線をおろし，健側の乳房下溝，乳腺の膨らみを記し，最後に乳頭乳輪から乳房下溝に向かって垂線をおろす。正中

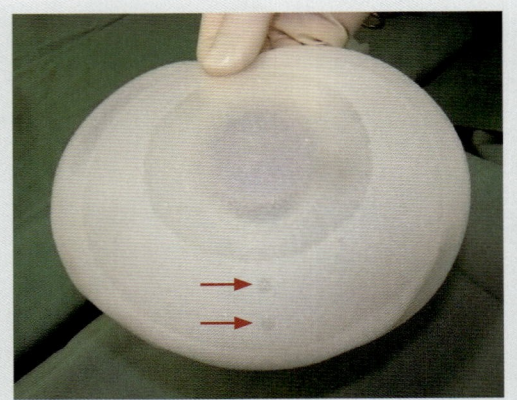

図3ⓐ エキスパンダーの準備
23G翼状針を用いて空気を抜き，しわができないように後ろにそらせる。下にある2つのドットが乳頭から下した垂線：6時にくるように留置する目印である。

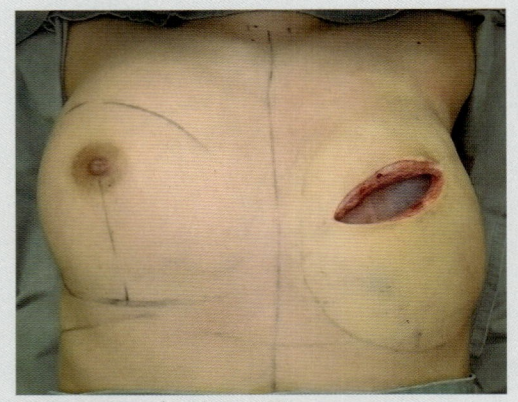

図3ⓑ エキスパンダーの留置
大胸筋下に留置する。直視下で注入し，水が入っていくこと，エキスパンダーに折れ曲がりがないことを確認する。

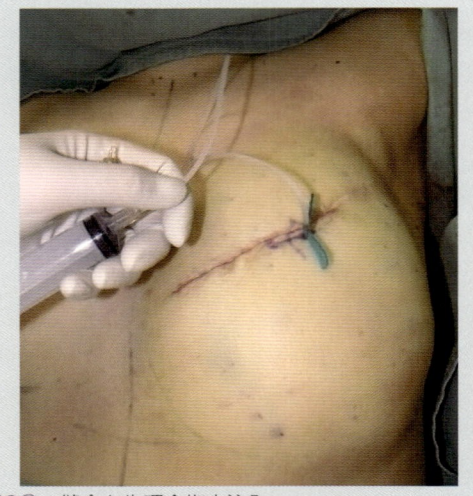

図3ⓒ 縫合と生理食塩水注入
付属の磁石で注入口を探し，皮膚ペンで印を付けて，23G翼状針で注入する。

からメジャーでおのおのの線までの距離を測り，再建側に対称的にマークする。乳頭乳輪，ここから乳房下溝におろし垂線の位置も記す。エキスパンダーの位置がずれている場合は，どこを被膜切開するか，どこの剥離を追加するかも記しておく（図5）。

図4ⓐ　シリコンインプラント
アナトミカルタイプ　　ラウンドタイプ

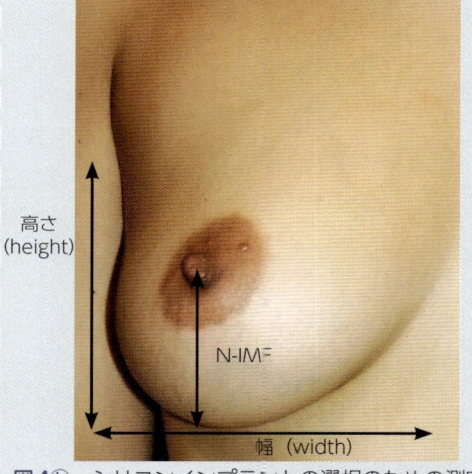

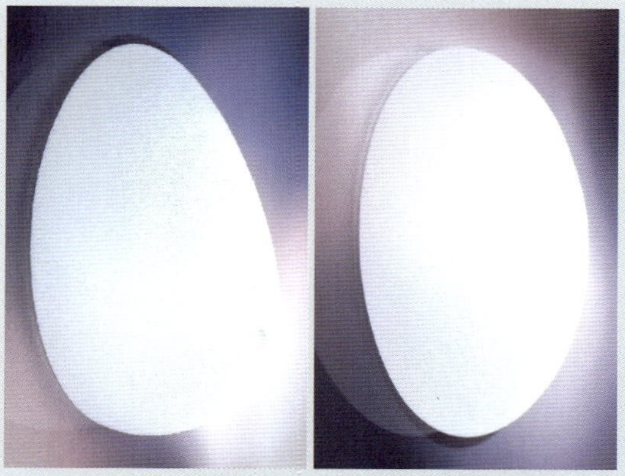

図4ⓑ　シリコンインプラントの選択のための測定（正面像）
正面像で乳房の幅（width），高さ（height），乳頭乳輪の位置を確認する。

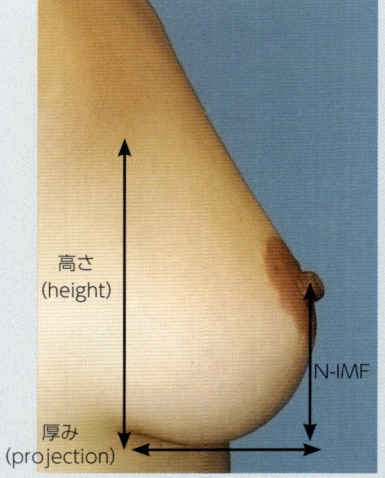

図4ⓒ　インプラント選択のための測定（側面像）
Projectionの測定は側面で行う。乳頭乳輪位置を知るために乳頭-乳房下溝距離も測定する。

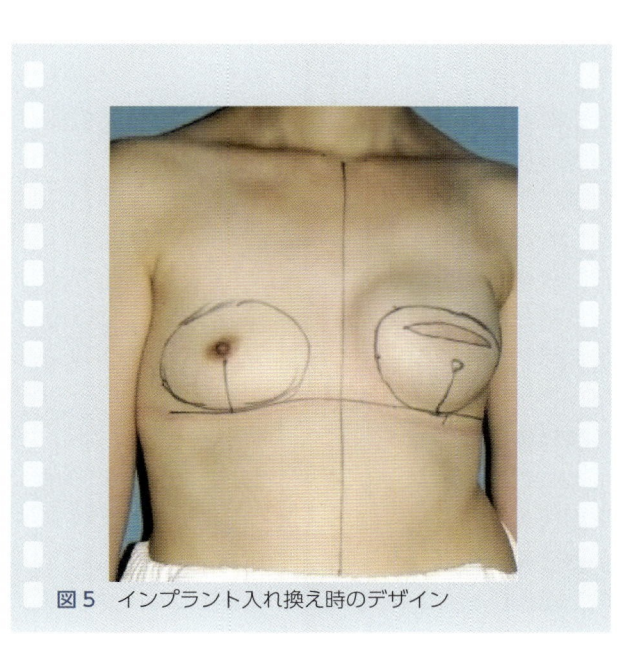

図5　インプラント入れ換え時のデザイン

【インプラントの入れ替え】

❶体位

患者を手術台に仰臥位で寝かせる。両腕は体側につけるか，十字架様に広げるかどちらかであるが，必ず左右対称的な位置に置く。また，術中乳房の対称性を見るために体を坐位にできるように，腰の位置を合わせて抑制しておく。消毒後，リネンをかけるが，肩と鎖骨が必ず出るように固定する（図6ⓐ）。

❷麻酔

1％のキシロカインEを乳癌手術瘢痕（エキスパンダー挿入時に使用しているもの），その下の大胸筋に局注する。エキスパンダーの位置が問題なければ瘢痕のみの局注でいいが，インプラント挿入位置がずれるようなら，被膜切開部にも局注する。

❸瘢痕切除

15番メスで乳癌手術の瘢痕を切除する。

❹大胸筋の切開とエキスパンダーの摘出

大胸筋とその下に形成された被膜を切開し，エキスパンダーを露出する。シリコン製のエキスパンダーのシェルは電気メスでは切れないため，電気メスを使用した方がエキスパンダーを破損して水浸しになることなく切開できる。テクスチャードタイプのエキスパンダーは大胸筋下に形成された被膜に覆われている。その被膜とよく固着しているので，これを用手的に剥がしてエキスパンダーを摘出する。手際よくすればここまではほとんど出血しない。

❺インプラントの挿入

エキスパンダーを抜去したスペース（以下エンベロープ）にインプラントを挿入する。可能であれば先にサイザー（挿入するインプラントと同じもの。10回までは再滅菌が可能）を挿入し，創を仮止めする（図6ⓑ）。

❻対称性の確認

ここで手術台を90°坐位に起こし，左右の対称性を確認する（図6ⓒ）。

❼被膜の処理

対称性を見て，インプラントの位置を調整す

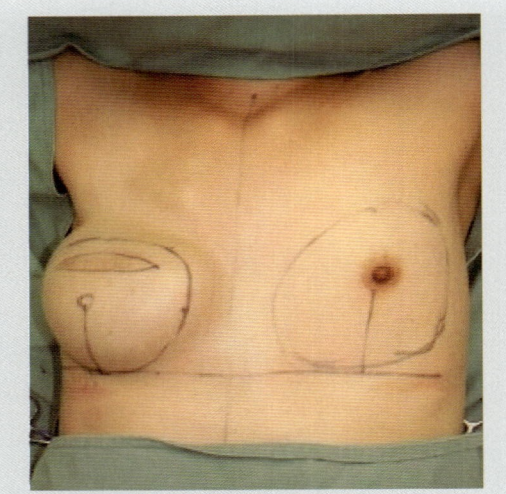

図6ⓐ　インプラント入れ換え手術の体位
両腕は十字架に開いても体側でもよいが，必ず左右が対称的になるようにする。肩と鎖骨が見えるように布をかける。

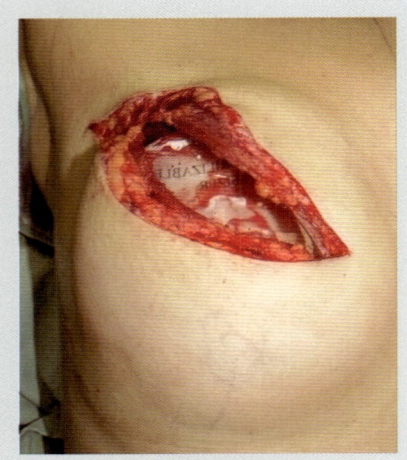

図6ⓑ　インプラント入れ換えの準備
同サイズのサイザーがあれば挿入して，仮止めする。

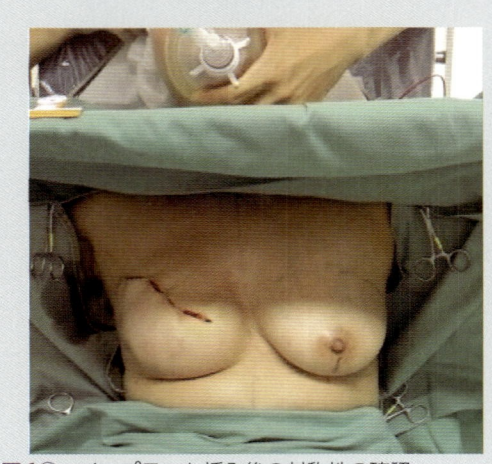

図6ⓒ　インプラント挿入後の対称性の確認
上半身が90°になるように手術台を起こす。

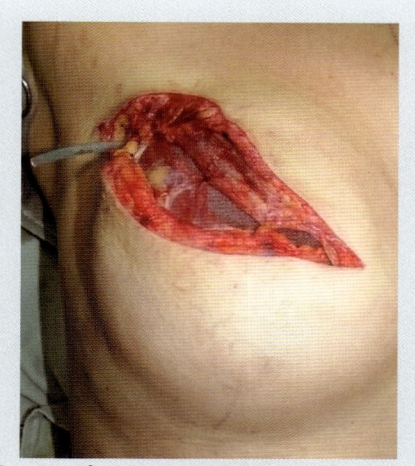

図6ⓓ インプラント入れ換え後の縫合
エキスパンダーに対して形成された被膜はすべて縫合せずに，あえて隙間をあけておく。

るためにエキスパンダーに対して形成された被膜を切開（capsulotomy）することがある。被膜は非常に血行豊富であるため，先に局注をしていたとしても，今度は直接切開する部分に麻酔を追加し，切開後は綿密に止血する。また，アナトミカルインプラントを使用する際には，回転することを防ぐためにインプラントの大きさ，形に合わせてエンベロープを形作る被膜縫合（capsulorrhaphy）を行うこともある。

❽縫合

エンベロープ内にドレーンを留置し，大胸筋下の被膜を縫い合わせる。この際，完全にインプラントが覆うようにもとの被膜を縫合してしまうと，さらに皮膚が縮んだ時に硬く動かない乳房になってしまう。数針寄せ，残りはあえてインプラントが見えるようにしておく（図6ⓓ）。これによりインプラントに対して新しい被膜が形成され，インプラントのエンベロープが完成する。その分，皮下縫合は綿密に行い，さらに表皮をナイロン糸で縫う。

❾ドレッシング

非固着性ガーゼを創にのせて圧迫固定する。圧迫に際しては，インプラントの微妙な動きを考慮し，より健側に近い形になるようにテープで固定する。ドレーンは数日で抜去，1週で抜糸する。表面がテクスチャードタイプのアナトミカルインプラントでは術後のマッサージは必要としない。抜糸後はスキントンテープを3カ月以上貼付させることに加え，重力がかかる時はブラジャーの装着を指導する。インプラントの重さで瘢痕が開大することを防ぐためである。

【乳頭乳輪再建】

SSMやBtで乳頭乳輪が欠損している場合は乳頭乳輪を再建する。インプラントへの入れ換えから1～3カ月して完全に腫脹，浮腫が改善した状態で行うのが望ましい。再建方法は以下の通りであるが，ここでは代表的な乳頭乳輪の移植方法について述べる。

❶方法の選択

●乳輪
  ・健側に大きさがあり，健側を使用してもいい→健側からの移植
  ・健側に大きさがない。健側を使用したくない→Tattoo

●乳頭
  ・健側に大きさがあり，健側を使用してもいい→健側からの移植（vertical, horizontal）
  ・健側に大きさがない。健側を使用したくない→局所皮弁（star flap）

❷乳頭乳輪移植のデザイン

立位で正中に線を引く。胸骨切痕から健側乳頭に線を引く。健側乳頭から正中線に垂直になるように線を引く。胸骨切痕から健側に引いた線と二等辺三角形になるように再建側にも線を引く。健側乳輪に半径2.5cm以上の大きさがある場合は乳輪の外周を切除し，全層植皮として移植できる。健側の外枠を書き，そこから乳頭までの距離の半分の位置に印をつける。何方向からか測定し，その印を結んで採取範囲を決定する（図7ⓐ）。透明なフィルムで大きさを写し型取る（図7ⓑ）。先に引いた線の交点が再建側乳頭乳輪の位置になるため，ここに型取ったフィルムを当てて位置と大きさを決める（図7ⓒ）。写真を撮って患者と確認しながら必要であれば微調整する。まず乳頭に局所麻酔し，乳頭を採取する。乳頭は健側の形によって縦方向に切除するか，先端を水平方向に切除する。移植片には乳管組織が含まれるため，局所皮弁よりも硬い乳頭を作成することができる。乳輪外周皮膚を全層で採取後，止血し縫縮する

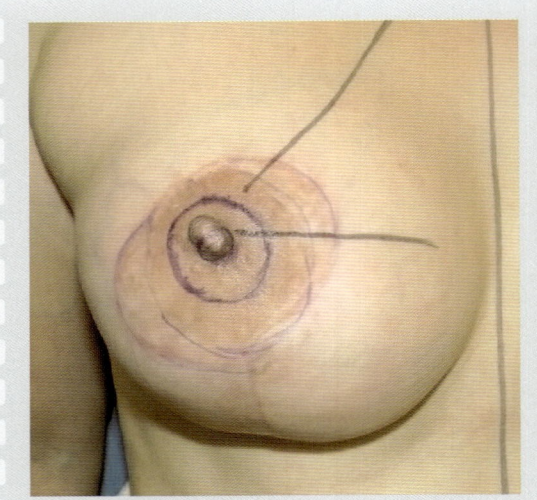

図7ⓐ 乳頭乳輪移植デザイン

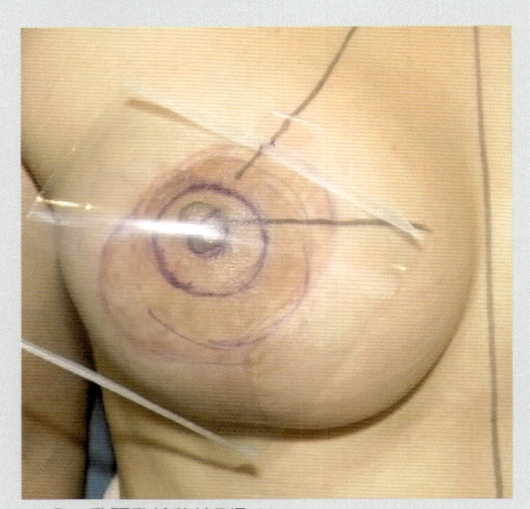

図7ⓑ 乳頭乳輪移植型取り

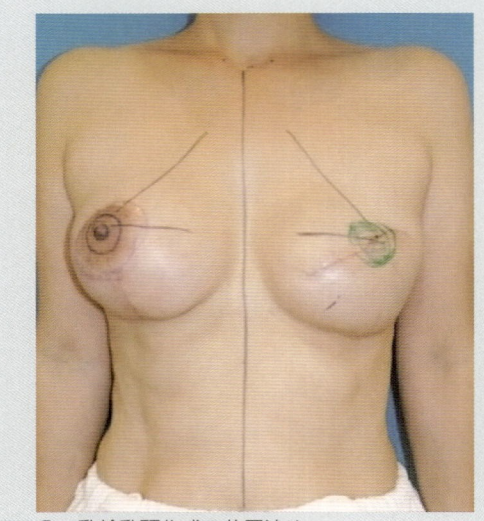

図7ⓒ 乳輪乳頭作成の位置決め

（図7ⓓ,ⓔ）。

　採取側は経年により広がってくる。これに対し植皮は後日縮んでくる。若干移植側が大きくなるように採取し（図7ⓕ），再建側の移植部皮膚を十字切開し，真皮レベルで剥離し，乳輪の形になるように皮膚を切除する（図7ⓖ）。健側と対称的な位置に乳頭を，その周囲に移植皮膚を巻きつけて縫合する（図7ⓗ）。

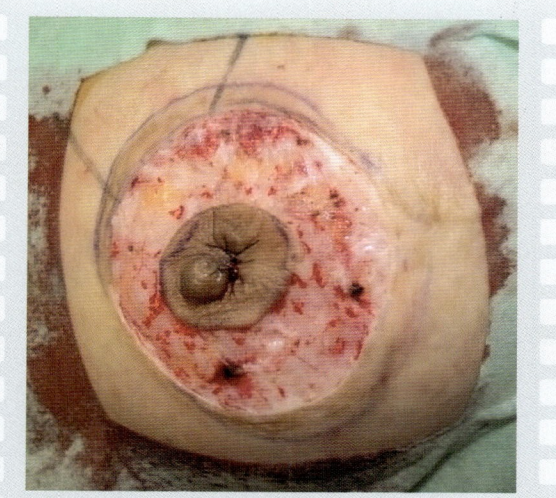

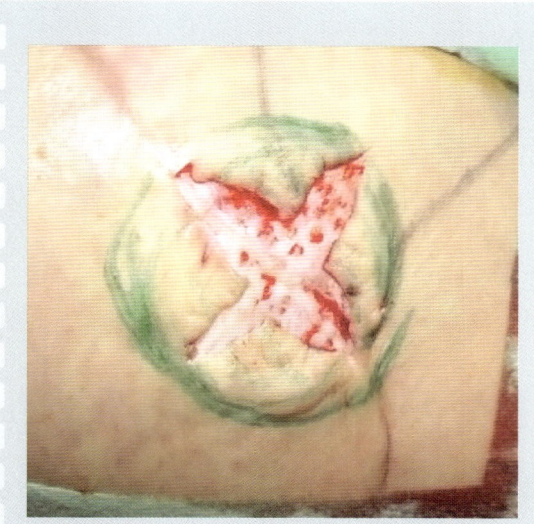

図7ⓓ　移植乳輪の採取

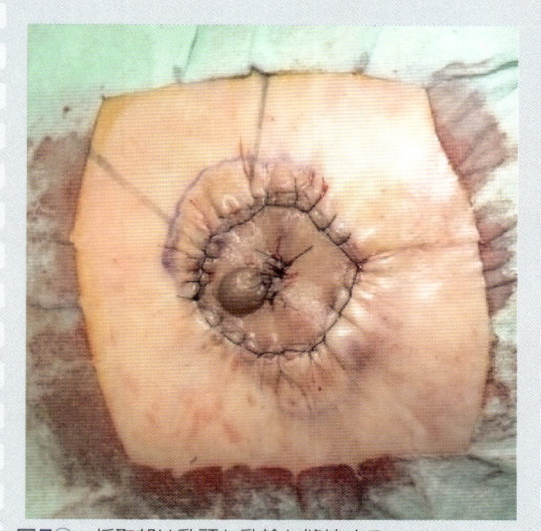

図7ⓔ　採取部は乳頭も乳輪も縫縮する。

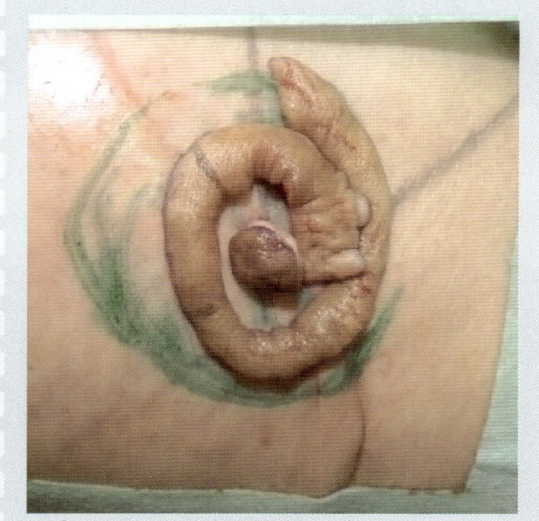

図7ⓕ　採取した移植乳頭乳輪

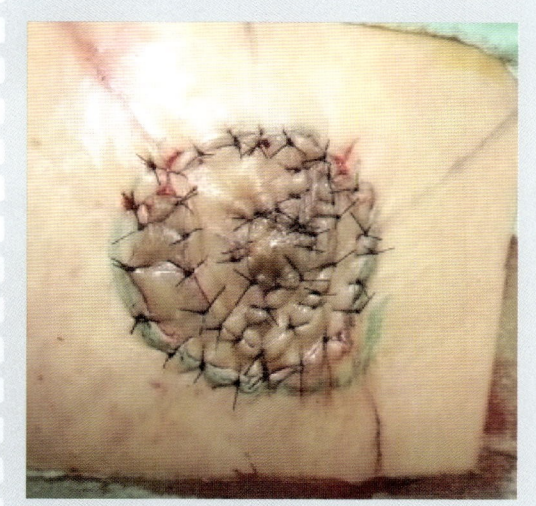

図7ⓖ　移植側

図7ⓗ　移植された乳頭乳輪

第3章　乳房切除術とoncoplastic surgery

ピットフォール

　人工物再建は再建できることと，きれいにできることは大きく異なる。再建中に血腫，炎症や感染が起きれば被膜拘縮になりやすく，軟部組織が少ない例や照射例には rippling は必発であることを術前から患者に話しておくことが必要である。

　合併症には再建途中のものと再建後のものとがある。途中のもので最も重篤なのは感染であり，最悪の場合はエキスパンダーやインプラントの抜去が必要になることもある。再挿入したとしても，人工物に対する生体防御反応が強くなり，結果として被膜が厚くなって，再建後の合併症である被膜拘縮になりやすい。再建後の合併症はその他に rippling がある。これはシリコンインプラントのしわであるが，特に upper pole の脂肪や軟部組織が薄いと，インプラントの形が描出されてしわも映ってしまう。これは術前，またはエキスパンダー挿入時にある程度わかるので，前もって患者に話しておくことが必要である（図8）。

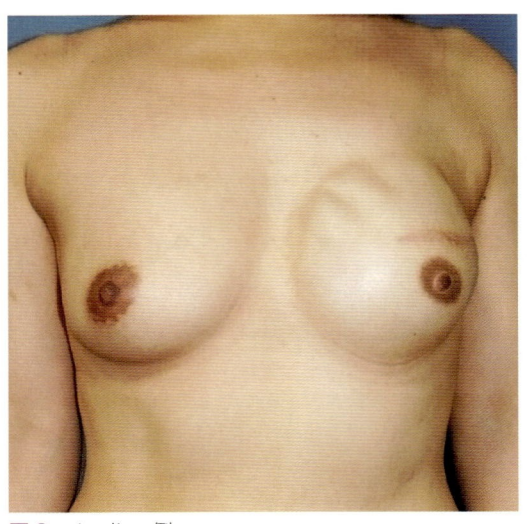

図8　rippling 例

Tips

　人工物再建の評価には 5S（Size, Shape, Softness, Symmetry, Scar）を用いるとよい。中でも乳癌手術の瘢痕，scar がきれいになっているかどうかは，患者にとって非常に重要であり，どんなに他の 4S が問題なく再建乳房がきれいであっても，瘢痕が目立つと満足が得られないことが多い。テープ固定や時にはステロイド含有テープによる ODT，局所注射など，形成外科的瘢痕のケアにも気をつける。

　4S を得るためにはシリコンインプラントの選択に主眼をおきがちであるが，実はエキスパンダーの選択の方がより重要である。対称的な位置に対称的な大きさのエンベロープを作成する。これがすべてである。それには測定の大切さもさることながら，正面，斜位，側面から写真撮影してよく観察し，どこの組織が不足していてどこを補うべきか，どこの部位が最も厚みがあるかを把握してエキスパンダーを選択し，必要な皮膚軟部組織を伸展，インプラントで補填することが大切である。また出血を少なくするためには，エピネフリンの使用だけでなく，手術はできるだけスピーディーに行うことが必要であり，そのためには術者のみならず，助手やナースの術前の準備，術中工程の理解が不可欠である。

症例

◆症例1：43歳

3年前に左SSM＋SNB施行した。FV-11（アラガン社製）300ccのエキスパンダーを選択し、生食を225cc注入した。入れ換え時に健側はホルモン療法の影響もあり明らかに萎縮していたので，インプンラントは410 FL-100-140（アラガン社製）を選択した。その後，tattooで乳輪を，健側からの移植で乳頭を作成した。対称性も得られ，非常に満足度が高い（図9）。

ⓐ術前　　　　　　　　ⓑエキスパンダーの選択とデザイン
ⓒFull expansion　　　ⓓ乳頭乳輪作成後

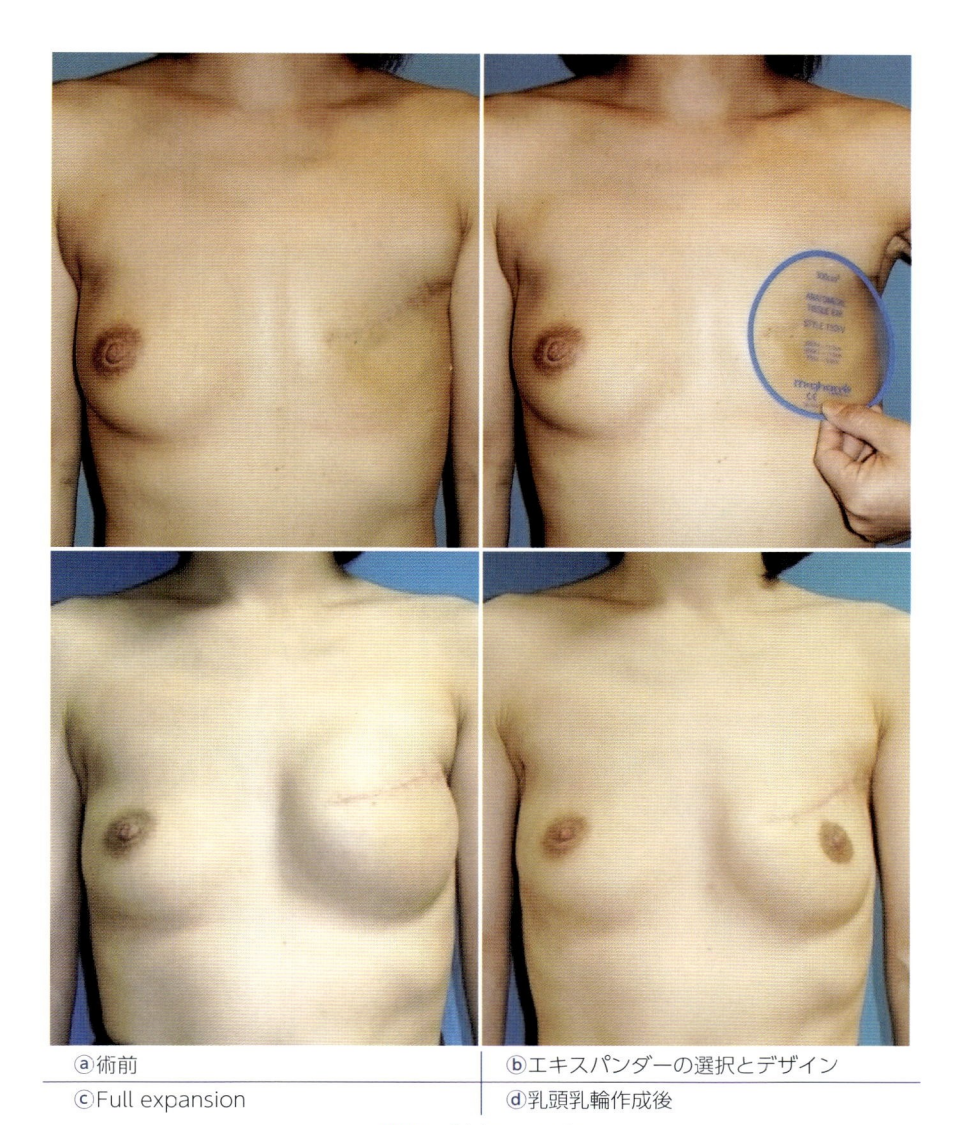

図9 症例1：43歳

◆**症例 2：46 歳**

1 年前に右 NSM ＋ SNB を施行し，乳頭乳輪は対称的に残存していた。健側乳房の豊胸も希望したのでエキスパンダーは FV-11 300cc を選択した。健側は乳房下溝から 410MM105-185（アラガン社製）を大胸筋下に挿入した。エキスパンダーの生食注入量は 360cc であった。エキスパンダー挿入から 7 カ月でアラガン 410FF115-290 への入れ替え術を行った。術後 5 年で瘢痕も目立たず，非常に良好な結果が得られた（図 10）。

◆**症例 3：50 歳**

5 年前に左 Bt ＋ SNB を施行した。健側乳房は大きく，頭側の軟部組織も比較的残存していたので，エキスパンダーは乳房幅 14 cm で高さは中等度，特に projection が出る MX600 を選択した。エキスパンダー留置後，右に乳癌が発見され Bp ＋ SNB を施行し，残存乳房への照射も行われた。エキスパンダー挿入から 1 年目にシリコンインプラントへの入れ換えを行った。右乳房はホルモン剤の影響もあり明らかに萎縮していたが，それでも厚みがあり上を向いているため，特に projection の出るアラガン 510MX290 を挿入した。入れ替え後 3 カ月に右乳房からの乳頭乳輪移植を行ったが，生着は良好で対称性も得られている。術後 5 年で良好な整容性を保っている（図 11）。

ⓐ術前　　　　　　　　　　ⓑFull expansion　　　　　　　　ⓒ入れ替え後 5 年

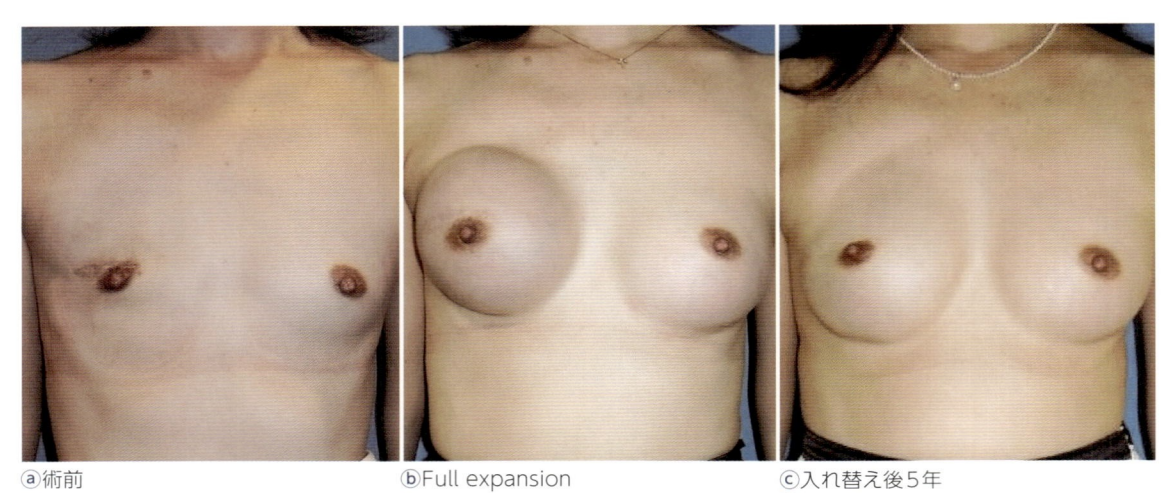

図 10　症例 2：46 歳

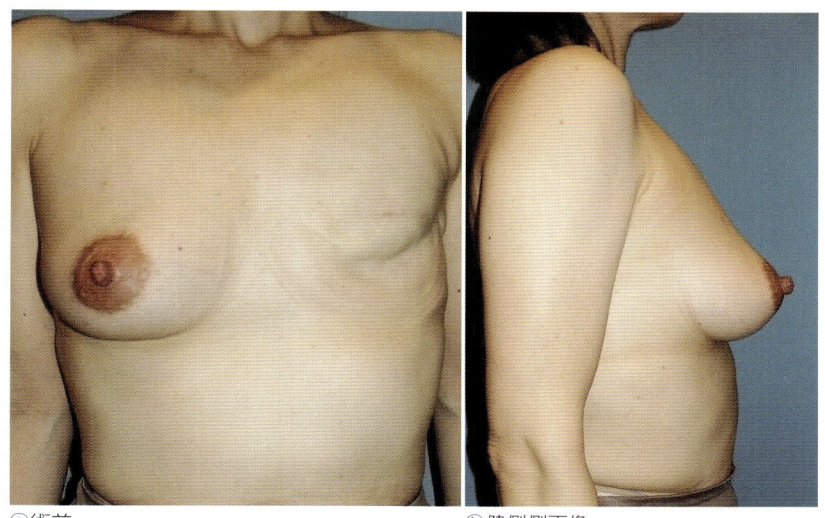

ⓐ術前　　　　　　　　　　　　　　　ⓑ健側側面像

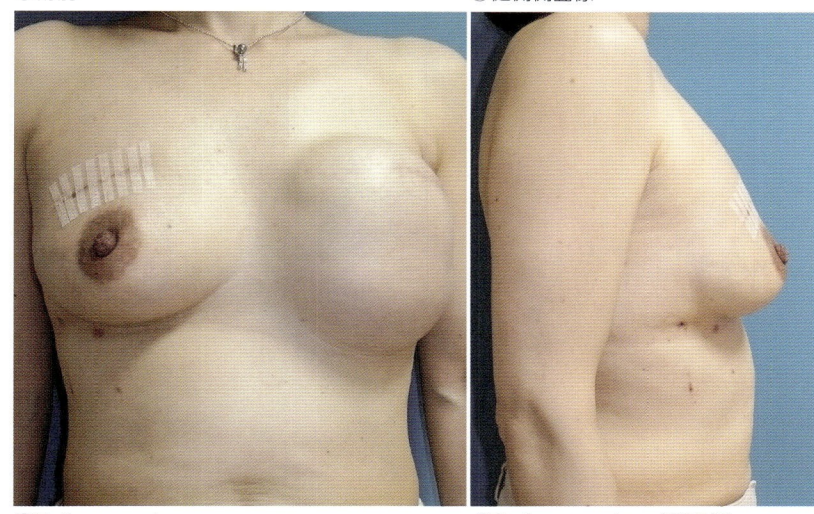

ⓒFull expansion　　　　　　　　　　ⓓFull expansion（側面像）

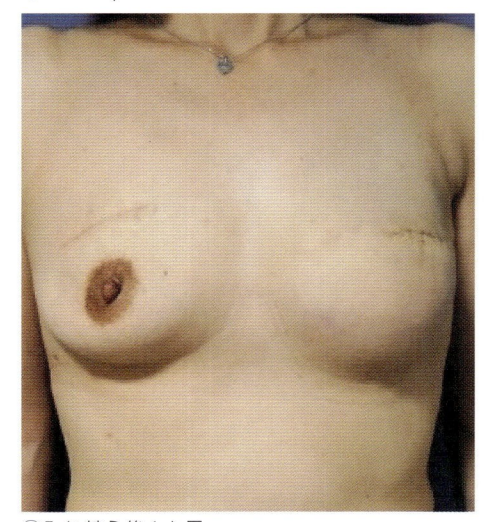

ⓔ入れ替え後1カ月

図11　症例3：50歳

第3章　乳房切除術と oncoplastic surgery

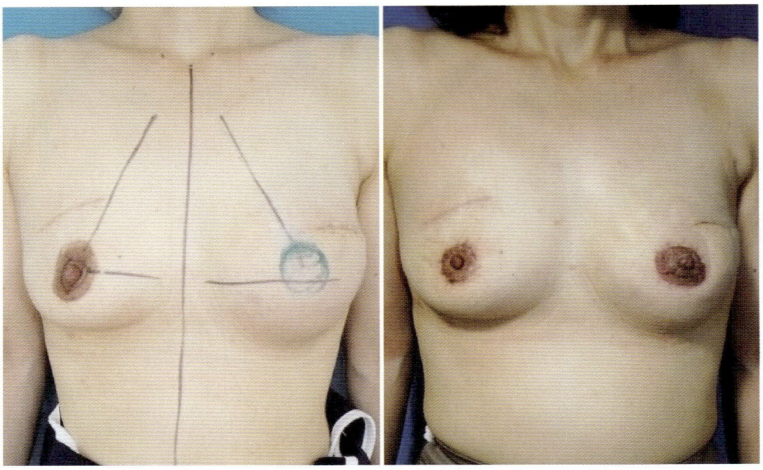

ⓕ乳頭乳輪作成のデザイン　ⓖ乳頭乳輪移植後１カ月

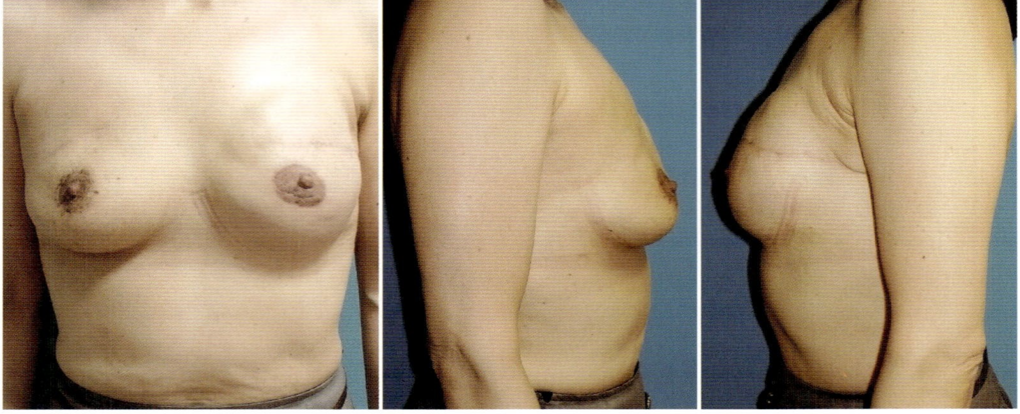

ⓗ乳頭乳輪移植後５年　ⓘ側面像　ⓙ再建側側面像

図 11　症例 3（つづき）

【文　献】

1）岩平佳子，山川知巳，丸山優ほか：注入ポート一体型 textured type ティッシュエキスパンダーによる乳房再建．日形会誌 24：771-778，2004

2）岩平佳子：Tissue expander とソフトコヒーシブシリコンインプラントによる再建 C. 二期再建．乳房再建術 スペシャリストの技のすべて（第 1 版），岩平佳子編，pp36-46，南山堂，東京，2005

3）岩平佳子：Tissue expander と乳房インプラントによる二次再建．形成外科 52：657-665，2009

4）岩平佳子：ティッシュ・エキスパンダーと乳房インプラントを併用した乳房再建術．形成外科 54：649-658，2011

4）術後合併症と対策

エキスパンダー

◆エキスパンダーの挿入位置異常

　前述の通り，乳房下溝の位置は臥位において頭側へ変位するため，エキスパンダーの挿入位置を頭側へ誤認しないよう十分配慮しながら挿入位置を決定すべきである．エキスパンダーが頭側へ挿入された場合，インプラント入れ替え時に尾側を剥離して高さを合わせる必要があるが，剥離された範囲は皮膚伸展が得られていないため，拘縮を起こしやすく再建乳房が再度頭側へ偏位する可能性がある（図1）．したがって，頭側への偏位が明らかに大きい場合には，インプラントへの入れ替え手術の前に尾側へ位置修正手術を行った方がよい場合もある．この修正手術における注意点としては，必要な範囲まで尾側を剥離し，エキスパンダーの位置修正を行った後，再度頭側へ偏位しないように上胸部をしっかり圧迫することが重要である．簡易なドレーン（サーフロー等を用いた簡易なドレーンもしくは吸引ドレーン）は2～3日で抜去できるが，術後1週目でエキスパンダーの損傷に注意しながら，seromaを一度吸引する必要がある．この後は，通常被膜が形成されるため，seromaが持続することはほとんどなく，可及的速やかに目標の値まで注入を行う．尾側の再拘縮を防ぐためには，できるだけ長く皮膚を伸展させておくことが望ましい．

◆創縁潰瘍・壊死

　根治性の高い治療を行えば，ある一定の割合で創縁潰瘍や壊死は起こり得る．皮弁壊死後広範囲の瘢痕になった場合には，複数回に分けてserial excisionを行い瘢痕を縮小化させる．その場合には，エキスパンダーの位置を下げて健常な皮膚を用いるのが有効である（図2）．Serial excisionの要点としては，瘢痕の外周の健常な皮弁領域まで十分に広く大胸筋上を剥離し，縫縮可能な範囲の瘢痕を切除する．この際，大胸筋やその深層の被膜はそのまま温存した方が，より容易に皮膚の伸展をうながすことがで

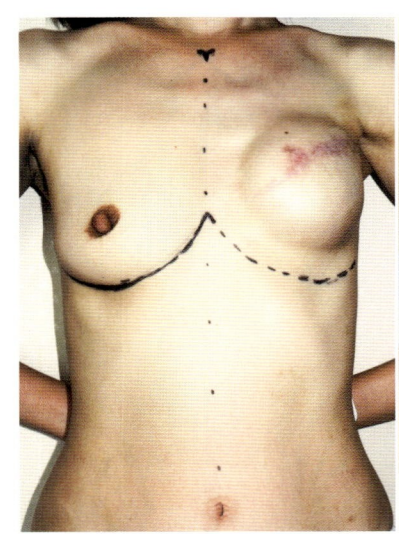

ⓐインプラント挿入術前の状態：エキスパンダーが頭側に偏位している．
ⓑ尾側を剥離しインプラントを挿入したが，再度頭側へ偏位している．

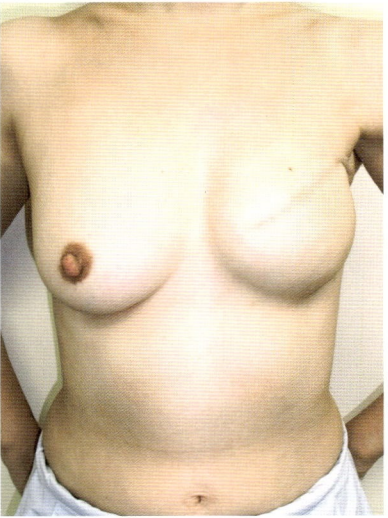

図1　エキスパンダーの位置異常の問題点（文献2より一部改変引用）

きる（図2）。閉創を容易にするためには，エキスパンダーの生理食塩水を若干減量させた方がよいが，皮下に dead space と血腫ができることがあるため，ペンローズなどのドレーンは必ず入れた方がよい。

◆血腫・漿液腫

全摘術後の漿液腫の遷延により，大胸筋上に厚い被膜カプセルが形成され，皮膚伸展が妨げられることがある。ドレーン量が多い場合には，抜去時期の慎重な判断が必要になるが，抜去後に漿液量が減らない場合には，乳腺外科医の協力を得てエコー下に穿刺を行い，エキスパンダーの損傷を防ぐことが望ましい。

術後の出血，血腫に対しては速やかな判断と再手術が望ましい。少量であっても陳旧性血腫は感染の原因になり得る。

◆皮膚壊死・エキスパンダー露出

エキスパンダーの伸展中にエキスパンダーの一部が折れ曲がり，慢性的な圧負荷によって皮膚壊死を起こし，エキスパンダーが露出することがある。一度エキスパンダーが露出すると保存的な治療は難しく，周囲のデブリードマンと再縫合が必要だが，エキスパンダーの折れ曲りを是正しなければ根本的な解決にならないことが多い。これを予防するためには，挿入時に折れ曲がりやしわにならないような慎重な配慮が

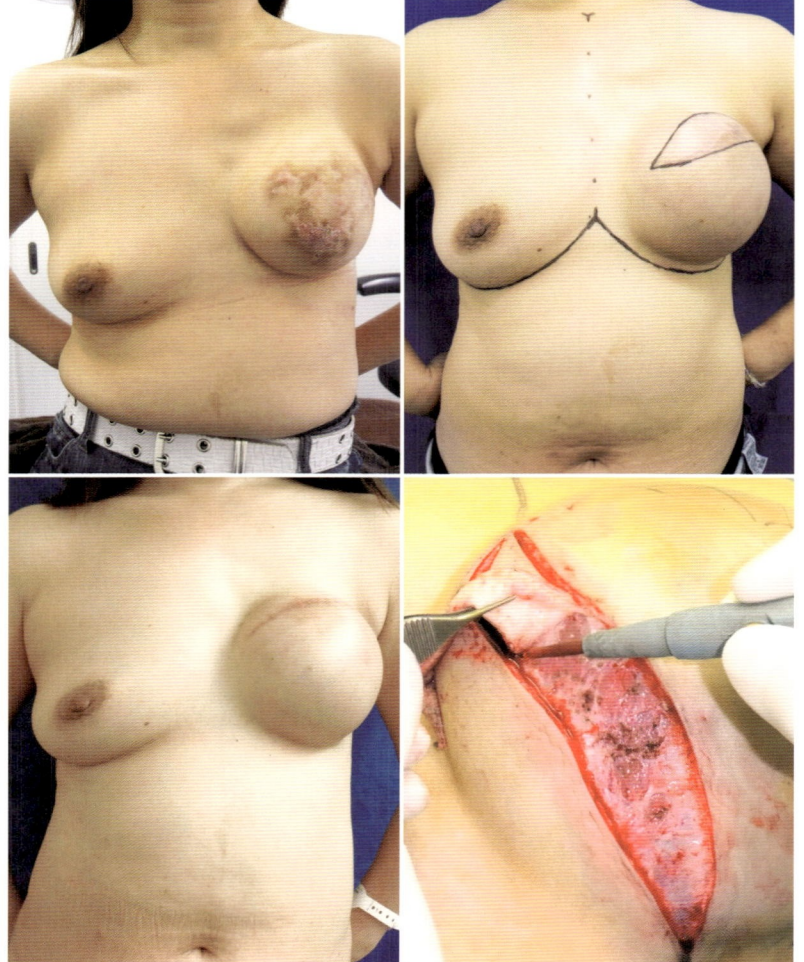

ⓐ	ⓑ
ⓒ	ⓓ

ⓐ術前の状態：複数回の serial excision で修正する。
ⓑ Serial excision を数回行い，瘢痕を縮小化させたところ
ⓒ幅の広い瘢痕部分がほぼ消失したところ：特に尾側の健常な皮膚をうまく月いることが肝要である。
ⓓエキスパンダーを入れたまま瘢痕修正術を行う場合には，瘢痕切除の際に大胸筋や被膜は温存し，周囲を十分剥離する。

図2 広範囲の瘢痕に対する修正術
（文献2より一部改変引用）

望ましい。

◆感染

感染の原因を大別すれば，周術期と術後処置の2点に分けられる。周術期の問題点としては血腫があり，術後の問題点としては生理食塩水の注入操作による逆行性感染が挙げられる。早期であれば，抗生剤の投与で落ち着くこともあり，洗浄と人工物の入れ替えなどで救済可能な場合もあるが，広範囲に皮膚が菲薄化し，感染が治まらないと判断した場合にはエキスパンダーを抜去した方がよい。

シリコンインプラント

シリコンインプラントの術後合併症と対策については，基本的ティッシュエキスパンダーにおける対応に準じる。長期経過における合併症の中で慎重な対応が必要なものは，インプラントの回転と拘縮による形態変化である。

◆血腫・漿液腫

合併症に対する対応は迅速であることが望ましいが，特に術後の出血，血腫に対しては，速やかな判断と対応が求められる。感染回避の観点から，少しでも疑わしい兆候がある場合には，躊躇せず再手術を検討すべきである。Seromaに対しても，時宜を得た対応（都度エコー下に穿刺吸引するなど）が望ましい。

◆インプラントの回転

シリコンインプラントの回転が起こる機序は，被膜切開（もしくは一部の被膜切除）を行わずにシンプルな再建を行い，周囲との癒着が起きなかった場合か，もしくは，被膜切開を行ったにもかかわらず，seromaなどによって適切な癒着が起きる前に被膜自体が再形成されてしまった場合などが考えられる。再発を予防するためには，一部の被膜を切開，もしくは切除し癒着させることが必要である。

エキスパンダーによる十分な皮膚伸展を得て，質感の柔らかい（QOLの高い）再建に仕上がった時の方がインプラントの回転が起こりやすい。したがって，周術期の創部の安静や固定には注意を要する。

◆被膜拘縮

皮弁下に残存する皮下脂肪の厚さによって被膜拘縮の程度が規定される可能性がある。高度の拘縮が起こるような状況は，皮下の組織が薄いか皮弁血流に問題がある場合が多く，このような症例で，積極的に被膜の切開などの修正術を複数回行うことはリスクを伴う。陥凹変形に対する二次修正に対しては，脂肪注入術などの方法が極めて有効である[1]が，皮膚量の不足や，軟部組織の高度拘縮を伴う場合には脂肪注入だけで対応しきれないことが多い。手術侵襲には必ず拘縮を伴うことが常であり，その意味からも最初のエキスパンダーによる皮膚伸展（もしくは拘縮回避）の機会をしっかり活かすことが重要である。

【文　献】

1) 浅野裕子，上原恵理：脂肪注入術を併用したインプラントによる乳房再建術．PEPARS 84：17-24, 2013
2) 矢島和宜，澤泉雅之：ティッシュエキスパンダーおよびシリコンインプラントを用いた一次二期乳房再建術の要点とピットフォール．PEPARS 84：1-16, 2013

1）広背筋皮弁

大阪大学形成外科　矢野 健二

概　念

　有茎広背筋皮弁は，乳房再建での利用が最も多く，既述した通り乳房部分切除に対する再建に対して最も有効に活用できる手技の1つである。乳房全摘術後に広背筋皮弁を使用する場合は採取量に限界があるため，その適応を見極める必要がある。欧米では乳房の大きな患者が多かったため，乳房全摘後の再建として広背筋皮弁に人工乳房を組み合わせた再建が1970年代から行われており，今でも報告されている[1)～3)]。わが国では比較的乳房の小さい患者も多いため，乳房全摘後であっても適応を遵守すれば良好な再建結果を得ることが可能である[4)5)]。この項では胸筋温存乳房切除術後，skin（nipple）-sparing mastectomy後の乳房再建法を中心に紹介する。

適　応

- 比較的乳房の小さいskin（nipple）-sparing mastectomy後。
- 比較的乳房の小さい胸筋温存乳房切除術後。

禁　忌

- 乳房の大きいskin（nipple）-sparing mastectomy後。
- 乳房の大きい胸筋温存乳房切除術後。
- 乳房皮膚切除量の大きな症例。
- 背部脂肪の薄い症例。

術　前

◆術前の組織欠損量の評価

　乳房全摘の場合，乳房の大きさと背部の組織量をしっかり確認し，広背筋皮弁による再建が可能か否かを評価することが重要である。広背筋皮弁での再建を予定する場合は，術前に立位で背部のブラジャーラインと皮膚のしわのラインをマーキングし，皮島を作成する時の参考とする。

◆皮弁のデザイン

　皮弁のデザインは乳癌手術が終了し，切除組織の形や重量を検討した後，体位を側臥位にして行う。広背筋皮弁における皮膚切開線は基本的に皮膚のしわの方向に沿った斜め方向の紡錘形切開とし，切除組織量に応じて通常6～9×17～20cmの皮島をデザインする（図1）。

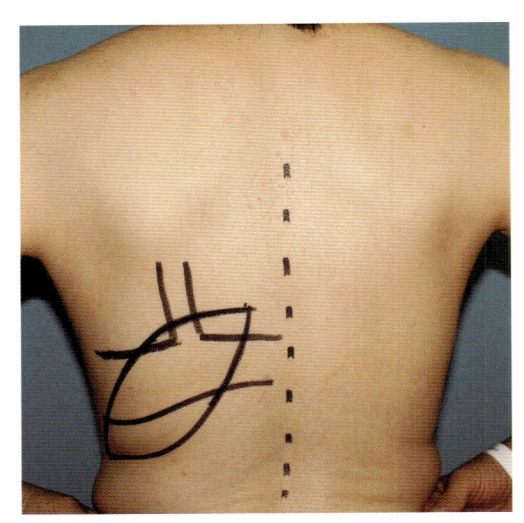

図1　デザイン

手術手技

【広背筋皮弁の挙上】

広背筋皮弁の挙上方法は第2章2-4）で詳述しているため，割愛する。

【広背筋皮弁の充填】

◆ Skin(nipple)-sparing mastectomy に対する広背筋皮弁の充填

広背筋皮弁によるskin(nipple)-sparing mastectomy の充填は，乳房温存手術に対する充填法より容易である。作成された皮下ポケットに，切除された乳腺組織に相当する量の広背筋皮弁を採取して挿入すればよい。

❶広背筋皮弁採取量の決定
①再建手術前に乳癌手術で切除された組織量を計測し，形状をよく観察する。
②切除組織量に合わせて広背筋皮弁の挙上量を決定する。Skin(nipple)-sparing mastectomy は通常術後に放射線治療がないため，放射線治療による組織の減少は考慮しなくてよい。しかし，筋体の廃用性萎縮を考慮して可能であれば健側よりも大きめに充填する。

❷広背筋皮弁の固定
① Skin(nipple)-sparing mastectomy 術後は乳腺切除後の皮下ポケットが存在するため，基本的にはそのポケット内に同等の量を充填する。
②切除された乳腺の形態と同様になるように筋皮弁を折り返して挿入する。
③皮膚欠損がなければ脂肪組織を内側にして折り畳み，ポケット内に挿入する。
④皮膚欠損がある場合には筋皮弁をポケットに挿入して最適の挿入位置を決め，その皮膚欠損部に露出した皮島をマーキングする。

通常，乳房下半分のボリューム充填が重要となるため，皮弁の上縁が皮膚欠損上縁となるようにデザインする。

⑤皮弁をポケット内に挿入した後，ポケット奥での組織の縫合糸による固定は特に必要ない。
⑥筋肉の収縮による後戻り防止のためにポケット入口部での固定を行う。ポケット入口部で広背筋と大胸筋外側縁を3〜4針吸収糸で縫合固定する。

❸縫合と圧迫固定
①皮下ポケット内に陰圧吸引ドレーンを挿入し，乳房外側部の創を縫合する。
②創縫合終了後，患者の体位を仰臥位に戻し，皮弁充填部の皮弁が均一に充填されるように用手的に手直しをする。
③皮弁が後戻りしないように乳房外側部と再建乳房上半分にガーゼを当てて伸縮テープを用いて圧迫固定する。

◆乳房切除術に対する広背筋皮弁による再建

広背筋皮弁による乳房切除術後の再建は，乳房の小さい患者か広背筋皮弁しか選択肢がない患者か広背筋皮弁を強く希望する患者に限られる。乳房皮膚切除に相当する部位に背部皮膚が露出する。

❶広背筋皮弁採取量の決定
①乳癌切除前に乳房皮膚切開予定線を濾紙に写し取る。
②再建手術前に乳癌手術で切除された組織をよく観察する。
③乳腺組織切除量に合わせて広背筋皮弁の採取量を決定する。特に皮膚切除量に応じて皮島の大きさを決定する必要がある。

乳房切除術による再建では，多めに組織量が採取できる皮膚のしわの線に沿った斜め切開による広背筋皮弁採取が必要となることが多い。

❷広背筋皮弁の固定
①乳房切除術後は乳房皮膚欠損があるため，そこに背部皮膚を挿入すれば筋皮弁の固定となる。患者の体位を仰臥位に戻し，上体を60°

挙上して，皮弁の位置を決定する。
②皮膚欠損部の大きさは型取りした濾紙を皮弁に当てはめて決定し，ピオクタニンでマーキングする。

通常，乳房下半分のボリューム充填が重要となるため，皮弁の上縁が皮膚欠損上縁となるようにデザインする。

③露出する皮弁部位以外は脱上皮して筋皮弁を内側に折り返して乳房下半分を中心に挿入する。
④筋肉の収縮による後戻り防止のために広背筋と大胸筋外側縁を3～4針吸収糸で縫合固定する。

❸縫合と圧迫固定
①皮弁下に陰圧吸引ドレーンを挿入し，皮弁周囲の創を縫合閉鎖する。
②創縫合終了後，皮弁が均一に充填されるように手直しをする。
③皮弁が後戻りしないように乳房外側部と再建乳房上半分にガーゼを当てて圧迫固定する。

ピットフォール

◆背部の浸出液の貯留

広背筋皮弁採取後の背部漿液腫は避けられない症状の1つである。乳房切除術後の再建では，広背筋皮弁採取量が多くなり，背部皮下の剥離範囲も温存手術後再建に比べて広くなるため，漿液腫の発生率も高くなりがちである。

◆血腫

乳房切除術の際には，内胸動脈の穿通枝などの太い血管が切離止血されている。その後の手術操作により再出血を生じる可能性もあるため，筋皮弁を挿入する前に皮下ポケット内の止血確認を念入りに行う必要がある。そして，陰圧吸引ドレーンは乳房最尾側に挿入するとともに，腋窩から皮弁前面に挿入することも血腫予防には重要と考えている。

Tips

◆術中の体位は側臥位

乳房温存術後の場合，側臥位のままで皮下ポケットに広背筋皮弁を充填するだけで良好な乳房形態を再現することができた。しかし，乳房切除術の場合は，広背筋皮弁採取後に体位を仰臥位に戻して上体を挙上した状態で左右を見比べながら再建する方が対称性を得やすい。

◆広背筋皮弁の組織量は皮島で調整する

乳腺全摘の場合には大きな組織量が必要になるため，しわに沿って斜め方向に皮島を作成することが多い。通常，乳房尾側半分のボリューム充填が重要となるため，皮島の上縁が皮膚欠損上縁となるようにデザインし，乳房尾側にできるだけ組織を充填するように心がける。

◆術後筋肉が萎縮する

筋肉は廃用性萎縮により術後若干萎縮する。したがって，広背筋皮弁の充填量は摘出された組織よりも大きめに充填する。乳腺全摘後の症例は術後に放射線治療を行わないことが多く，乳房温存術の場合よりも萎縮する可能性が低いため，摘出された組織の30～50％増くらいの量の充填で十分である。

◆移植した皮膚のcolor match, texture matchが少し悪い

背部皮膚と乳房皮膚は色調や肌理が異なるため，背部皮膚が乳房表面に露出した場合はパッチワーク状の外観となる。ただ，skin-sparing mastectomyの場合は露出した皮膚上に乳頭乳輪を作成するため目立たない。さらに，背部皮膚の真皮は乳房皮膚に比べて厚いため，皮弁による乳頭作成の際に高さを保ちやすく有利である。

症 例

◆症例 1：左 DBE 領域の乳癌（広背筋皮弁再建症例）

乳房外側切開から nipple-sparing mastectomy を施行し，腋窩リンパ節はセンチネルリンパ節のみ採取した。広背筋皮弁は大きめに採取して皮下ポケットへの充填術を施行した。術後 7 年で乳房外側の瘢痕は目立たず，乳房の大きさ・形ともほぼ対称的である（図 2）。

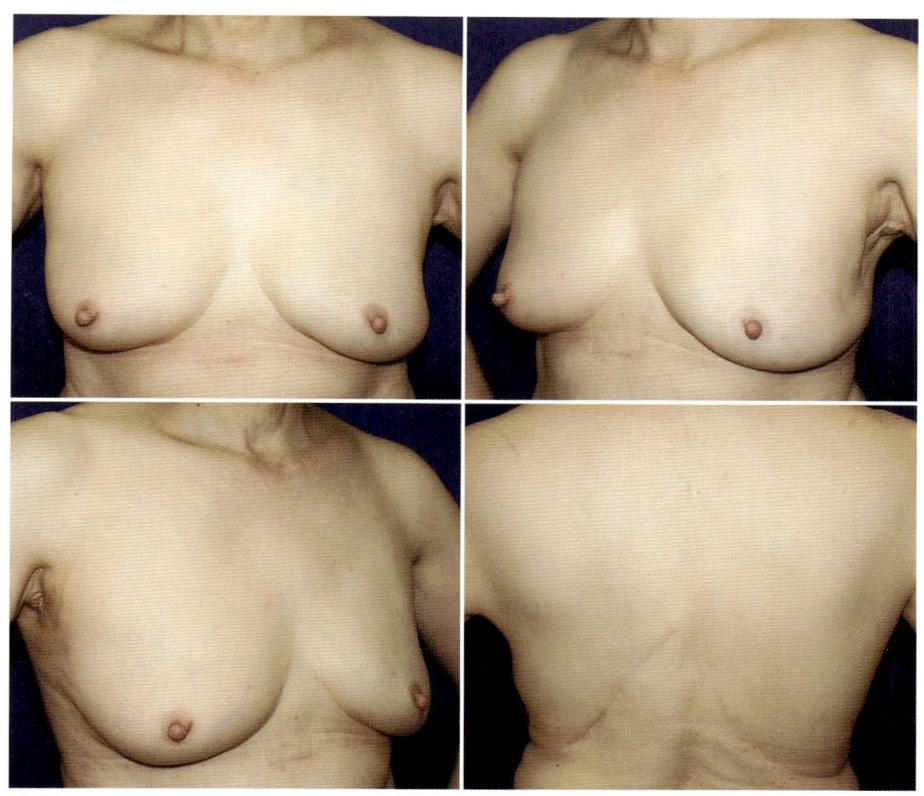

ⓐ術後 7 年

ⓑ切除量が大きかったので背部の皮島は斜め方向に 7 × 17cm でデザインした。

ⓒ島状広背筋皮弁を挙上した。

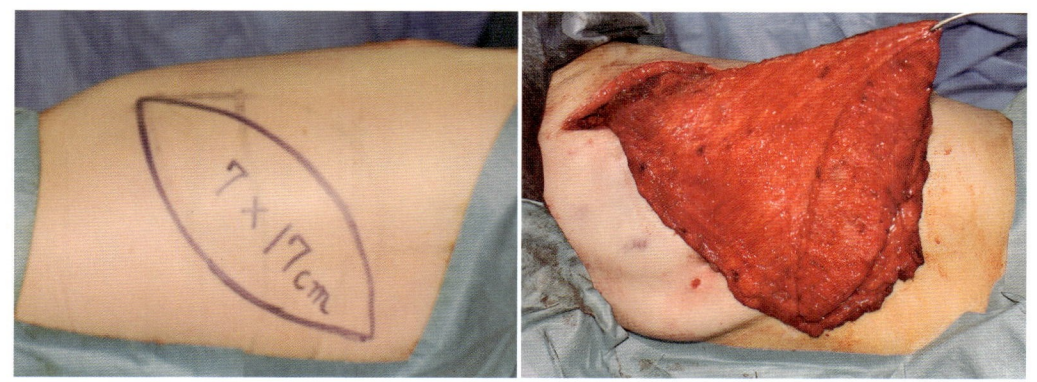

図 2 症例 1：左 DBE 領域の乳癌

◆症例2：左CD領域の乳癌（広背筋皮弁再建症例）

　乳房外側切開から乳頭乳輪切除を含めた skin-sparing mastectomy を施行し，同時に腋窩リンパ節郭清を施行した。乳腺切除量は160gであった。広背筋皮弁を大きめに採取するために背部に斜め方向の皮弁（7×17 cm）をデザインした。広背筋皮弁を前胸部に移動し乳頭乳輪部に皮弁をはめ込み，乳腺組織欠損部に広背筋皮弁充填術を施行した。術後半年目に star flap と tattoo による乳頭乳輪再建術を施行した。術後6年で乳房の大きさ・形ともほぼ対称的である。背部創の瘢痕は目立たない(図3)。

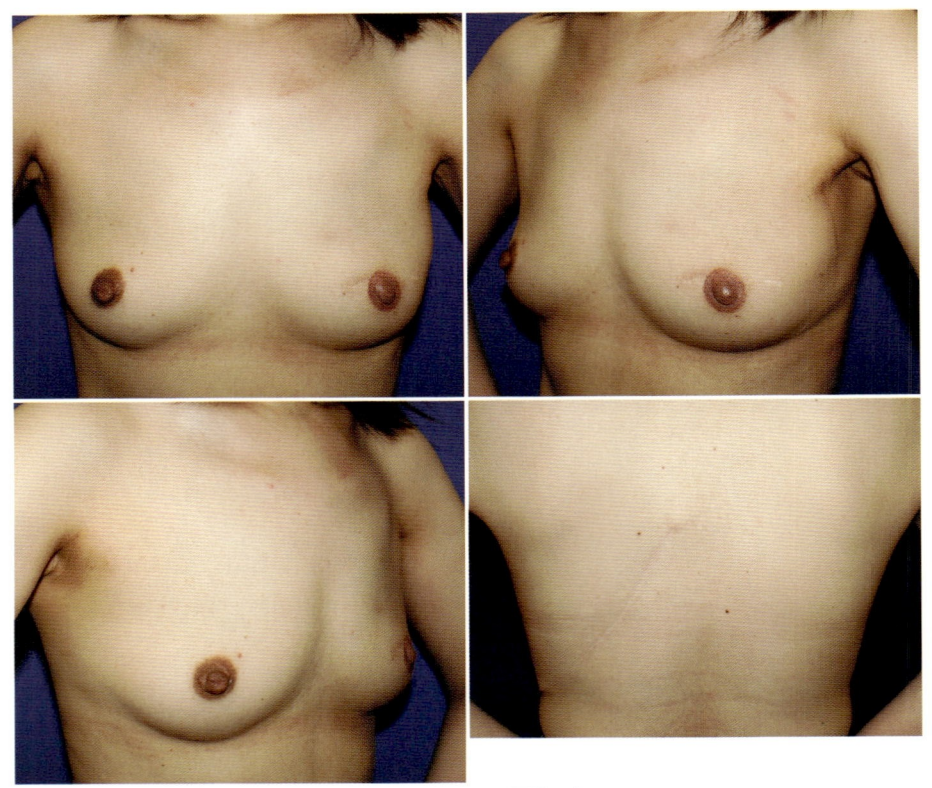

ⓐ術後6年。乳頭は star flap，乳輪は tatoo により再建した。

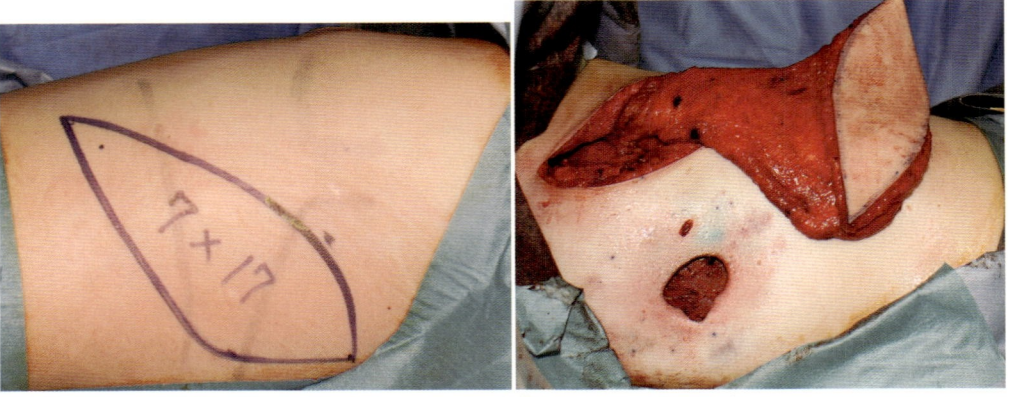

ⓑ切除量が大きかったので背部の皮島は斜め方向に 7×17 cm でデザインした。　ⓒ島状広背筋皮弁を挙上した。

図3　症例2：左CD領域の乳癌

◆症例 3：左 CDE 領域の乳癌（広背筋皮弁再建症例）

乳頭乳輪周囲広範皮膚切除を伴う乳房切除と腋窩リンパ節郭清を施行した。切除組織の大きさは 7.5 × 9 cm，重量は 120 g であった。広背筋皮弁は皮膚欠損量を考慮して 7.5 × 17 cm の大きさで採取し，皮弁を皮膚欠損部に当てはめ残りを充填した。術後 1 年目に skate flap と大腿内側基部からの全層植皮術による乳頭乳輪再建術を施行した。術後 2 年で乳房表面に露出した皮弁はパッチワーク様であるが，乳房の対称性はほぼ得られている。背部創の瘢痕は採取幅が広いためやや目立つ（図 4）。

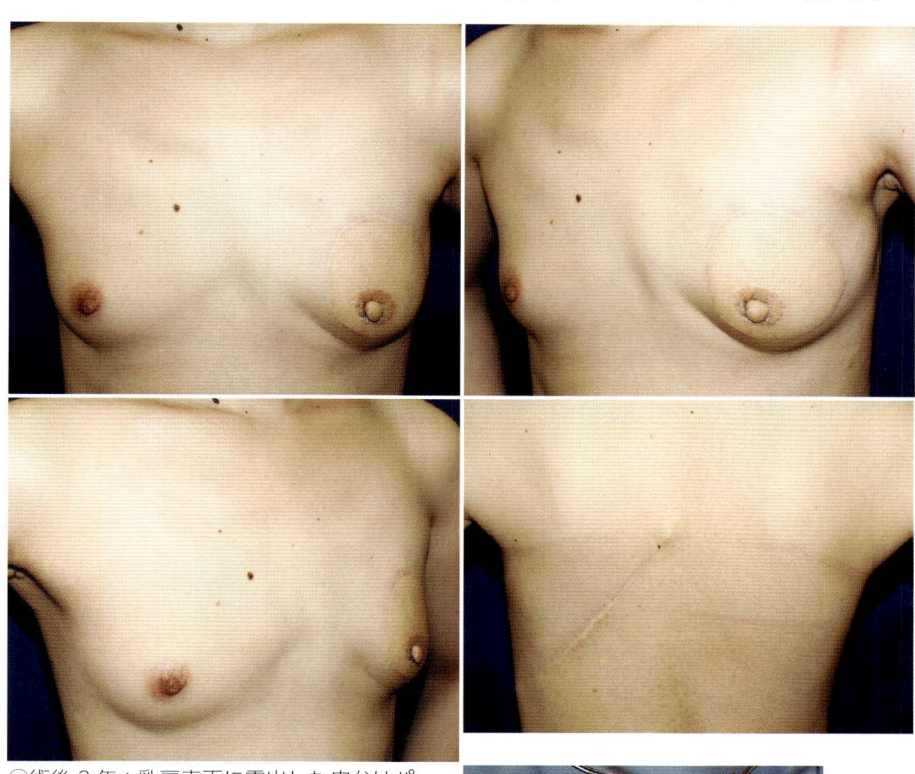

ⓐ 術後 2 年：乳房表面に露出した皮弁はパッチワーク様である。乳頭は skate flap，乳輪は大腿内側基部からの全層植皮により再建した。背部の皮弁採取部で瘢痕はやや目立つ。

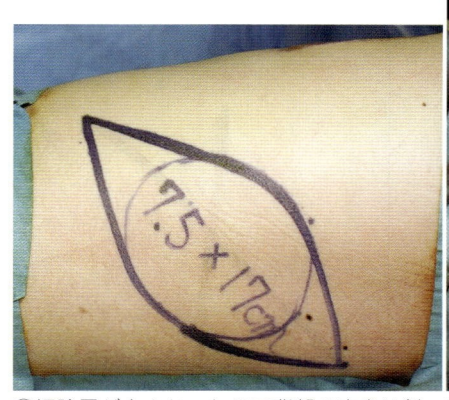

ⓑ 切除量が大きかったので背部の皮島は斜め方向に 7.5 × 17 cm でデザインした。　ⓒ 島状広背筋皮弁を挙上した。

図 4　症例 3：左 CDE 領域の乳癌

【文献】

1) Bostwick J 3rd, Nahai F, Wallace JG, et al : Sixty latissimus dorsi flaps. Plast Reconstr Surg 63 : 31-41, 1979
2) McShane RH, Omotunde O, Weatherly-White RC : Individualized muscle coverage of implants in breast reconstruction. Plast Reconstr Surg 67 : 318-327, 1981
3) Bittar SM, Sisto J, Gill K : Single-stage breast reconstruction with the anterior approach latissimus dorsi flap and permanent implants. Plast Reconstr Surg 129 : 1062-1070, 2012
4) 矢野健二：乳がん術後一期的乳房再建術；乳がん術式に応じた乳房再建のテクニック．克誠堂出版，東京，2007
5) 矢野健二：有茎広背筋皮弁による乳房再建．乳房・乳頭の再建と整容 最近の進歩，矢野健二編，pp23-32，克誠堂出版，東京，2010

2) DIEP flap

大阪大学形成外科　矢野 健二

概念

　深下腹壁動脈穿通枝皮弁（deep inferior epigastric perforator flap：以下 DIEP flap）は腹直筋を犠牲にせずに臍周囲の太い穿通枝とそれに連続する深下腹壁動静脈のみを茎とする皮弁である[1)～3)]。腹直筋皮弁に比べると機能的な損失がほとんどなく有益な皮弁である。ただ，その手技の煩雑さや不確実性を併せもつことより，いまだ一般的な再建手技となっていないのが現状である。本法の適応は，比較的乳房が大きく乳癌術式が乳房切除術，skin-sparing mastectomy，nipple-sparing mastectomy などであり，患者の下腹部に乳房に見合うだけの脂肪組織および太い穿通枝を有することが前提となる[4)]。

解剖

　深下腹壁動静脈を栄養血管とし，臍より尾側の下腹部皮膚および脂肪組織を移植材料として用いる皮弁である。深下腹壁動静脈は外腸骨動静脈から分枝した後，筋体の外側から臍方向に向かって走行し，弓状線の尾側 3～5 cm の部位で筋体内に入る。その後，多くの血管は内側枝と外側枝に分岐し，筋枝を多数周囲に出しながら筋肉内を上行する（図1）。そして，臍周囲で内側枝・外側枝から数本の太い穿通枝が分岐し，前鞘を貫いて細い枝を出しながら放射状に下腹部の脂肪および皮膚を栄養する。一般に径 1mm 以上の穿通血管は臍周囲に多く分布しており，密なネットワークを形成し，下腹部片側の皮膚脂肪組織ほぼ全域を栄養している。

適応

- Skin(nipple)-sparing mastectomy で比較的乳房が大きい。

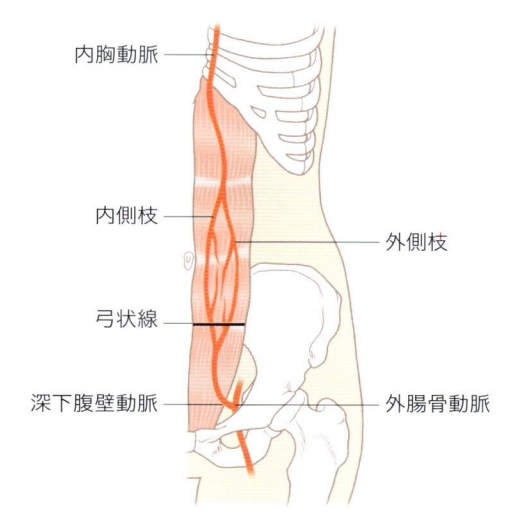

図1　深下腹壁動脈の解剖学的所見

- 乳房全摘術後で比較的乳房が大きい。
- 下腹部に乳房に相当する皮下脂肪が存在する。
- カラードプラで下腹部に太い穿通枝が確認できる。
- 深下腹壁動静脈が存在する。
- 術後の妊娠・出産を望まない。

禁忌

- 下腹部に乳房に相当する皮下脂肪が存在しない。
- カラードプラで下腹部に太い穿通枝が認められない。
- 下腹部の手術により，穿通枝や深下腹壁動静脈が損傷している。

術前

◆術前の組織欠損量の評価

　乳癌術式，乳房の大きさ，下腹部脂肪の厚さ，穿通血管の位置・太さなどを総合的に評価して

再建術式を決定する。一次再建であれば，乳房皮膚や乳腺組織の切除量を術前に乳腺外科医に確認し，DIEP flap による再建が可能か否かを評価する。DIEP flap での再建を予定する場合は術前にカラードプラ血流計で臍周囲の穿通血管の位置と太さを確認する。

◆穿通枝の確認

術前にカラーレーザードプラ装置を用いて下腹部，特に臍周囲の穿通血管を検索する（図2）。穿通枝が筋鞘を貫いて立ち上がる位置および筋肉内の血管走行を確認する。最も太い穿通枝についてドプラ血流計で動脈音を聴取してその位置をマーキングする。DIEP flap による再建が決まった後，CT アンギオを撮影し穿通血管の筋肉内走行の検索を行う。手術における血管剥離操作のシミュレーションとなり，血管変異の発見にも役立つため入念に調べておくと有用である[5]。

◆皮弁のデザイン

臍の上端を皮弁の上縁とし，下に凸の舟形の皮弁をデザインする。紡錘形のデザインでは創縫縮時に両端の dog ear が目立つが舟形のデザインでは dog ear を軽減することができ，縫合創が下腹部尾側に位置するため目立たない。目的とする穿通枝が臍の真横や頭側にあるような場合は，皮弁の上縁を臍よりも 1〜2 cm 上方にデザインして穿通枝を皮弁にしっかり含めるようにする（図3）。

通常，臍周囲が最も皮下脂肪が厚く，臍周囲に穿通枝が集中しているため，臍周囲の脂肪が乳房下外側に位置して乳房隆起を形成するように皮弁をデザインする。患側と反対側の穿通枝を栄養血管として皮弁を挙上すると，皮弁の最も脂肪の厚い部位が乳房下外側に位置すると同時に血管柄が胸背動静脈の吻合血管に最も近くなる。内胸動静脈との吻合の場合には，どの位置に穿通枝が置かれても血管柄の長さは問題にならない。

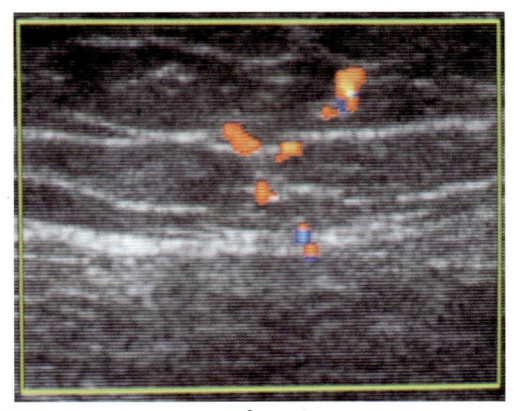

図2 穿通枝のカラードプラ写真
腹直筋前鞘を貫いて皮下脂肪内を立ち上がる穿通枝が観察できる。

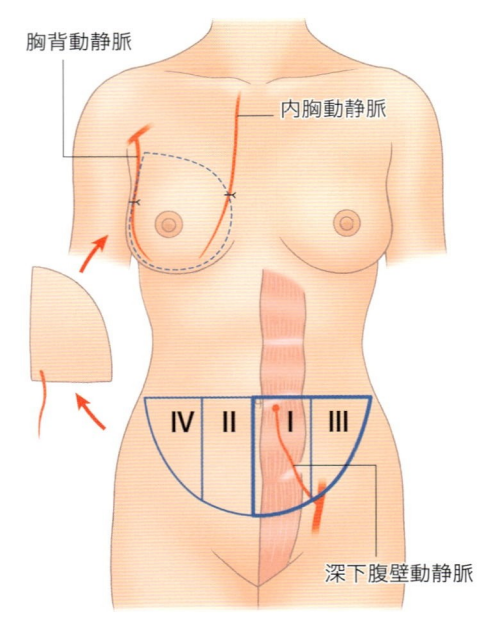

図3 DIEP flap のデザインと下腹部の Zone 分類
臍の上端を皮弁の上縁とし，下に凸の舟形の皮弁をデザインする。最も太い穿通枝についてドプラ血流計で動脈音を聴取してその部位をマーキングする。穿通血管の筋肉内走行もカラードプラで検索しておき，マーキングをしておく。

手術手技

❶移植床血管の剥離

＜一次再建の場合＞

乳癌手術終了後，胸背動静脈を剥離し前鋸筋枝の分岐部から末梢2cmまで剥離同定する。Skin(nipple)-sparing mastectomyでは乳房外側に縦切開が行われており，乳房切除術では紡錘形皮膚切除が行われるので，その創から移植床血管の剥離操作は十分可能である。腋窩リンパ節郭清後であれば胸背動静脈はすでに露出しているが，センチネルリンパ節生検後であれば血管は脂肪組織で覆われているため丁寧な剥離操作を行う。剥離操作や吻合操作が現在の切開創から行いにくい場合は，補助切開を腋窩方向に加えて操作を行いやすいように創を広げる。

> 術後瘢痕が多少長くなったとしても腋窩から乳房外側に延びる瘢痕は目立たないため，操作のしやすさを優先する方がはるかによい。

移植床血管としては深下腹壁動静脈の血管の口径に応じて胸背動静脈または前鋸筋枝を選択する。通常は胸背動静脈の口径が深下腹壁動静脈とほぼ等しく，吻合血管として選択することが多い。

> 術後に広背筋皮弁を使用する可能性を残しておきたい場合には，胸背動静脈は温存し，前鋸筋枝を選択する。

＜二次再建の場合＞

二次再建の場合は移植床血管として内胸動静脈を選択することが多い。胸背動静脈は乳癌手術時の腋窩リンパ節郭清やセンチネルリンパ節生検のために瘢痕に埋もれていることが多く使いにくい。通常，第4肋軟骨を胸骨付着縁から2〜3cmほど切除し，内胸動静脈を露出させる。

❷皮弁の切開

皮膚切開はほぼ垂直に，皮弁尾側切開は深筋膜まで，皮弁頭側切開は浅筋膜まで行い浅筋膜下で頭側に3cmほど剥離する。

> 尾側と頭側創縁の脂肪の厚さが異なるため，それを合わせるために頭側は浅筋膜下で剥離する。

❸穿通枝の同定

①最初に臍周囲を切開し，筋膜上まで剥離して臍を遊離する。
②穿通枝側の皮弁の外側から外腹斜筋膜上で電気メスにて剥離挙上する。
③腹直筋前鞘外側縁に到達した後，穿通枝を損傷しないように剥離剪刀を用いて丁寧に剥離して数本の穿通枝を同定する（図4）。
④基本的に，筋膜を穿通する部位の穿通枝動脈が1mm以上の太い径を有するようであれば1本の穿通枝で皮弁を挙上し，1mm以下の径であれば2〜3本の穿通枝を含めて挙上するようにする。

❹穿通枝の剥離（前鞘から筋体裏面まで）

①目的とする穿通枝の全周を筋膜上で剥離し，穿通枝の外側5mmの筋鞘に切開を加え，そこから尾側に向かい筋鞘を縦に切開する。
②筋体からの穿通枝立ち上がりを筋鞘裏面から確認する。
③穿通枝が走行する筋肉内を逆行性に筋線維に沿って縦に裂いて行き，穿通枝を剥離する（図5）。
④穿通枝から分枝する筋枝を丁寧にバイポーラや血管クリップを用いて結紮切離する。その際に，血管と交差する運動神経を傷つけないように注意する（図6）。
⑤血管剥離の際にどうしても神経を切らなければ皮弁挙上できないこともあるが，その時には神経をいったん切離し，神経両断端に目印を付けておいて皮弁採取後に再吻合する。
⑥血管を筋体裏面の後鞘に到達するまで剥離し，筋体から遊離するのを確認する。

❺穿通枝の剥離（筋体裏面から深下腹壁動静脈基部まで）

①腹直筋外側縁で弓状線の高さから尾側へ向かって新たな筋鞘切開を入れ，筋体の外側縁

で筋肉下の脂肪織内を走行する深下腹壁動静脈を確認する（図7）。
② 深下腹壁動静脈を頭側にたどり，先ほど剥離した血管に連続させる。その際に外側縁から筋鞘を貫いて横走する肋間神経を損傷しないように注意する。
③ 深下腹壁動静脈本幹を尾側にたどり，外腸骨動静脈の分枝部まで剥離する。
④ 最後に，筋鞘穿通部位で穿通枝周囲に筋鞘を約5mm付着して筋鞘を切離し，血管の剥離を終了する。

❻皮弁の挙上
① 血管剥離終了後，血管柄と反対側の皮弁を筋膜上で剥離する。
② 皮弁の剥離終了後，皮弁は1本から数本の穿通枝のみで栄養されている状態となるので，その時点で皮弁の血流を確認する（図8）。

❼血管吻合
① 皮弁の血管柄を外腸骨動静脈の分枝部で深下腹壁動静脈別々に結紮切離し，皮弁側の血管にはマイクロクリップをかけて皮弁を採取する。約12cmの血管柄が採取可能であり，腋窩部の移植床血管まで十分に届く。
② 皮弁を前胸部に移し血管吻合部位に緊張がかからないように皮弁を仮止めした後，顕微鏡下に動静脈の血管吻合を施行する。

❽皮弁の固定
① 血管吻合終了後，乳房部の皮下ポケットに皮弁を挿入し，上体を60°起こした状態で左右の乳房のバランスを確認した後，ずれない程度に数カ所を吸収糸で縫合固定する。
② 吻合血管のねじれや折れ曲がりや緊張がないかどうかを確認し，吻合血管のトラブルを回避するように注意する。
③ 乳房皮膚欠損が存在する場合は皮弁を乳房皮下に挿入して皮膚が必要な部位を皮弁上にマーキングし，そのほかの部位は脱上皮する。通常 Zone Ⅲ で上胸部の陥凹を修正し，Zone Ⅰ と Zone Ⅱ の一部で乳房隆起部を作成する。

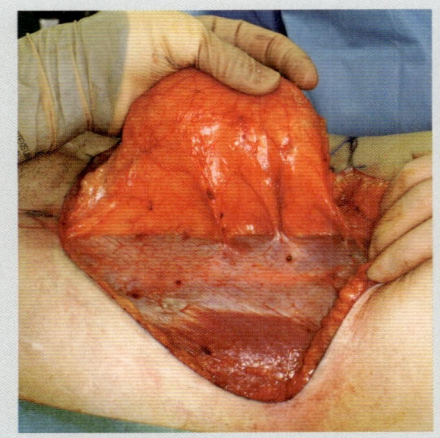

図4 数本の穿通枝を剥離同定する。

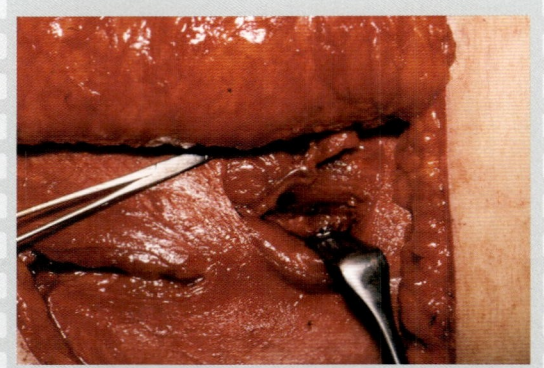

図5 穿通枝の外側5mmで筋鞘を切開し，筋肉内の穿通枝を剥離する。

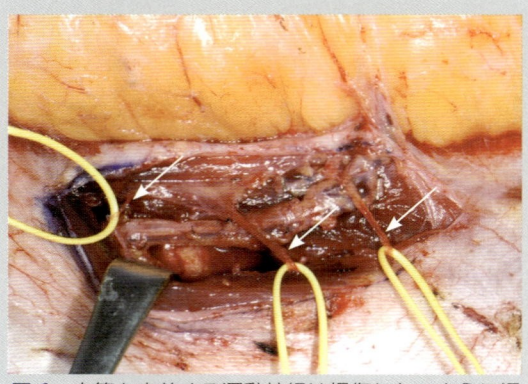

図6 血管と交差する運動神経は損傷しないように温存する（矢印は運動神経）。

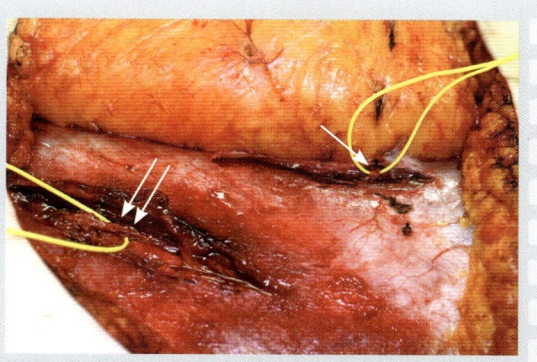

図7　腹直筋外側縁で新たな筋鞘切開を入れ，深下腹壁動静脈を確認する（1本矢印：穿通枝，2本矢印：深下腹壁動静脈）。

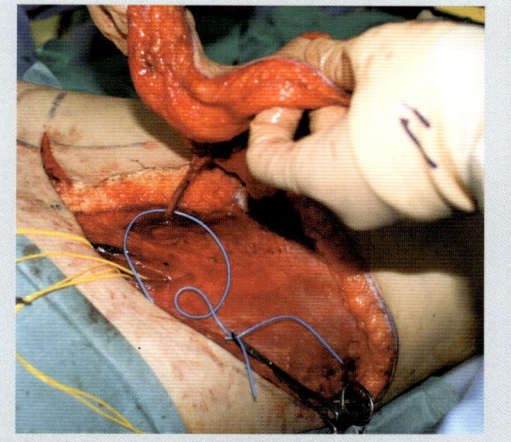

図8　皮弁は1本の穿通枝のみで栄養されている。この時点で皮弁の血流を確認する。

❾創の縫合閉鎖

①腹部の創を縫合閉鎖する前に切離された運動神経があればそれを再吻合する。
②剥離した筋体の縫合は特に必要ないが，筋鞘はしっかり縫合固定する。
③その後，生食水で創面を洗浄して臍形成を行い，陰圧吸引ドレーンを挿入した後，腹部創の閉鎖を行う。

> 臍形成のコツ：腹部創を仮縫合する。臍を頭側に引き上げ，過度の緊張がかからない腹部正中位置にピオクタニンでマーキングする。通常皮膚は縦方向に5×15mm切開を行う。皮膚切開孔から臍を引き出し，周囲皮膚と縫合する。

④先端が吻合血管に接触しないように陰圧吸引ドレーンを側胸部にも留置し，創を縫合閉鎖する。

ピットフォール

◆吻合血管が閉塞し，移植組織が壊死に陥る

微小血管吻合後は閉塞の危険性があり，移植組織が壊死に陥ることがある。施設や症例によって異なるが，平均2〜5％の確率である。また，穿通枝の太さ，位置，本数によって移植組織の部分壊死を生じることがあり，症例に応じて皮弁の血行に関して工夫する必要がある。

◆手術手技の煩雑さ

筋肉内を走行する細い血管の剥離や運動神経の温存操作手技の煩雑さがこの手術の難易度を高めており本法の欠点といえる。

◆穿通枝の細い症例では本法は困難である

術前にカラーレーザードプラやCTアンギオにより穿通枝を同定するが，穿通枝が認められなかったり非常に細かったりする症例が時々認められる。その場合には他の再建手技を考慮する方がよい。無理に本法を推し進めると皮弁壊死の可能性が高くなる。また，術前の検索で穿通枝を認めDIEP flapによる再建を予定しても，術中の所見で穿通枝が非常に細く穿通枝皮弁としての挙上が適さないことがある。その場合にはDIEP flapを諦め，反対側の腹直筋を利用した従来法の有茎や遊離の腹直筋皮弁への変更を余儀なくされる。したがって，術前検査で太い穿通枝が確認されない場合には，術中に有茎や

遊離の腹直筋皮弁に変更する可能性があることを患者に説明する必要がある。

Tips

◆吻合血管の閉塞

微小血管吻合を伴う組織移植において吻合血管の閉塞は避けて通ることのできない合併症の1つである。しかし，それをできるだけ軽減するために本法でも以下のような努力は行わなければならない。

①穿通枝は腹直筋前鞘貫通部の周囲に約5mmの筋膜(fascia cuff)を付着させて採取する。この筋膜を切除し，特に貫通部の血管を剥離しすぎると血管が攣縮する可能性が高くなる。

②血管吻合部での血管柄のねじれや折れ曲がりは必ず避ける。

③血管吻合時に血管柄に緊張をかけないようにする。胸背動静脈と吻合する際に緊張がかかる場合は皮弁の配置を外側にずらして血管柄の緊張を避けるが，どうしてもだめな時には移植床血管を内胸動静脈に求めるか静脈移植も考慮しなければならない。

④陰圧吸引ドレーンは決して血管柄に接しないような位置に留置して固定する。

⑤胸背動静脈と吻合した場合は，術後の上肢の運動により血管柄に緊張がかかることがあるため，術後1週間は上肢を挙上したり回したりしないように指導する。

⑥微小血管吻合後は術後の血流チェックが重要となる。術後の血流チェックに関しては，血流不全の可能性が最も高いのは術後48時間であり，その間は4時間ごとの血流チェックを行う。乳房皮下に皮弁が埋入されている場合でも穿通枝の音は聴取可能なので，ドプラ血流計によるチェックを施行する。穿通枝の音が聴取されない場合は，カラーレーザードプラで皮弁内の血流を直接観察する方法が有効である[6]。

◆皮弁の部分壊死

皮弁の部分壊死に関しては，穿通枝の太さや位置や本数が大きな要因となる。

①前鞘を貫く部位の穿通枝の太さが2mmを超えるような太い穿通枝であれば皮弁血行は非常に良好で，1本の穿通枝でZone Ⅳまで皮弁全体を栄養することも可能である。

②太さが1mm以下の穿通枝であれば穿通枝を複数本含める方がよいが，複数本含めたからといって皮弁血行が大幅に改善するとは限らない。皮弁血流は穿通枝の太さに依存するため，1本の穿通枝で挙上した皮弁よりも2本の穿通枝で挙上した皮弁の方が血流はよいとは限らない。

③穿通枝の立ち上がる位置が内側列であるか外側列であるかも皮弁血行に大きな影響を及ぼす。通常，内側列であればZone Ⅰ～Ⅲの血流が保たれるが，外側列であればZone Ⅱの血流が十分でないことが多く，Zone Ⅰ，Ⅲで再建を行う方が無難である。

◆腹部の軽度膨隆

腹直筋の運動機能を温存するためには，その支配神経である肋間神経を細心の注意を払って丁寧に剥離して温存しなければならない。運動神経を損傷した場合には腹直筋の腹壁支持機能が弱まり，術後に軽度の腹部膨隆を来たす恐れがある。血管剥離の際に，どうしても運動神経が剥離の妨げになり切離しなければならない症例があるが，その場合にはいったん切離して，皮弁採取後に再度神経吻合を行わなければならない。

症例

◆症例1：左乳癌に対してnipple-sparing mastectomy(一次再建)を施行した例

全乳腺とC領域の腫瘍直上皮膚が切除され，乳房皮下ポケットが作成されていた。その後，

DIEP flap を挙上した。DIEP flap の穿通枝は内側列であったので Zone IV は切除し，Zone I，III と Zone II の内側半分を脱上皮して皮下に挿入した。腫瘍直上の皮膚欠損には腹部の皮膚を一部充填した。下腹壁動静脈は胸背動静脈本幹と吻合した。術後 10 年で，立位での腹部採取部の創はあまり目立たない。乳房表面に露出した腹部皮膚や乳房外側の瘢痕はあまり目立たず，乳房の大きさ・形ともほぼ対称的である（図 9）。

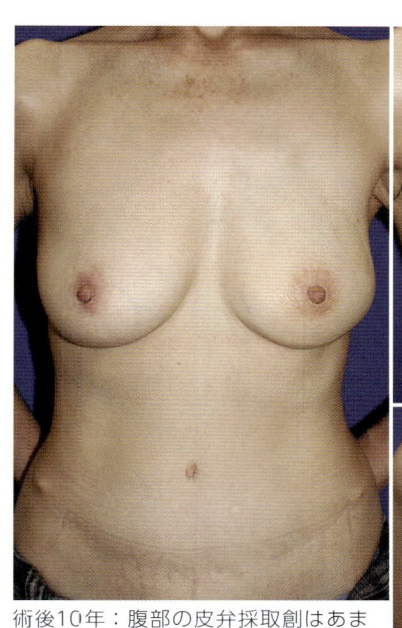

術後10年：腹部の皮弁採取創はあまり目立たず，乳房の大きさ・形ともほぼ対称的である。乳房外側切開創は目立たない。

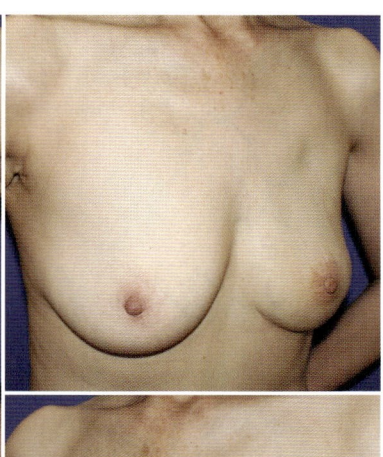

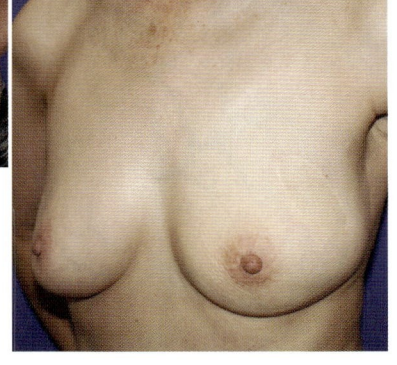

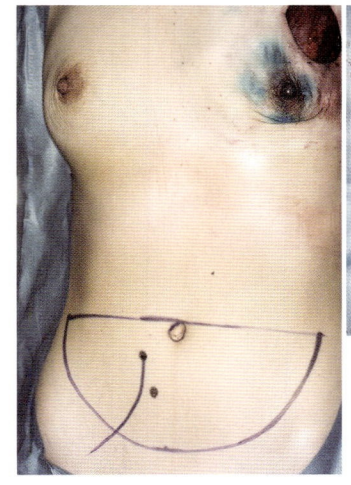

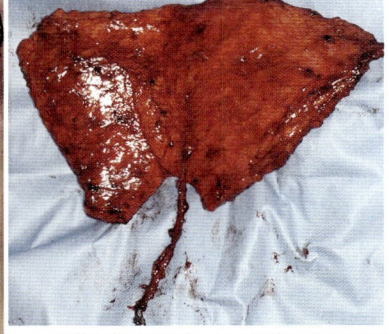

▲皮弁裏面の状態：内側列 1 本の穿通枝のみで皮弁が挙上されている。

◀全乳腺が切除され，乳房皮下ポケットが作成されている。腫瘍直上の皮膚も同時に切除されている。下腹部は皮弁のデザインを示し，丸印は穿通枝の位置である。

図9　症例1

◆症例2：左乳癌に対して skin-sparing mastectomy（一次再建）を施行した例

乳頭乳輪を含む全乳腺が切除され，その後，DIEP flap を挙上した。DIEP flap の穿通枝は内側列2本を含めて挙上した。Zone Ⅳは切除し，Zone Ⅰ，Ⅲ と Zone Ⅱ のほぼすべてを脱上皮して皮下に挿入した。乳頭乳輪欠損部には Zone Ⅰ の腹部皮膚を充填した。深下腹壁動静脈は胸背動静脈前鋸筋枝と吻合した。術後6カ月目に健側乳頭半切移植と大腿内側基部からの全層植皮による乳頭乳輪再建術を施行した。術後10年で，立位での腹部採取部の創はあまり目立たない。乳輪周囲の瘢痕はやや目立つが乳房外側の瘢痕はあまり目立たず，乳房の大きさ・形ともほぼ対称的である。乳輪の色調がやや薄くなっている（図10）。

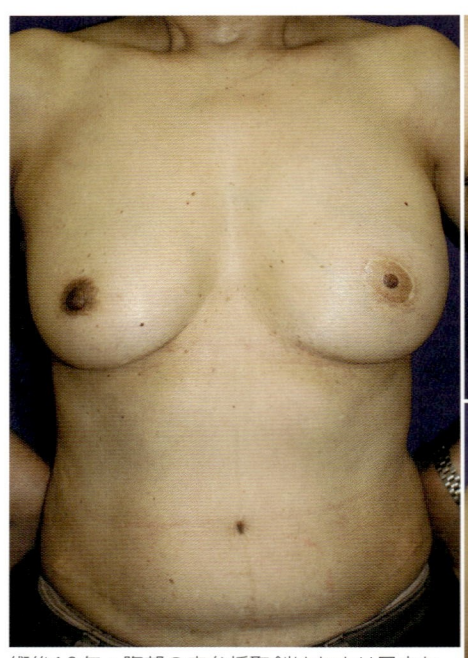

術後10年：腹部の皮弁採取創はあまり目立たず，乳房の大きさ・形ともほぼ対称的である。乳房外側切開創は目立たない。

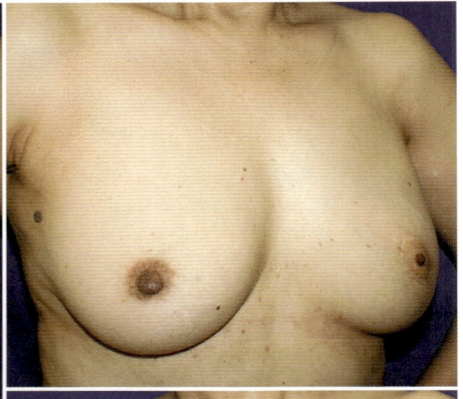

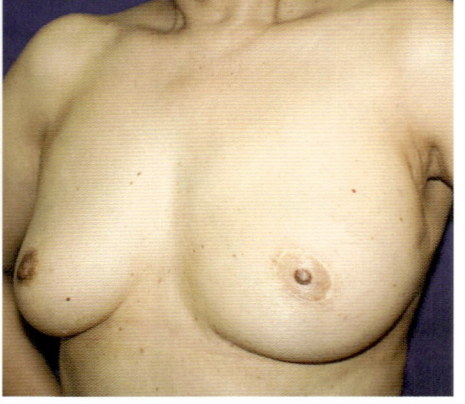

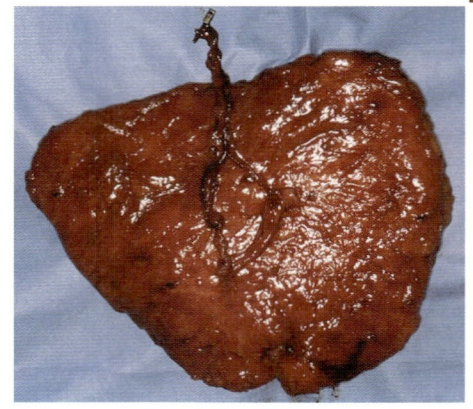

皮弁裏面の状態：内側列2本の穿通枝で皮弁が挙上されている。

図10　症例2

◆**症例 3：右乳癌に対して胸筋温存乳房切除術（一次再建）を施行した例**

乳房皮膚を含む全乳腺が切除された。DIEP flap は外側列 1 本の穿通枝で挙上した。穿通枝は外側列であったが太かったため Zone Ⅰ，Ⅲ と Zone Ⅱ の内側半分を使用した。皮膚欠損部には Zone Ⅰ と Zone Ⅲ の皮膚を使用した。深下腹壁動静脈は胸背動静脈本幹と吻合した。術後 7 カ月目に健側乳頭半切移植と大腿内側基部からの全層植皮による乳頭乳輪再建術を施行した。術後 8 年で，立位での腹部採取部の創はあまり目立たない。乳房表面に露出した腹部皮膚の色調が若干異なるためパッチワーク様外観を示すが，乳房の大きさ・形ともほぼ対称的である（図 11）。

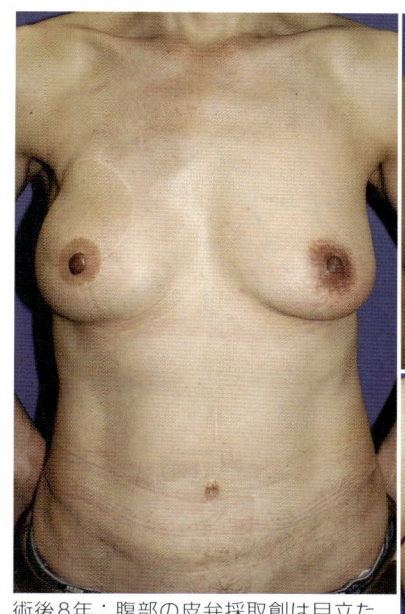

術後8年：腹部の皮弁採取創は目立たないが，皮弁はパッチワーク用の外観を示している。乳房の大きさ・形ともほぼ対称的である。

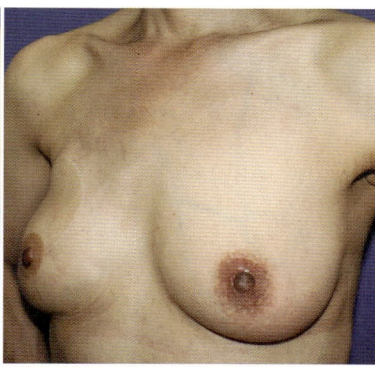

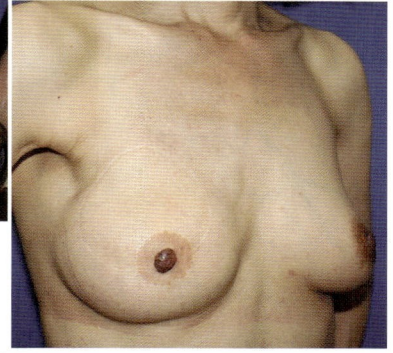

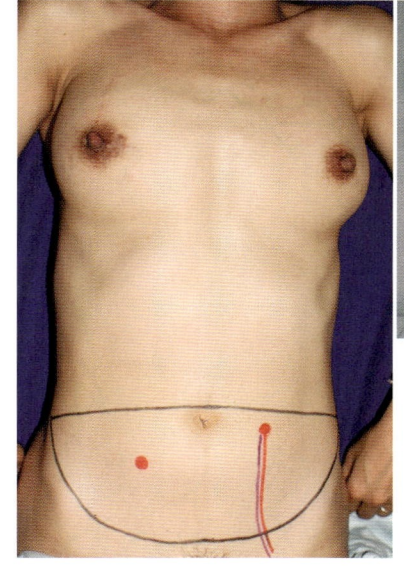

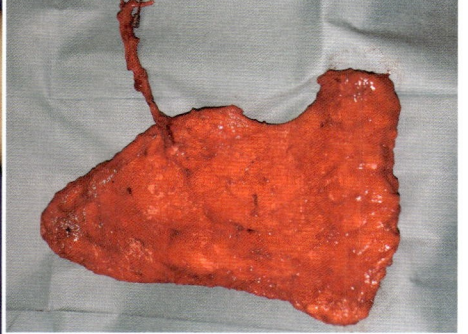

▲皮弁裏面の状態：外側列 1 本の穿通枝のみで皮弁が挙上されている。
◀皮弁のデザイン：丸印は穿通枝の位置である。

図 11　症例 3

ⓐ|ⓑ|ⓒ
　　|ⓓ

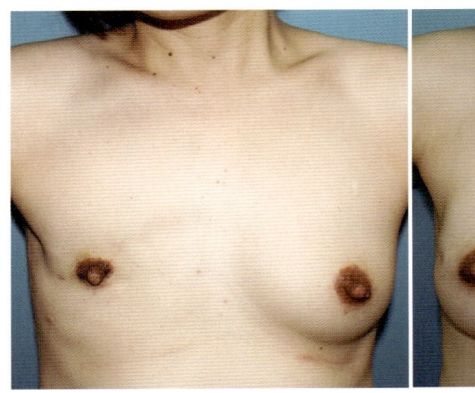

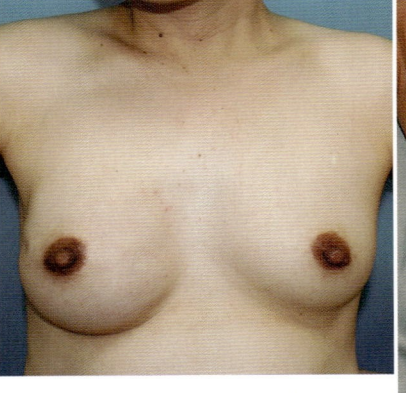

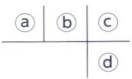

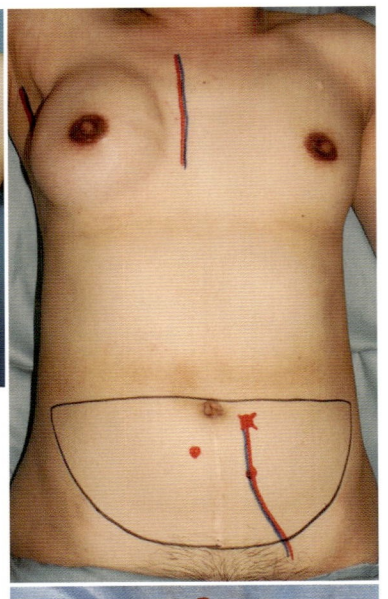

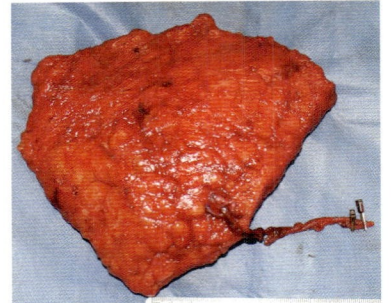

ⓐ術前：乳房外側切開から nipple-sparing mastectomy が施行されている。
ⓑ右乳房皮下にエキスパンダーを挿入し，400cc の生食を注入して皮膚を伸展させた。
ⓒ皮弁のデザイン：丸印は穿通枝の位置である。胸背動静脈と内胸動静脈の位置もマーキングしている。
ⓓ皮弁裏面の状態：内側列 1 本の穿通枝のみで皮弁が挙上されている。

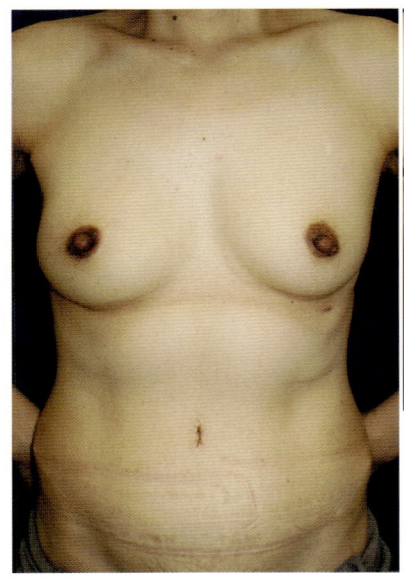

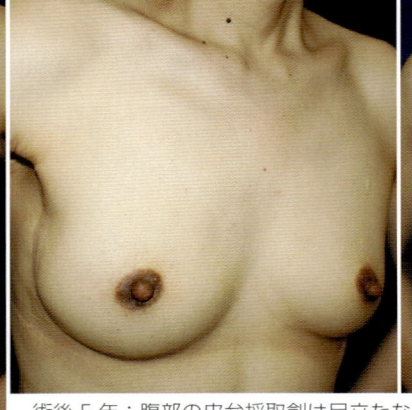

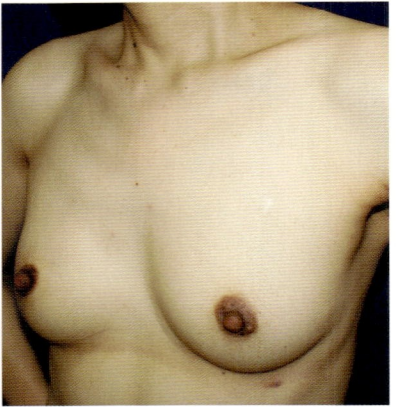

術後 5 年：腹部の皮弁採取創は目立たない。乳房の大きさ・形ともほぼ対称的である。

図 12　症例 4

◆**症例 4：右乳癌に対して nipple-sparing mastectomy（二次再建）を施行した例**

　他院で右乳癌に対して乳房外側切開から nipple-sparing mastectomy とセンチネルリンパ節生検を施行された。右残存乳房皮膚を外側切開から大胸筋上で剥離し，皮下にエキスパンダーを挿入した。エキスパンダー内に 400 ml の生食を注入し，6 カ月後に DIEP flap による再建を予定した。DIEP flap の穿通枝は外側列であったので Zone IV と Zone II は切除し，Zone I，III をエキスパンダー抜去後の皮下スペースに挿入した。移植床血管は乳癌切除創が乳房外側のみであることと胸背動静脈が外科的侵襲を受けずに温存されていたため，深下腹壁動静脈を胸背動静脈本幹と吻合した。術後 5 年で，立位での腹部採取部の創はあまり目立たない。乳房外側の瘢痕はあまり目立たず，乳房の大きさ・形ともほぼ対称的である（図 12）。

【文　献】

1) Koshima I, Soeda S : Inferior epigastric artery skin flaps without rectus abdominis muscle. Br J Plast Surg 42 : 645-502, 1989
2) Allen RJ, Treece P : Deep inferior epigastric perforator flap for breast reconstruction. Ann Plast Surg 32 : 32-38, 1994
3) Blondeel PN, Boeckx WD : Refinements in free flap breast reconstruction ; The free bilateral deep inferior epigastric perforator flap anastomosed to the internal mammary artery. Br J Plast Surg 47 : 495-501, 1994
4) Yano K, Hosokawa K, Nakai K, et al : Skin-sparing mastectomy and immediate reconstruction with a deep inferior epigastric perforator flap. Breast Cancer 10 : 275-280, 2003, Erratum in : Breast Cancer 10 : 382-383, 2003
5) Yano K, Hosokawa K, Nakai K, et al : A rare variant of the deep inferior epigastric perforator ; Importance of preoperative color-flow duplex scanning assessment. Plast Reconstr Surg 111 : 1578-1579, 2003
6) Yano K, Hosokawa K, Nakai K, et al : Monitoring by means of color Doppler sonography after buried free DIEP flap transfer. Plast Reconstr Surg 112 : 1177, 2003

索　引

■ 和文 ■

【あ】
圧迫 …………………………… 178
圧迫固定 ……………………… 189
アナトミカルタイプ・ティッシュエ
　キスパンダー ………………… 161
アロマターゼ阻害薬 …………… 8
アンスラサイクリン系薬剤 …… 8

【い】
異栄養性石灰化 ………………… 32
移植脂肪量 …………………… 131
移植床血管 …………………… 209
一次再建 ……………………… 167
一次二期再建 …………… 160, 183
遺伝子変異保有者 ……………… 10
遺伝子変異陽性者 ……………… 9
遺伝性乳癌・卵巣癌症候群 …… 9
インプラント …………… 160, 171
─────の入れ替え ……… 188
─────の回転 …………… 199
─────の選択手順 ……… 171
─────の挿入 …………… 177

【え】
腋窩リンパ節郭清 ……………… 7
エキスパンダー ……………… 160
─────の挿入 …… 172, 175
─────挿入位置 ………… 165
─────の挿入位置異常 … 197
─────選択 ……… 161, 183
─────の露出 …………… 198
壊死 …………………… 197, 211
エストロゲン …………………… 7
遠隔転移 ………………………… 2

【か】
外下方部 ……………………… 160
外側胸動脈 …………………… 22
外側前鋸筋 …………………… 174
外側領域の欠損 ……………… 129
外側肋間動脈穿通枝皮弁 … 92, 118
化学療法 ………………………… 8
下方大胸筋起始部 …………… 175
下方部分 ……………………… 170

カラードプラ ……………… 119, 207
間質血管細胞 ………………… 138
患者説明 ……………………… 170
感染 …………………………… 199

【き】
吸引式乳房組織生検 …………… 5
胸肩峰動脈 …………………… 22
胸背動脈穿通枝皮弁 ………… 118
曲面形状 ……………………… 157
曲面形成理論 ………………… 160
筋間穿通枝 …………………… 130
筋体内穿通枝 ………………… 119
巾着縫合 ……………………… 42
筋肉穿通枝 …………………… 130

【く】
クーパー靱帯 …………………… 2
クッキーカッター ……………… 61

【け】
外科的生検 ……………………… 5
血管損傷 ……………………… 126
────の乾燥 …………… 126
────の緊張 …………… 126
血腫 ………… 113, 198, 199, 202
血流不全 ……………………… 45

【こ】
抗HER2療法 …………………… 8
抗エストロゲン ………………… 7
広背筋 ………………………… 106
広背筋皮弁 ……………… 106, 200
広範乳腺脂肪弁 …… 27, 146, 151
コロラドマイクロディセクションニー
　ドル ………………………… 158
根治性 ………………………… 158
コンピュータ …………………… 18

【さ】
サージカルマージン ………… 158
再手術 ………………………… 154
細胞診 …………………………… 5
残存乳腺 ……………………… 93

【し】
自家組織移植法 ……………… 134
持続吸引式脂肪吸引器 ……… 136
脂肪壊死 ……………………… 102

脂肪吸引 ……………………… 135
脂肪筋膜弁 …………………… 99
脂肪注入 ……………………… 134
脂肪注入移植術 ……………… 134
脂肪由来幹細胞 ……………… 138
18G 針 ………………………… 89
終末乳管小葉単位 ……………… 2
手術創 …………………… 33, 45
術後合併症 …………………… 197
術後の萎縮 …………………… 202
術前プランニング ……………… 14
術中迅速病理診断 ……………… 7
術中の要点 …………………… 15
腫瘍の部位 …………………… 12
漿液腫 …………………… 198, 199
上胸部 …………………… 160, 167
上腹部脂肪筋膜弁 …………… 92
シリコンインプラントの選択 … 170,
　186
シリコンインプラントの挿入 … 186
深下腹壁動脈穿通枝皮弁 …… 207
人工物乳房再建 ………… 156, 192
浸出液 ………………………… 202
浸潤癌 …………………………… 2
進展角 …………………………… 6

【す】
スキンブラジャー ……………… 72
ステイプラー …………………… 39
ステリストリップ® ………… 124

【せ】
整容性 ………………………… 158
────改善工夫の要点 … 167
────に影響する因子 … 12, 14
────評価 ………………… 18
────評価方法 …………… 17
生理食塩水の注入 ……… 176, 185
切除量 ………………………… 12
前腋窩線 ……………………… 164
浅胸筋膜 ……………………… 174
前鋸筋弁 ……………………… 174
浅筋膜下 ……………………… 107
穿刺吸引細胞診 ………………… 5
センチネルリンパ節 …………… 6

センチネルリンパ節生検⋯⋯⋯⋯ 5
穿通枝⋯⋯⋯⋯⋯⋯ 128, 208, 209
穿通枝の評価⋯⋯⋯⋯⋯ 119, 124
全摘術⋯⋯⋯⋯⋯⋯⋯⋯⋯⋯ 156
前肋間動脈穿通枝皮弁⋯⋯⋯ 118
【そ】
造影 MRI ⋯⋯⋯⋯⋯⋯⋯⋯⋯ 4
創縁潰瘍⋯⋯⋯⋯⋯⋯⋯⋯⋯ 197
側臥位⋯⋯⋯⋯⋯ 113, 120, 202
存在診断⋯⋯⋯⋯⋯⋯⋯⋯⋯ 4
【た】
大胸筋下⋯⋯⋯⋯⋯⋯ 172, 185
大胸筋筋膜⋯⋯⋯⋯⋯⋯⋯⋯ 25
大胸筋前面⋯⋯⋯⋯⋯⋯⋯⋯ 25
大腿内側回旋動脈穿通枝皮弁⋯ 128
大腿内側遊離穿通枝皮弁⋯⋯ 128
高さ⋯⋯⋯⋯⋯⋯⋯⋯⋯⋯⋯ 162
タキサン系薬剤⋯⋯⋯⋯⋯⋯ 8
脱上皮化⋯ 39, 54, 68, 80, 93, 146, 149
タモキシフェン⋯⋯⋯⋯⋯⋯ 8
【ち】
超音波検査⋯⋯⋯⋯⋯⋯⋯⋯ 4
長内転筋⋯⋯⋯⋯⋯⋯⋯⋯⋯ 130
直上皮膚切除⋯⋯⋯⋯⋯ 25, 50
【て】
ティッシュエキスパンダー 184, 185
デュロメーター⋯⋯⋯⋯⋯⋯ 135
テンプレート⋯⋯⋯⋯⋯⋯⋯ 184
【と】
同心円状⋯⋯⋯⋯⋯⋯⋯⋯⋯ 82
等量評価⋯⋯⋯⋯⋯⋯⋯⋯⋯ 177
ドーナッツ状⋯⋯⋯⋯⋯⋯⋯ 144
突出度⋯⋯⋯⋯⋯⋯⋯⋯⋯⋯ 163
ドプラエコー⋯ 14, 38, 47, 99, 146
トラスツズマブ⋯⋯⋯⋯⋯⋯ 8
ドレーン挿入⋯⋯⋯⋯⋯⋯⋯ 27
ドレーン留置⋯⋯⋯ 30, 124, 153
ドレッシング⋯⋯⋯⋯⋯⋯⋯ 189
【な】
内側部分⋯⋯⋯⋯⋯⋯⋯⋯⋯ 170
内側領域の欠損⋯⋯⋯⋯⋯⋯ 129

内分泌療法⋯⋯⋯⋯⋯⋯⋯⋯ 7
ナトレル®133 ティッシュエキスパンダー⋯⋯⋯⋯⋯⋯⋯⋯ 161
斜めに，下方に，短く⋯⋯⋯ 166
【に】
二次再建⋯⋯⋯⋯⋯⋯⋯⋯⋯ 183
乳管⋯⋯⋯⋯⋯⋯⋯⋯⋯⋯⋯ 2
乳管腺葉系⋯⋯⋯⋯⋯⋯⋯⋯ 2
乳癌の診断⋯⋯⋯⋯⋯⋯⋯⋯ 4
──の進展⋯⋯⋯⋯⋯⋯⋯⋯ 2
──の転移⋯⋯⋯⋯⋯⋯⋯⋯ 2
──の発生⋯⋯⋯⋯⋯⋯⋯⋯ 2
乳腺弁⋯⋯⋯⋯⋯⋯⋯⋯⋯⋯ 22
乳腺弁授動⋯⋯⋯⋯⋯⋯ 72, 74
乳腺弁マーキング⋯⋯⋯⋯⋯ 23
乳腺密度⋯⋯⋯⋯⋯⋯⋯⋯⋯ 12
乳頭-腫瘍間距離⋯⋯⋯⋯⋯⋯ 6
乳頭乳輪⋯⋯⋯⋯⋯ 18, 39, 45
─────移植のデザイン⋯ 190
─────形成⋯⋯⋯⋯⋯⋯ 72
─────血流不全⋯⋯⋯⋯ 41
─────への血流⋯⋯⋯⋯ 23
乳頭部⋯⋯⋯⋯⋯⋯⋯⋯⋯⋯ 2
乳頭分泌⋯⋯⋯⋯⋯⋯⋯⋯⋯ 4
乳房下溝⋯⋯⋯⋯⋯⋯⋯⋯⋯ 164
乳房下溝線⋯⋯⋯⋯⋯⋯ 30, 86
乳房下溝線部脂肪筋膜弁⋯⋯ 98
乳房硬度測定⋯⋯⋯⋯⋯⋯⋯ 135
乳房手術⋯⋯⋯⋯⋯⋯⋯⋯⋯ 5
乳房切除術⋯⋯⋯⋯⋯⋯ 6, 201
乳房切除術後放射線療法⋯⋯ 9
乳房の状態⋯⋯⋯⋯⋯⋯⋯⋯ 12
乳房への血流⋯⋯⋯⋯⋯⋯⋯ 22
乳房幅計測⋯⋯⋯⋯⋯⋯⋯⋯ 163
乳房部分切除⋯⋯⋯ 5, 25, 27, 39, 42, 48, 54, 72, 80, 82, 99, 120, 124, 143, 146, 149, 151
乳房部分切除後放射線療法⋯⋯ 9
乳輪⋯⋯⋯⋯⋯⋯⋯⋯⋯ 42, 68
乳輪乳頭合併切除⋯⋯⋯⋯⋯ 70
【は】
背部の浸出液⋯⋯⋯⋯⋯⋯⋯ 113
薄筋⋯⋯⋯⋯⋯⋯⋯⋯⋯⋯⋯ 130

針生検⋯⋯⋯⋯⋯⋯⋯⋯⋯⋯ 5
【ひ】
皮下剥離⋯⋯⋯⋯⋯⋯⋯⋯⋯ 48
非浸潤性乳管癌⋯⋯⋯⋯⋯⋯ 4
皮島⋯⋯⋯⋯⋯⋯⋯⋯ 113, 202
皮膚壊死⋯⋯⋯⋯⋯⋯⋯⋯⋯ 198
皮膚切開⋯⋯⋯⋯⋯⋯⋯⋯⋯ 15
皮膚切開線⋯⋯⋯⋯⋯⋯⋯⋯ 166
皮弁の部分壊死⋯⋯⋯⋯⋯⋯ 113
被膜拘縮⋯⋯⋯⋯⋯⋯⋯⋯⋯ 199
被膜切開⋯⋯⋯⋯⋯⋯ 178, 189
被膜縫合⋯⋯⋯⋯⋯⋯⋯⋯⋯ 189
評価法⋯⋯⋯⋯⋯⋯⋯⋯⋯⋯ 17
評価法─日本形成外科学会⋯ 17
評価法─日本乳癌学会沢井班⋯ 17
標本の採取⋯⋯⋯⋯⋯⋯⋯⋯ 4
広がり診断⋯⋯⋯⋯⋯⋯⋯⋯ 4
【ふ】
腹部の膨隆⋯⋯⋯⋯⋯⋯⋯⋯ 212
部分壊死⋯⋯⋯⋯⋯⋯⋯⋯⋯ 212
ブラジャーライン⋯⋯⋯⋯⋯ 107
吻合血管の閉塞⋯⋯⋯⋯⋯⋯ 212
分層前鋸筋弁⋯⋯⋯⋯⋯⋯⋯ 176
【ほ】
放射線療法⋯⋯⋯⋯⋯⋯⋯⋯ 9
ホルモンレセプター⋯⋯⋯⋯ 3
【ま】
マイナートラブル⋯⋯⋯⋯⋯ 160
マリオネット法⋯⋯⋯⋯⋯⋯ 175
マンモグラフィ⋯⋯⋯⋯⋯⋯ 4
【み】
脈管侵襲⋯⋯⋯⋯⋯⋯⋯⋯⋯ 2
【も】
モスク様⋯⋯⋯⋯⋯⋯⋯⋯⋯ 61
【や】
薬物療法⋯⋯⋯⋯⋯⋯⋯⋯⋯ 7
【ゆ】
有茎穿通枝皮弁⋯⋯⋯⋯⋯⋯ 118
遊離移植⋯⋯⋯⋯⋯⋯⋯⋯⋯ 74
【よ】
横幅⋯⋯⋯⋯⋯⋯⋯⋯⋯⋯⋯ 163

4段階法 …………………………… 17
【ら】
ライトガイド付きレトラクター……
　14, 29
ラケット状 ………………………… 46
ラッププロテクター……………… 15
卵管切除術 ………………………… 10
【り】
リスク低減卵巣 …………………… 10
良悪性診断 ………………………… 4
リング状 …………………… 79, 80
リング鑷子 ………………………… 15
リンパ節手術 ……………………… 6
リンパ節転移 ……………………… 2
【ろ】
肋間動脈 …………………………… 22

欧文

【A】
AAF…… 45, 51, 52, 80, 86, 142, 143, 146, 149
abdominal advancement flap (AAF)
　…… 45, 51, 52, 80, 86, 142, 143, 146, 149
AB 領域 …………………………… 111
AC 領域 …………………………… 111
adipose-derived stem cell (ASC) …
　……………………………………… 138
AI-CAP flap …………… 118, 124
ALND ……………………………… 7
anterior intercostal artery perforator flap (AI-CAP flap)……… 118, 124
ASC ………………………………… 138
axillary lymph node dissection (ALND)
　……………………………………… 7

【B】
B-plasty …………………………… 78
Basal like ………………………… 3
BAT ………………………………… 18
BCCT.core ………………………… 18
BD 領域 …………………………… 112
Bp …………………………………… 5
breast cancer consevative treatment

cosmetic results (BCCT.core) … 18
breast retraction assessment …… 17
breast-analyzing tool (BAT) …… 18
Bt …………………………………… 6
B 字状 ……………………………… 78

【C】
CAL ………………………………… 138
CAL 法 …………………………… 138
capsulorrhaphy …………………… 189
capsulotomy ……………………… 189
CD 領域 …………………………… 111
cell-assisted lipotransfer (CAL) … 138
CNB ………………………………… 5
color match ……………… 113, 202
core needle biopsy (CNB) ……… 5
Crescent flap ……………………… 93
Crescent technique ……………… 92

【D】
DCIS ………………………………… 4
deep inferior epi-gastric perforator flap (DIEP flap) ……………… 207
delayed reconstruction ………… 183
dense breast … 12, 14, 22, 85, 142
DIEP flap ………………………… 207
dog ear …………………… 47, 124
donut mastopexy ………………… 37
ductal carcinoma in situ (DCIS) … 4
D 領域 …………………………… 158
D 領域被覆方法 ………………… 174

【E】
Early breast cancer trialists' collaborative group (EBCTCG) …… 9
EBCTCG …………………………… 9
ER …………………………………… 3
Erb-B2 過剰発現 ………………… 3

【F】
fatty breast ……………… 12, 22, 142
fine needle aspiration cytology (FNAC)
　……………………………………… 5
FNAC ……………………………… 5

【H】
Halsted …………………………… 183
Harris ……………………………… 17

HBOC ……………………………… 9
height …………………… 162, 183
HER2 蛋白 ………………………… 3
HER2 陽性 (non luminal) ……… 3
HER2 陽性乳癌 …………………… 8
hereditary breast and ovarian cancer syndrome (HBOC) …… 9
history …………………………… 12
human epidermal growth factor receptor type2 蛋白 ………… 3

【I】
IMF ………………………… 53, 86
IMF 部脂肪筋膜弁 ……………… 151
immediate reconstruction ……… 183
inferior pedicle ………… 60, 67
inframammary adipofascial flap …
　92, 98
inframammary fold (IMF) … 53, 86
intra-operative planning ……… 14
intrinsic subtype ………………… 3
inverted-T mammaplasty… 60, 61, 70

【K】
Ki 67 ……………………………… 3

【L】
lateral intercostal artery perforator flap ……………………… 92, 118
lateral mammaplasty …… 46, 146
lazy S ……………………………… 62
LH-RH アゴニスト ……………… 7
LI-CAP flap ……………………… 118
lower pole ………………………… 160
Luminal A ………………………… 3
Luminal A-like …………………… 3
Luminal B ………………………… 3
Luminal B-like …………………… 3
Luminal B-like (HER2 陰性) …… 3

【M】
MC-TAP …………………………… 119
MCFA ……………………………… 131
medial circumflex femoral artery perforator flap (MCFA perforator flap) …………………………… 128

medial mammaplasty 52, 149
MMG 4
modified round block technique (MRBT) 37, 42, 143
modified star flap 73
MRBT 37, 42, 143
muscular pocket 法 174
musculocutaneous perforator (MC-TAP) 119
MV 162
MX 162

【N】
NCCN ガイドライン 10
neo-IMF 53, 87, 143
neo-inframammary fold (neo-IMF) 53, 87
nipple-tumor distance (NTD) 6
NTD 6

【O】
oncology 12
oncoplastic surgery 12
one step nucleic acid amplification (OSNA) 7
OSNA 7
over expansion 177

【P】
PgR 3
PMRT 9
PMT perforator 131
PMT perforator flap 131

post-mastectomy radiation therapy (PMRT) 9
postero medial thigh (PMT perforator flap) 131
preoperative 14
projection 163, 183

【R】
racquet mammaplasty 46
reduction mammaplasty 70
rippling 192
rotation 122, 124
round block technique 37, 69

【S】
sentinel node biopsy (SNB) 5, 6
seroma 176
short scar technique 69
skin (nipple)-sparing mastectomy ... 106, 200, 207
skin sparing mastectomy ... 42, 45
small breast 154
SNB 5, 6
star flap 190
Stewart 5
stromal vascular fraction (SVF) ... 138
superior pedicle ... 60, 63, 65, 67
surgical margin 158
SVF 138

【T】
TAP flap 118, 120
TAP/LI-CAP flap 119

tattoo 179, 190
TDLU 2
terminal duct-lobular unit (TDLU) 2
texture match 113, 202
thoracodorsal artery perforator flap (TAP flap) 118, 120
Triple negative (ductal) 3
turn over 122, 124

【U】
upper pole 160
US 4

【V】
VAB 5
vacuum-assisted breast biopsy (VAB) 5
vertical scar mammaplasty ... 62, 69
volume displacement ... 12, 142, 143
volume displacement technique ... 22
volume replacement 12, 142
volume replacement technique ... 86

【W】
width 163, 183
wise skin pattern 70

【Z】
Zone 分類 208

数字

5S (Size, Shape, Softness, Symmetry, Scar) 192

編者紹介

矢野 健二（やの けんじ）
大阪大学大学院医学系研究科乳房再生医療学寄附講座教授

　昭和59年高知医科大学医学部卒業後、香川医科大学形成外科助手、国立呉病院形成外科医長、大阪大学医学部形成外科助教授などを経て現職。日本形成外科学会評議員、日本マイクロサージャリー学会評議員、日本頭蓋顎顔面外科学会評議員、日本乳癌学会評議員、日本乳房オンコプラスティックサージャリー学会理事などを歴任。

　著書に「乳癌術後一期的乳房再建術」（矢野健二著、克誠堂出版）、「乳房・乳頭の再建と整容　最近の進歩」（矢野健二編、克誠堂出版）など多数。

小川 朋子（おがわ ともこ）
三重大学医学部附属病院乳腺センター教授
三重大学大学院医学系研究科病態修復講座乳腺外科学分野教授

　平成元年三重大学医学部卒業後、山田赤十字病院外科副部長、三重大学医学部肝胆膵・乳腺外科講師、亀田メディカルセンター乳腺センター部長代理などを経て現職。日本乳癌学会評議員、日本乳房オンコプラスティックサージャリー学会評議員などを歴任。

　『乳房温存手術におけるoncoplastic surgery －広範乳腺脂肪弁による乳房形成術－』で第6回『乳癌の臨床』優秀賞受賞。

乳房オンコプラスティック・サージャリー
― 根治性と整容性を向上させる乳がん手術 ―

〈検印省略〉

2014年4月1日　第1版第1刷発行
2014年9月10日　第1版第2刷発行
定　価（本体13,000円＋税）

編　集　矢野 健二，小川 朋子
発行者　今井　良
発行所　克誠堂出版株式会社
　　　　〒113-0033　東京都文京区本郷3-23-5-202
　　　　電話　03-3811-0995　　振替　00180-0-196804
　　　　URL　http://www.kokuseido.co.jp

印刷・製本：株式会社シナノパブリッシングプレス
イラストレーション：勝山 英幸
デザイン・レイアウト：株式会社北の丸インスティチュート

ISBN 978-4-7719-0421-7 C3047　￥13,000E
Printed in japan ©Kenji Yano, Tomoko Ogawa, 2014

●本書の複製権・翻訳権・上映権・譲渡権・公衆送信権（送信可能化権を含む）は克誠堂出版株式会社が保有します。
●本書を無断で複製する行為（複写，スキャン，デジタルデータ化など）は，「私的使用のための複製」など著作権法上の限られた例外を除き禁じられています。大学，病院，診療所，企業などにおいて，業務上使用する目的（診療，研究活動を含む）で上記の行為を行うことは，その使用範囲が内部的であっても，私的使用には該当せず，違法です。また私的使用に該当する場合であっても，代行業者等の第三者に依頼して上記の行為を行うことは違法となります。
●JCOPY〈(社)出版者著作権管理機構　委託出版物〉
本書の無断複写は著作権法上での例外を除き禁じられています。複写される場合は，そのつど事前に(社)出版者著作権管理機構（電話 03-3513-6969, Fax 03-3513-6979, e-mail：info@jcopy.or.jp）の許諾を得てください。